凉山州

基层艾滋病防治人员工作数据管理培训教材

陈立宇　雷　弋　王　颖◎主编

科学技术文献出版社
SCIENTIFIC AND TECHNICAL DOCUMENTATION PRESS
·北京·

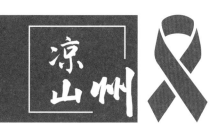

图书在版编目（CIP）数据

凉山州基层艾滋病防治人员工作数据管理培训教材 /陈立宇，雷弋，王颖主编. —北京：科学技术文献出版社，2022. 9

ISBN 978-7-5189-9356-7

Ⅰ. ①凉…　Ⅱ. ①陈…　②雷…　③王…　Ⅲ. ①获得性免疫缺陷综合征—防治—凉山彝族自治州—技术培训—教材　Ⅳ. ① R512. 91

中国版本图书馆 CIP 数据核字（2022）第 123658 号

凉山州基层艾滋病防治人员工作数据管理培训教材

策划编辑：袁婴婴　　责任编辑：帅莎莎　袁婴婴　　责任校对：王瑞瑞　　责任出版：张志平

出 版 者　科学技术文献出版社
地　　址　北京市复兴路15号　　邮编　100038
编 务 部　（010）58882938，58882087（传真）
发 行 部　（010）58882868，58882870（传真）
邮 购 部　（010）58882873
官方网址　www.stdp.com.cn
发 行 者　科学技术文献出版社发行　全国各地新华书店经销
印 刷 者　北京地大彩印有限公司
版　　次　2022 年 9 月第 1 版　2022 年 9 月第 1 次印刷
开　　本　787×1092　1/16
字　　数　206千
印　　张　14
书　　号　ISBN 978-7-5189-9356-7
定　　价　88.00元

编委会 Editorial board

主　　编　陈立宇　雷　弋　王　颖

副主编　张　广　代　华　王忠红　邓　蓉
朱林林　伍　佳

编　　者　（按姓氏拼音排序）

陈立宇　四川大学华西医院
代　华　四川大学华西医院
邓　蓉　四川大学华西医院
邓宏宇　四川大学华西医院
康文婷　中国性病艾滋病防治协会
雷　弋　四川大学华西医院
王　颖　四川大学华西医院
王忠红　凉山州疾病预防控制中心
伍　佳　四川大学华西医院
张　广　中国疾病预防控制中心性病艾滋病预防控制中心
张　洁　四川大学华西医院
朱林林　四川大学华西医院

前言 Foreword

从全世界范围来看，我国是艾滋病的低流行区，但在我国的部分地区，如四川省凉山州的部分县区，艾滋病仍呈相对高流行态势。近年来，各级政府、卫生主管部门和医疗机构对艾滋病防治工作高度重视，采取了一系列行之有效的工作措施，当地艾滋病患者的病情知晓率、接受治疗率及治疗成功率均得到了明显的提升，艾滋病流行和传播的势头已得到了有效遏制。随着抗病毒治疗的成功普及，凉山州艾滋病患者的生存时间显著延长，当地艾滋病防治（简称艾防）工作已逐渐进入常态化的慢性病管理阶段。

凉山州艾滋病患者人数众多，人员流动性较大，患者文化水平普遍偏低，健康保健意识薄弱，因此，凉山州艾防工作难度很大。长期承担当地艾防工作的主力是当地的基层艾防人员，如县级卫生主管部门、县级疾控中心、县医院、县妇幼保健院、乡镇卫生院，以及村医、村艾防人员和村母婴员。过去几年中，本教材编者在凉山州长期从事艾防工作的技术指导和质量督查工作，在此期间发现当地基层艾防人员对患者信息收集、整理、分析和利用能力普遍不足，因此在实际工作中暴露出数据管理工作费时费力、效率低下、各单位数据不一致、数据分析利用度不足等诸多问题以致无法指导实际工作。这一问题已成为制约当前凉山州艾防工作质量进一步提升的最大瓶颈之一。

为此，我们针对现阶段凉山州艾防工作的实际问题，借鉴四川省成都、广东省和云南省等地区艾滋病患者的管理经验，广泛了解基层一线工作人员的实际需求，结合前期培训经验，并在凉山州昭觉县和布拖县进行前期试点后，编写此教材，以期提升凉山州基层艾防人员对数据的收集、整理、分析和利用能力，提高当地基层艾防工作的效率和质量。

本教材主要有8个部分内容，分别为凉山州三线统一台账应用基础、Excel应用基础、Word应用基础、EpiData应用基础、SPSS应用基础、数据可视化地图应用基础、PowerPoint应用基础、问卷星应用基础。本教材适用对象为凉山州从事艾防工作的乡、村级工作人员，包括乡卫生院院长和信息专员、村医、艾防人员和母婴员，也能为县级卫生行政部门和防治单位（如县卫生健康委员会、艾防局、疾控中心、人民医院和妇幼保健院）等相关工作人员提供一定参考。

为了更加贴近实际工作，本教材涉及的众多案例演示和数据运算方法的示范，均以凉山州艾防实际工作的具体实例进行演示，为保护患者隐私，本教材所有案例和数据均是编者出于教学演示的需要虚拟生成，并非现实真实数据。另需说明的是，由于凉山州各市、县和乡镇存在患者数量和构成、工作人员能力和工作流程等方面的差异，本教材部分内容可能与各地实际略有出入，因此本教材仅供参考，如有不妥之处，欢迎批评指正。

目 录 Contents

1 凉山州三线统一台账应用基础 *

1.1 凉山州三线统一台账简介

近年来，凉山州艾滋病防治工作建立了较为完善的“三线一网底”工作体系。“三线”分别是指卫生健康委员会统一领导下的疾控中心、抗病毒治疗点和妇幼保健院，分管疫情监测、抗病毒治疗和母婴阻断等相关工作；“网底”是指乡镇党政牵头，乡镇卫生院为枢纽，村组干部、艾滋病防治专职工作人员和各村的村医、艾滋病防治人员、母婴员团队参与形成的“1+M+N”网底。其中，从事“网底”工作的基层艾防人员需要全面管理其所在的乡村艾滋病患者的疫情监测与上报、抗病毒治疗管理和母婴阻断的所有工作。2019 年以前，三线根据各自的工作需求，分别制定了较多的工作台账对患者进行管理。在实际工作过程中，编者发现上述工作台账存在数目繁多、数据时间节点不一致、数据填报交叉重复、关键信息不齐全等诸多缺点，同时各乡镇为了工作方便，又自行创建了部分台账，不仅造成了信息管理工作的混乱，也极大加重了基层艾防人员的工作负担。以抗病毒治疗为例，基层工作人员需要创建存活艾滋病患者台账、在治艾滋病患者台账、未治疗艾滋病患者台账、应检测艾滋病患者台账、已检测艾滋病患者台账、未检测艾滋病患者台账、治疗成功患者台账、治疗失败艾滋病患者台账、外出流动患者台账等 10 余项台账。如果加上疾控中心和预防母婴传播（prevention of mother-to-child transmission, PMTCT）工作台账，各乡村艾滋病防治相关工作台账数量可能超过 20 ～ 30 种。同时我们发现，虽然台账种类繁多，但许多台账中关键信息缺乏，如 PMTCT 相关台账，由于专职从事 PMTCT 的基层工作人员不能及时获得抗病毒治疗的相关信息，因此

---

* 本章节演示的操作系统和办公软件：

- 操作系统：Windows 8.1 中文版。
- 办公软件：WPS Office v11.1.0.10314 版本。

阳性育龄期妇女的病毒载量检查结果等关键信息缺失，造成了后期工作开展困难。除此之外，部分基层艾防人员对建立台账的目的并不是太明确，相当部分台账建立的目的只是为了应付上级检查，对实际工作指导意义不大，造成了不必要的重复劳动。为了彻底解决这一情况，凉山州卫生健康委员会组织疾控中心、抗病毒治疗中心和妇幼等相关部门，结合实际工作需求，于2019年初制定了三线统一台账，台账中包含了疫情防控、抗病毒治疗和母婴阻断等工作所需的所有信息，每个月从国家数据库中导出数据更新一次，然后下发至各县、乡和村级艾防人员。编者至2019年初使用三线统一台账至今，认为该台账设立较为科学，信息较为全面，使用较为简易，极大提高了基层医疗单位信息的准确性，极大减轻了基层艾防人员，尤其是从事PMTCT工作人员的负担，同时对工作的开展有实际的指导意义。但编者在实际工作中也发现，少部分基层艾防人员对三线统一台账的便利性还没有很好的认识，仍在使用既往台账收集和填报数据，相当部分的基层艾防人员对三线统一台账的使用方法尚不明确，对三线统一台账的利用度不高。为此，下文将对三线统一台账的使用方法进行逐一讲解，以便更好指导基层艾防工作的开展。

1.2 三线统一台账的构成和内容

三线统一台账由2个Excel数据表构成，一个为基础数据表，另一个为空白模板表。其中基础数据表是每个月由艾滋病国家数据库中导出的数据汇总而成，每个月更新一次，包含了疾控、抗病毒和PMTCT工作相关的所有最新数据。空白模板表是一个具备自动计算功能的Excel表格，将每个月更新的基础数据表中的数据复制到空白模板表中，就能实现自动计算，生成艾防工作相关的重要指标，同时自动创建生成各项子表。如果熟悉了三线统一台账的使用方法，我们通过简单的复制粘贴就能计算出各县、各乡艾防工作的核心工作指标，也能快速创建工作所需的各乡子表，同时也能从基础数据表中手工筛选出其他需要的数据和表格，下面编者就对基础数据表和空白模板表的内容和各项目代表的意义进行逐一介绍。

1.2.1 基础数据表

我们每个月会接收到凉山州疾控下发的基础数据表文件如图 1 箭头所示。

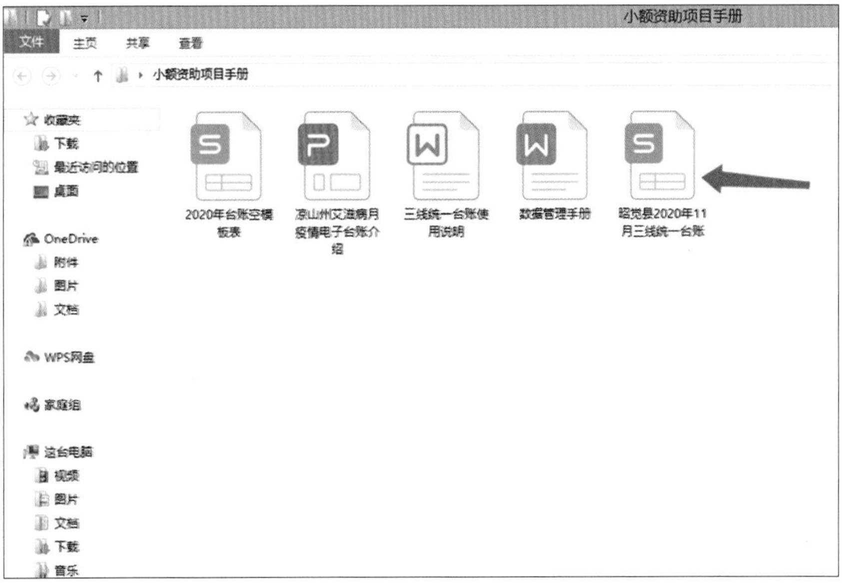

图 1　三线统一台账示意

双击图 1 箭头所示的 Excel 文件打开，输入密码后进入基础数据表，进入数据表界面，如图 2 所示（为保护患者隐私将部分内容屏蔽）。

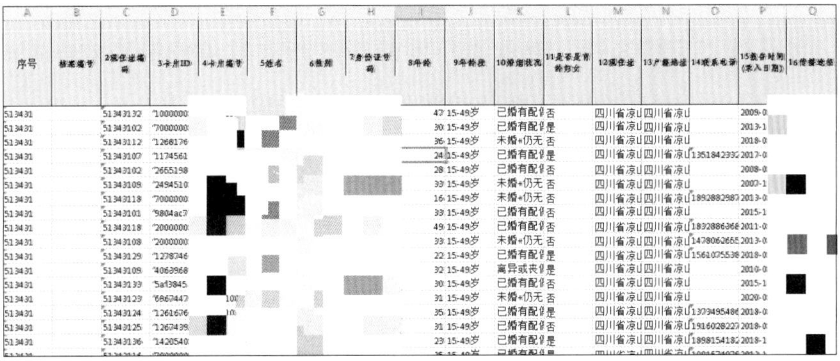

注：由于空间有限只显示部分内容。

图 2　三线统一台账主界面

如图 2 所示，三线统一台账第 1 行（蓝色部分内容）为表头，包括 51 项艾防工作相关信息，其中第 1 项至第 41 项为已有信息，信息来源为国家艾滋病疫情库及治疗库，第 42 项至第 51 项为待填写信息，需要各乡镇基层艾防人员根据患者实际情况进行填写和更新。下面编者挑选了表头中的重要项目，并对其代表的实际意义进行逐一讲解。

第 1 项“序号”：该项目为各县级地区代码，如凉山州昭觉县，代码统一为 513431。

第 2 项“现住址编码”：该项目为各乡的地区编码，如凉山州昭觉县城北乡，对应编码为 51343102。基层艾防人员如需了解自己所在乡镇的患者数据，可以在该项使用本乡镇的现住址编码进行筛选。

第 9 项“年龄段”：该项目分为 0 ~ 14 岁、15 ~ 49 岁、50 ~ 64 岁和 65 岁及以上 4 个项目，分别对应儿童、青年、中年及老年年龄段。在实际工作中，可对该项目进行筛选获取各年龄阶段患者信息。

第 11 项“是否是育龄妇女”：该项目分为“是”“否”2 个选项，可筛选“是”查看育龄阳性妇女信息。

第 17 项“家庭类型”：该项目包括单阳家庭、双阳家庭和其他 3 个选项，筛选“单阳家庭”可获取辖区内单阳家庭患者的相关信息。

第 20 项“本年配偶是否检测”：该项目主要包括非应检对象、应检已检和应检未检 3 个选项，其中应检已检和应检未检主要针对人群为单阳家庭配偶，可筛选“应检未检”查看本年度尚未进行人类免疫缺陷病毒（human immunodeficiency virus，HIV）抗体检测的单阳家庭配偶。

第 22 项“当前随访状态”：该项数据来源为国家疫情库中基层艾防人员填报的患者“随访状态一栏”，注意该项与第 30 项“末次治疗（国家库）”有一定关联，基层艾防人员在国家疫情库中填报该项目时应仔细核对患者治疗状态，在治的患者随访状态应选择“随访”，否则在统计在治人数时可能会造成不被认定的情况。

第 30 项“末次治疗（国家库）”：该项含义为患者是否正在进行抗病毒治疗。该项数据来源为国家艾滋病治疗库和国家艾滋病疫情库数据进行比对后，治疗状态和治疗号均能匹配的患者。该项目包括 3 个子项，分别为已启动治疗，在治；已启动治疗，非在治；未启动治疗或未链接。“已启动治疗，在治”表示患者实际在治疗，且国家疫情库随访状态为随访，国家疫情库治疗编码和国家治疗库治疗编码完全一致。“已启动治疗，非在治”表示患者曾经接受过抗病毒治疗，但目前未继续治疗（一般是指停药 3 个月以上）。“未启动治疗或未链接”中未启动治疗是指患者从来没有接受过抗病毒治疗；未链接是指患者实际正在接受抗病毒治疗，但由于国家疫情库中随访状态未选择随访，或者国家疫情库中治疗编码和国家治疗库中治疗编码不一致，造成不能匹配的情况。未链接部分的患者存在的错误信息需要基础艾防人员对疫情库和治疗库中的治疗信息进行仔细核对和修改。部分患者如初始治疗地在外地且信息不能修改的，应上报至凉山州抗病毒管理办公室，由凉山州管理办公室核实后上报国家疾控中心统一修改。

第 36 项“治疗一览表当前随访状态”：该项中子项目“国家库治疗编号与一览表不匹配”需重点注意，显示患者信息在国家治疗库和国家疫情库中治疗号等关键信息不一致，需按前述方法进行修改。

第 38 项“本年治疗是否成功”：筛选“是”表示本年为应检测患者，且最近一次病毒载量检查小于 1000 拷贝 / 毫升；筛选“否”表示本年为应检测患者，且最近一次病毒载量检查大于 1000 拷贝 / 毫升，也就是我们所谓治疗失败的患者。其他选项如“2020 年开始治疗，本年病毒检查结果为 123420”表示患者治疗时间未满半年就进行了病毒载量检查；“国家库非在治，本年病毒载量检测结果是 868”表示患者虽然进行了本年度病毒载量检查，但目前未再继续接受治疗，该类患者即使最后一次检查结果小于 1000 拷贝 / 毫升，也不能认定为治疗成功。

第 41 项“是否本年新报告”：选择“是”表示患者为本年新诊断和报告的患者，主要用于计算新发感染率。

1.2.2 空白模板表

空白模板表外观如图 3 箭头所示。

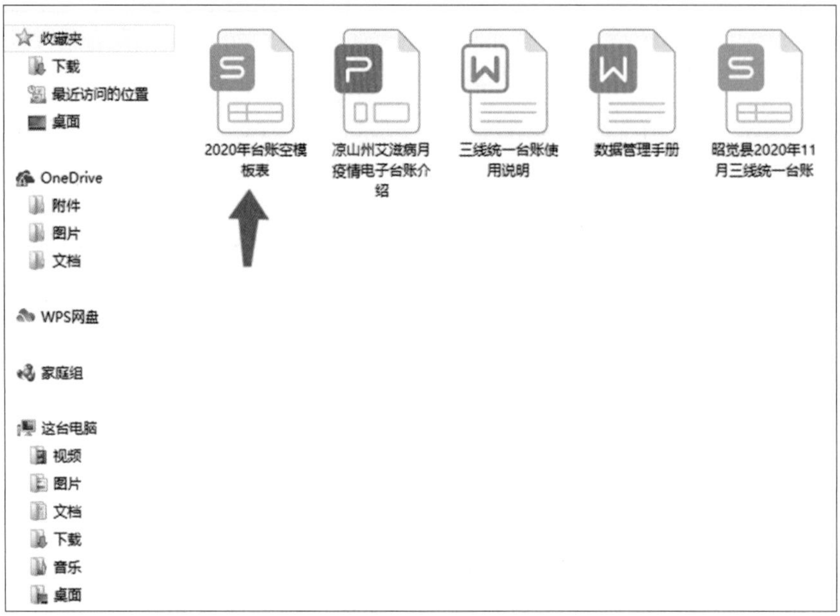

图 3　空白模板表示意

双击图标打开空白模板表，如图 4 所示。

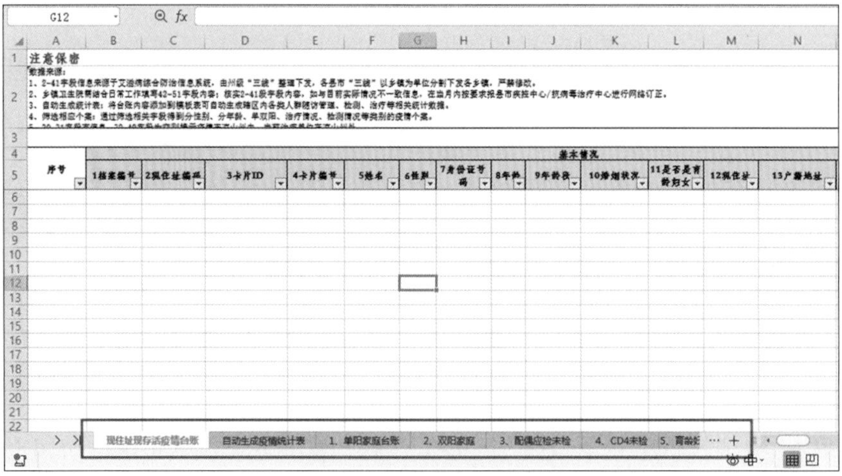

图 4　空白模板表主界面

空白模板表主界面类似基础数据表，不同之处在于表头下面的内容为空白。本表使用数据透视表等工具制作而成，使用时将基础数据表中信息复制粘贴到本表中，可进行自动运算，计算出艾防相关的核心指标，呈现于自动生成疫情统计表中，同时可自动生成 10 个重点人群的分表，如单阳家庭、双阳家庭、育龄妇女等，十分简便、快捷。

1.3 基础数据表和空白模板表组合生成三线统一台账

下面我们将讲述如何使用基础数据表和空白模板表生成三线统一台账。

步骤一：打开基础数据表和空白模板表。

步骤二：复制基础数据表中数据。如果为乡镇艾防人员，可按照现住址编码筛选辖区乡镇患者数据。复制内容包括基础数据表中第 2 行第 1 列到最后一行第 42 列的所有数据。最简易的复制方法为先鼠标左键选中第 2 行第 1 列单元格，然后长按 Shift 键，鼠标左键选中最后 1 行第 42 列单元格，然后鼠标右键选中“复制”，如图 5 箭头所示。

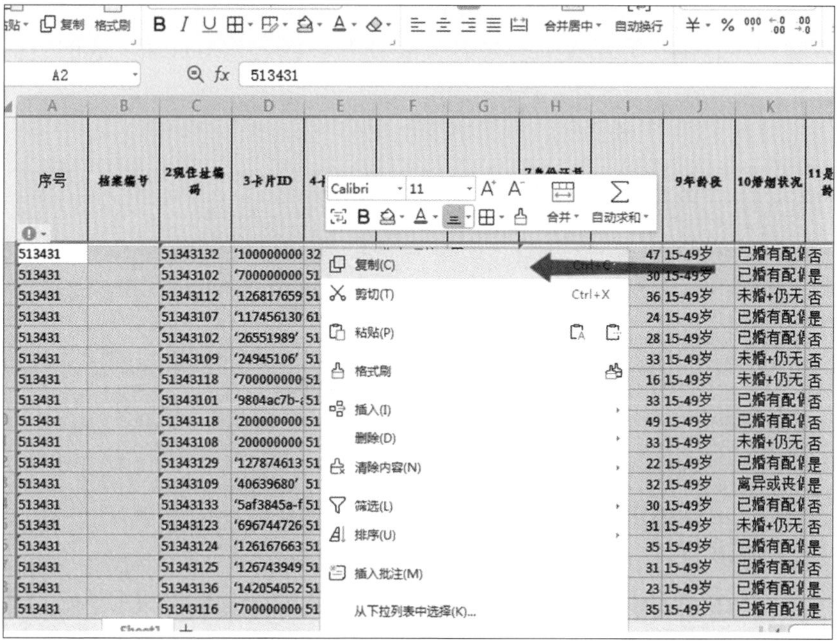

图 5　复制基础数据表中的数据

步骤三：将复制的基础数据表中的内容粘贴到空白模板表的第 1 个分表“现住址现存活疫情台账”中进行自动运算（图 6）。

	A	B	C	D	E	F	G	H	I	J	K
1	注意保密										
2	数据来源： 1、2-41字段信息来源于艾滋病综合防治信息系统，由州级“三线”整理下发，各县市“三线”以乡镇为单位分割下发各乡镇，严禁修改。 2、乡镇卫生院需结合日常工作填写42-51字段内容；核实2-41段字段内容，如与目前实际情况不一致信息，在当月内按要求报县市疾控中心/抗病毒治疗中心进行网络订 3、自动生成统计表：将台账内容添加到模板表可自动生成辖区内各类人群随访管理、检测、治疗等相关统计数据。 4、筛选相应个案：通过筛选相关字段得到分性别、分年龄、单双阳、治疗情况、检测情况等类别的疫情个案。										
3											
4											基本情况
5	序号	1档案编号	2现住址编码	3卡片ID	4卡片编号	5姓名	6性别	7身份证号码	8年龄	9年龄段	10婚姻状况
6	513431		51343132	‘10000000000608!	320282051-		男	5134311973	47	15-49岁	已婚有配偶+
7	513431		51343102	‘70000000005353:	513431001-		女	5134311990	30	15-49岁	已婚有配偶+
8	513431		51343112	‘126817659’	513431001-		男	5134311984	36	15-49岁	未婚+仍无配
9	513431		51343107	‘117456130’	610627012-	[redacted]	女	5134311996	24	15-49岁	已婚有配偶+
10	513431		51343102	‘26551989’	513431001-		男	5134311992	28	15-49岁	已婚有配偶+
11	513431		51343109	‘24945106’	513431001-		男	5134311987	33	15-49岁	未婚+仍无配
12	513431		51343118	‘70000000003880!	513431001-		男	5134312004	16	15-49岁	未婚+仍无配
13	513431		51343101	‘9804ac7b-af6e-4	513431001-		男	5134311987	33	15-49岁	已婚有配偶+
14	513431		51343118	‘20000000001739!	513431001-	[redacted]	男	5134311971	49	15-49岁	已婚有配偶+
15	513431		51343108	‘20000000003255!	513401003-		男	5134311987	33	15-49岁	未婚+仍无配
16	513431		51343129	‘127874613’	513431001-		女	5134361998	22	15-49岁	已婚有配偶+
17	513431		51343109	‘40639680’	511025039-		女	5134311988	32	15-49岁	离异或丧偶+
18	513431		51343133	‘5af3845a-fff3-42	513431001-		男	5134311990	30	15-49岁	已婚有配偶+
19	513431		51343123	‘69674472633375:	513431001-	[redacted]	男	5134311989	31	15-49岁	未婚+仍无配

图 6　将复制内容粘贴到空白模板表中

步骤四：自动运算结束后打开各分表查看数据，其中自动生成的疫情表最为重要，如图 7 所示。

11月疫情统计			
	现住址现存活病例数		
基本情况	性别	男	
		女	
	年龄段	0-14岁	
		15-49岁	
		50-64岁	
		65岁及以上	[redacted]
	当前随访状态	随访	
		失访（羁押）	
		失访（外出）	
		失访（拒绝随访）	[redacted]
		失访（转入时地址不详）	
		查无此人	
		无随访记录	
	家庭类型	单阳家庭	
		双阳家庭	
		其他	
随访检测指标完成情况	本年配偶检测	已检测配偶数	
		应检测配偶数	
		配偶检测率	
	本年随访及CD4检测	已检测数	
		应检测数	
		随访及CD4检测率	
	最近6个月结核检测	已检测数	
		应检测数	

现住址现存活疫情台账　自动生成疫情统计表　1、单阳家庭台账　2、…庭　3、配偶应检未检　4、CD4未检　5、育龄妇

图 7　自动生成的疫情统计表

图 7 所示自动生成的疫情表包含了大多数艾防相关的工作指标，包括辖区艾滋病患者的年龄、性别、随访类型、家庭情况和病毒载量、CD 检查完成情况，也包括单阳家庭、儿童、育龄妇女和新发现患者等重要人群的检测和治疗情况。

图 7 框线内所示的还包括自动生成的其他患者名单及信息，如单阳家庭、双阳家庭、配偶检测、育龄妇女、未检测患者和未治疗患者的详细名单和信息。

需要注意的是，在步骤三自动运算时，由于数据量较大，特别是县级部门使用该表格时，患者数据较多，会占用电脑大量内存，需要等待 1 分钟左右。以后每次打开自动运算后的文件时，电脑默认设置仍会进行自动运算，导致打开文件时间过长。为了解决这一问题，可以在自动运算结束后点击 Excel 左上角“文件”→“选项”→“重新计算”，然后将“自动重算”勾选去掉，改为“手动重算”。这样以后每次打开该文件时不会再自动计算，如图 8 箭头所示。

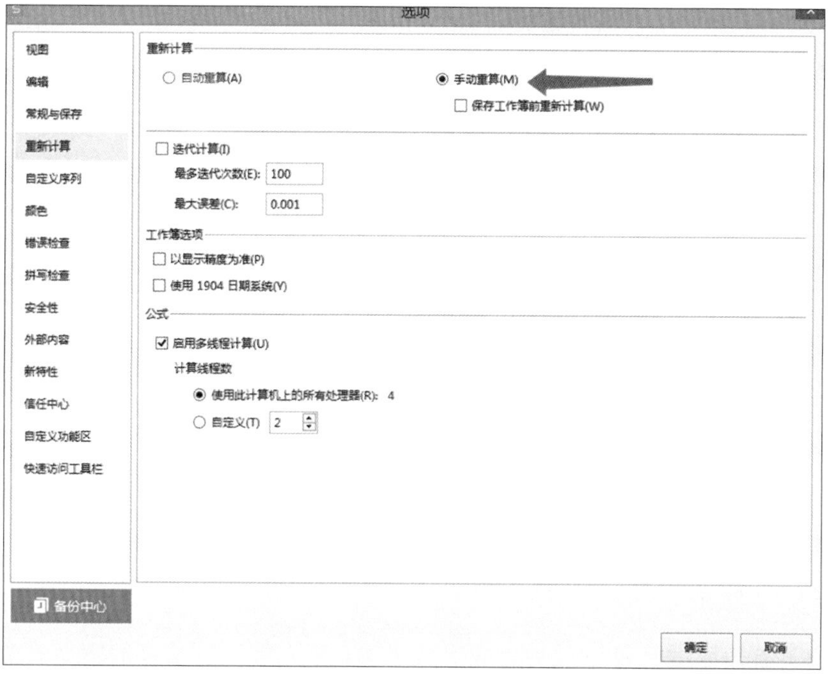

图 8　将自动重算改为手动重算

如将该选项改为手动重算后，要重新进行数据计算，可使用快捷键 Shift+F9 再次进行手动重算。

1.4 利用基础数据表多条件筛选功能自行创建台账

三线统一台账实现了大多数艾防指标的自动化计算和台账的自动建立，但在实际工作中，我们也许会需要更多更为具体的患者信息。为此，我们可以利用基础数据表的筛选功能进行多条件筛选，自行创建所需要的台账。下面，我们使用基础数据表演示如何实现“覆盖率”“检测率”“有效率”3个核心指标的计算和相关患者的台账建立。

（1）覆盖率的计算方法为在治患者人数/存活患者人数筛选。存活患者人数筛选方法为：筛选第5项姓名，可查看感染者总人数。在治患者人数筛选方法为：筛选第30项末次治疗（国家库），选择第1条“已启动治疗，在治”，人数即为在治人数。注意，上述我们说到第30项末次治疗（国家库）中第2条“已启动治疗，非在治”表示失访或者停药的患者。第3条“未启动治疗或未链接”，“未启动治疗”表示从来没有治疗过的患者，“未链接”表示国家治疗库和疫情库数据不匹配（如治疗状态或治疗号不匹配）导致不能认定为在治患者。

（2）检测率的计算方法为已检测人数/应检测人数（应检测人数定义为前一年12月31日前发现并参加抗病毒治疗，且目前治疗状态仍为在治的患者）。应检测人数的筛选方法为：筛选第30项末次治疗（国家库），选择第1条“已启动治疗，在治”，同时筛选第32项开始治疗时间，去掉“2020年”（当年）和“国家库治疗编码与治疗一览表导出信息不匹配”2个选项。已检测人数筛选方法为：筛选第38项本年治疗是否成功，选择“否”“是”两项。未检测人数筛选方法为：筛选第30项末次治疗（国家库），选择第1条“已启动治疗，在治”，同时筛选第32项开始治疗时间，去掉“2020年”“国家库治疗编码与治疗一览表导出信息不匹配”2个选项，筛选第38项本年治疗是否成功，去掉“否”“是”两项。

（3）有效率的计算方法为有效人数/已检测人数。目前我们定义有效人数为在已检测患者中，最后一次病毒载量检查结果小于1000拷贝/毫升的人数，筛选方法为：筛选第38项本年治疗是否成功，选择“是”。已检测人数筛选方法如上所述。

从上面3个核心指标的计算过程可以看出，如果我们明确了三线统一台账中基础数据表中各项代表的含义，就可以不依赖台账的自动计算功能，手工获取基本所有的信息。

举例说明，如在 PMTCT 工作中，我们需要获取昭觉县新城镇社区治疗失败的阳性育龄妇女名单，就可通过多条件筛选的方式从基础数据表中获得。

首先，我们点击第 1 列表头，然后点击筛选，如图 9 所示。然后筛选“现住址编码”列，选出新城镇编码为 51343101，然后筛选第 11 项“是否是育龄妇女”，选择“是”，最后筛选第 38 项“本年治疗是否成功”，选择“否”，筛选出来的患者名单即为截至本月新城镇社区治疗失败的育龄期妇女名单。

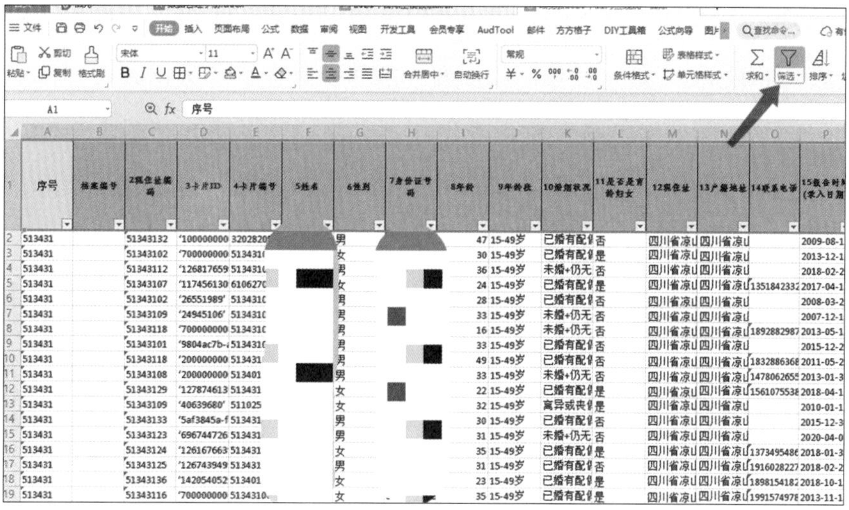

图 9　使用多条件筛选功能

1.5 其他注意事项

台账基础数据表涉及患者个人基本信息，各级在传送、使用此类信息时都应加密，避免直接网络传输、避免发送到无关网络平台造成信息暴露。

台账各项信息实质是对网络报告情况的直接体现，若与实际掌握情况不一致，需要及时按照规范要求进行网络信息修订、录入等操作，确保下一个月收到符合实际的基础信息表。

基础信息表和空白模板表由凉山州疾控中心牵头制作，定期（一般情况下每年一次）进行维护，各地可根据需求，结合实践使用情况，提出有实践价值的建议和意见，并逐层反馈。

2 Excel 应用基础 *

2.1 Excel 简介

随着人类文明程度的提高和科技的发展，人们工作中需要处理越来越多的信息和数据。仅靠以前的手工记录、计算和绘制表格，不仅速度低下，而且容易出错，同时不便于信息交换。因此我们需要一款先进的数据处理工具来对复杂信息进行处理。Excel 具有直观的界面、出色的计算功能和图表工具，将以前需要程序员编写代码进行计算的工作直接以图文界面的方式直观表达，即使非计算机专业的普通人员经过简单的学习后也能熟练使用 Excel 解决工作中的绝大多数问题，因此 Excel 已成为目前主流的办公软件，得到了全世界范围内的广泛应用。

在凉山州艾滋病防治工作中，特别是 PMTCT 工作中，需要管理的患者人数众多。据统计，凉山州育龄期妇女患者人数约占全州总患者人数的 30% ~ 40%。同时，PMTCT 工作针对的患者群体为艾防工作的重点人群，工作内容较为繁杂，信息量较大。例如，基层艾防人员需要对辖区内的所有育龄期妇女每半年进行一次 HIV 抗体的筛查，对已发现的艾滋病阳性育龄期妇女每 2 个月进行一次早孕检测，所有的检测结果均需要登记在案。同时，育龄期妇女也要进行 CD4 细胞计数检测和病毒载量检查，并依据不同的检测结果采取针对性的管理措施。在此项工作过程中，不仅需要记录患者是否检测、检测的结果，还要对群体和个体的检测结果进行分类、筛选、汇总等处理，如果仅靠人工作业，不但耗时耗力，而且容易发生错误，同时相关数据在上传下达的交流过程中也极为不便。因此，熟练掌握现代化的办公软件提高工作效率和质量尤

---

* 本章节演示的操作系统和办公软件：

- 操作系统：Windows 8.1 中文版。
- 办公软件：WPS Office v11.1.0.10314 版本。

为必要。其中，Excel 电子表格作为使用最广的办公软件之一，已在凉山州几乎所有乡镇得到了普遍的应用，但据编者在凉山州近年来的工作实践中发现，绝大多数基层艾防人员只会使用 Excel 最为基础的功能，甚至把 Excel 简单作为一个资料记录的工具，未能发挥其全部的效能。因此，编者认为，有必要对基层艾防人员特别是从事 PMTCT 工作的人员进行 Excel 应用的培训，以提高工作效率和工作质量。

2.2 Excel 的主要功能

Excel 的功能极为强大和全面，简单概括包括以下几大功能。

2.2.1 数据的记录和整理功能

Excel 作为电子表格软件，是表格制作与使用所具备的一系列功能中最基本的。它具备了手工台账所不具备的很多优点，例如，利用填充与序列功能，可以实现资料的批量录入，极大地提高数据录入的速度；利用条件格式功能，可以限制录入数据的内容，保障数据格式的一致性和内容的准确性。如 PMTCT 工作中需要不同的艾防人员录入育龄期妇女抗病毒治疗的方案，方案中包含 3 种药物，不同的人员在录入时可能有不同的排序方式，排序方式不一致就会造成后期统计治疗方案时极其麻烦，如果我们录入前在 Excel 表格相应区域设置了条件格式，艾防人员就不需要手工录入，只需要从下拉菜单中进行选择，这样做一方面提高了录入的速度，另一方面保障了录入药物顺序的一致性，也避免了录入错误的发生，如图 10 所示。

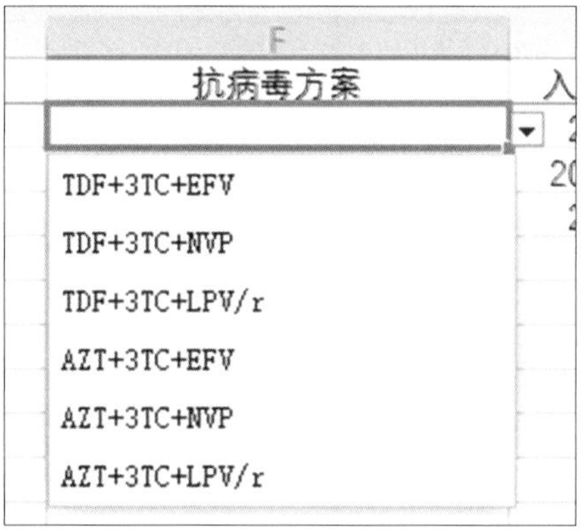

图 10　使用条件格式创建下拉菜单进行数据录入

2.2.2 数据计算

在 Excel 中，四则运算、开方乘幂这样的计算只需要应用简单的公式即可完成，而一旦借助了函数功能，还能执行非常复杂的运算。基层艾防人员在 PMTCT 工作中，时常需要对患者数量、患者早孕检测率、母婴阻断管理失败率等数据进行计算，同时可能还要对不同的辖区如县、乡和村甚至每个艾防人员所管理的患者进行分类别计算，采用手工计算方法不仅耗时，而且容易出现错误。应用 Excel 强大的计算功能，可轻松实现数据批量快速计算。例如，我们要计算某县各乡镇育龄期妇女抗病毒治疗的有效率，并进行排名，可按图 11 所示公式进行批量计算，然后使用排序功能即可轻松完成。

A	B	C	D	E
乡镇育龄期妇女抗病毒有效率				
	已检测数	有效数	有效率	排名
A乡	21	24	=C3/B3	
B乡	11	11		
C乡	87	76		
D乡	60	58		
E乡	59	250		
F乡	28	27		
G乡	23	22		
H乡	63	60		
I乡	69	41		
J乡	76	72		
K乡	36	34		
L乡	63	48		
M乡	55	46		
N乡	17	16		

图 11　乡镇育龄期妇女抗病毒有效率批量计算及排名

2.2.3 数据分析

在 PMTCT 工作中，我们不但要收集、汇总和计算数据，还要对得到的数据进行分析，以便采取针对性的工作措施。利用 Excel 的数据分析功能可以轻松完成。其中排序、筛选和分类汇总是最简单的数据分析方法，使用这些方法能合理地对表格中的数据做进一步的归类和组织。另外，数据透视表是 Excel

最具有特色的数据分析功能，只需要几步操作，就能以多种不同的方式展示数据的特征，转换为各种类型的报表，实现对数据背后的信息透视。这些方法我们在后面的内容中会结合 PMTCT 工作的具体案例进行讲解。

2.2.4 数据展现

所谓一图胜千言，一份精美的图表可以让原本枯燥的数据表格和总结文字变得生动直观。我们利用 Excel 的图表图形功能可以快速创建美观形象的工作图表。如图 12 所示，我们可以使用形象的图表来体现某地艾滋病感染者人数、治疗情况在一年内的变化趋势。

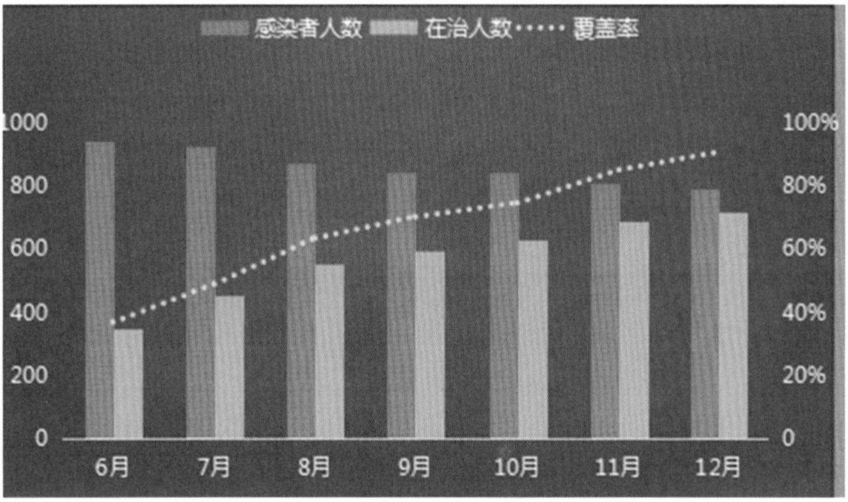

图 12　艾滋病感染者治疗情况变化趋势

综上所述，Excel 是一款功能强大、操作简单的现代化办公软件，即使文化程度不高的基层艾防人员经过短期学习，也能熟练掌握。下面编者将结合 PMTCT 实际工作案例对常用的 Excel 功能进行讲解。

2.3 Excel 数据录入和编辑

2.3.1 数据的类型和格式

（1）数据类型的简单认识

Excel 数据可以分为数值、日期和时间、文本、公式、逻辑值和错误值五大类。

1）数值

数值类数据可以直接进行加减乘除等运算。我们平时工作中使用的患者人数、治疗人数、育龄期妇女人数、孕妇人数、母婴阻断率等都是用数值表示。但需要注意的是，由于 Excel 数值的最大位数默认为 15 位，超过 15 位的数字后面数字默认为 0，或者使用 +16 之类的科学计数法表示，因此如患者的身份证号等信息我们在录入时一般不使用数值格式，可以在录入身份证号前加入单引号，或者先将单元格设置为文本格式，再输入身份证号。

2）日期和时间

日期和时间也是以值的方式存储的，因此同样可以进行加减运算，如我们录入了育龄期妇女的本次 HCG 检测日期，我们就可以通过批量的运算来自动算出下次预计检测时间（后续我们会介绍方法）。日期和时间格式有多种，可以在选择的单元格中单击“右键”→“设置单元格格式”→“数字”→“日期”或“时间”中进行选择和设置，如图 13 所示。

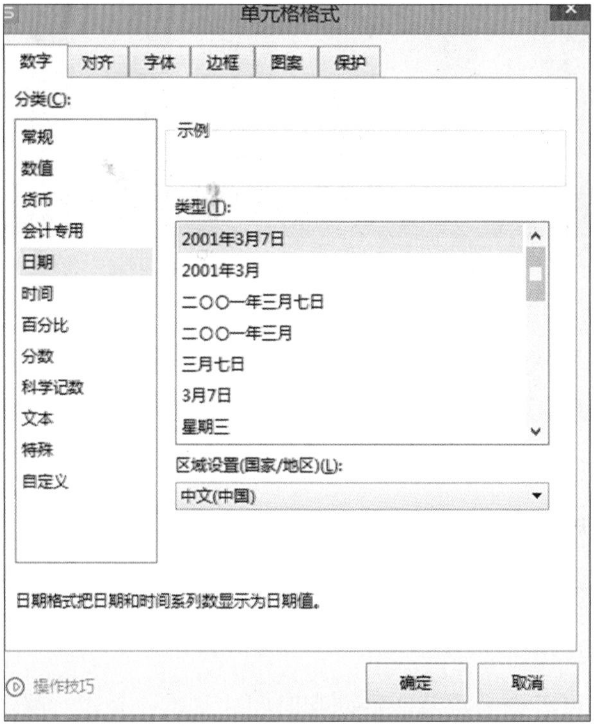

图 13 设置日期和时间格式

3）文本

文本是非数值性的文字和符号。文本一般不能用来计算，但可以比较大小。一些不代表数量的，不需要进行计算的，或者位数超过 15 位的数字，如电话号码、身份证号码、银行卡号等，我们都可以以文本的形式进行输入。

4）公式

公式是 Excel 中一种重要的数据类型。通常以等号（=）开头，我们可以点击“菜单栏”→“公式”，根据你所需要的公式类型来进行选择，如图 14 所示，后文会对一些常用的公式做介绍和示范。

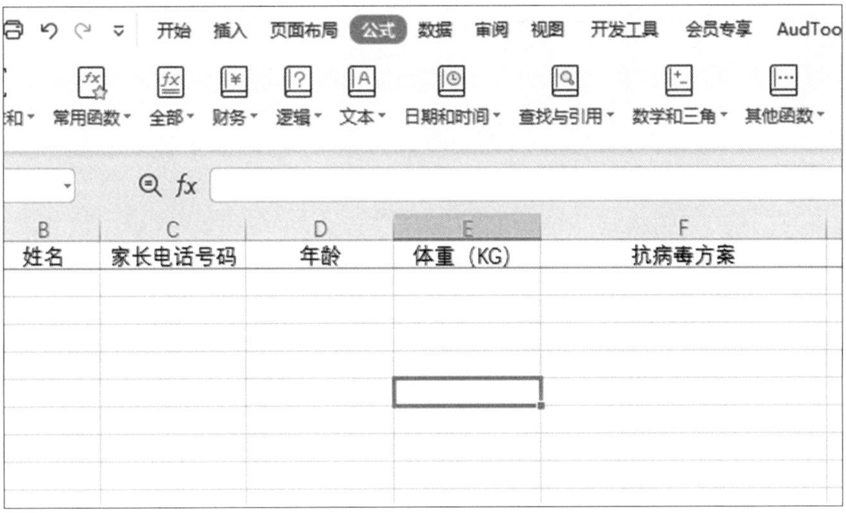

图 14　Excel 的公式界面

5）逻辑值和错误值

通常是在使用公式计算时，由于不能计算出正确的结果而显示的数据类型，如“TRUE”“FALSE”“#N/A”等。

（2）文本和数值格式转换

我们日常中处理最多的就是文本和数值格式的相互转换。有些较长的数字我们需要转换为文本才能正确显示，使用公式对两组数据进行比对时，如果显示同样的数字，但一组数据是文本格式，另一组数据是数字格式，就不能匹配成功，这时我们就需要在文本和数值格式之间进行转换。

例如，我们在 PMTCT 工作中可能需要根据育龄期妇女病毒载量检查结果来筛选出病毒载量检查小于 1000 拷贝 / 毫升的患者，有时病毒载量检查结果是以文本型数字（特征是左上角有一个绿色三角形符号）显示，就不利于我们进行筛选，如图 15 所示。

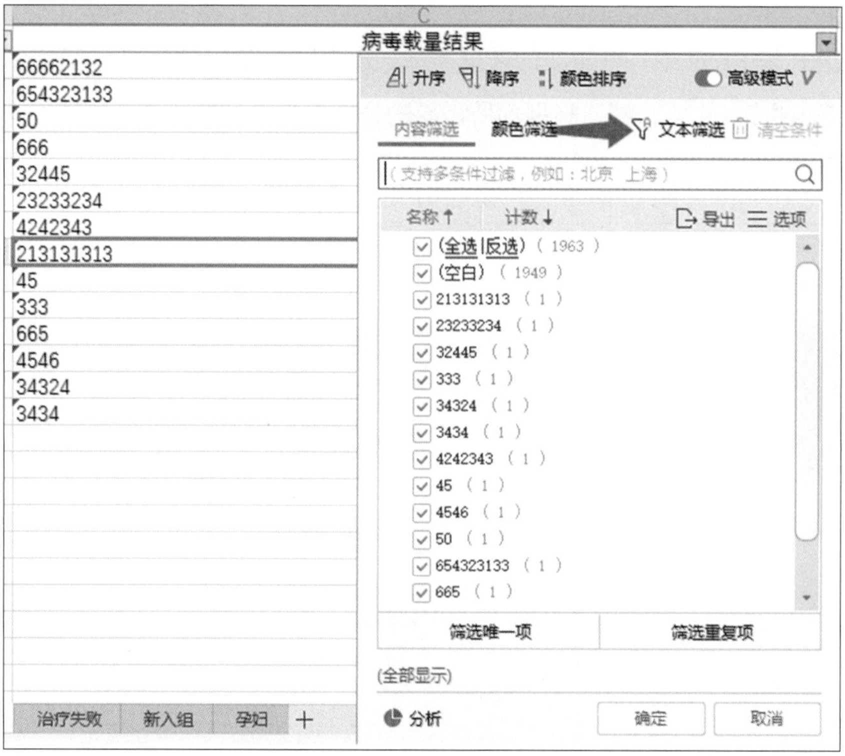

图 15　文本型格式的数字

如果我们将此类文本型格式的数字转换为数值型数字，就能进行计算从而筛选出需要的患者。我们可以选中所有数字，然后点击左上角的感叹号图标，选择“转换为数字”，如图 16 所示。

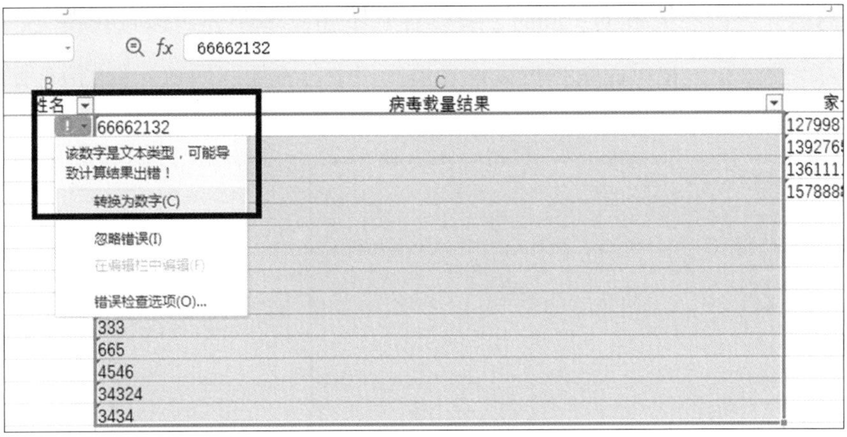

图 16　将文本型数字转换为数值型数字

接下来，我们就能使用数字筛选功能筛选出病毒载量检查小于 1000 拷贝 / 毫升的患者，如图 17 所示。

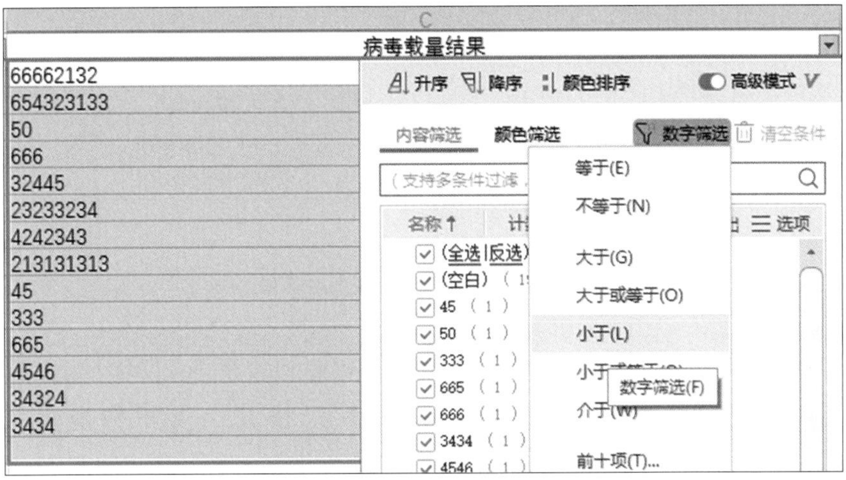

图 17　文本转换为数字后就可以使用数字筛选功能

2.3.2 应用填充功能实现数据快速录入

在 PMTCT 工作中，我们在录入数据时，如果数据本身具有顺序上的关联性，我们可以使用 Excel 的填充功能进行快速批量录入数据。例如，我们在工作中需要建立值班安排表，日期项我们只需要录入第一天日期如“2021/1/1”，然后将鼠标放到该单元格右下角，当鼠标显示为“+”时，按住鼠标左键下拉，就能自动填充出以后的日期。同时，我们在右下角菜单中还可以选择按天、月或者年为单位填充，也可以选择按工作日填充，十分方便、快捷，如图 18 所示。

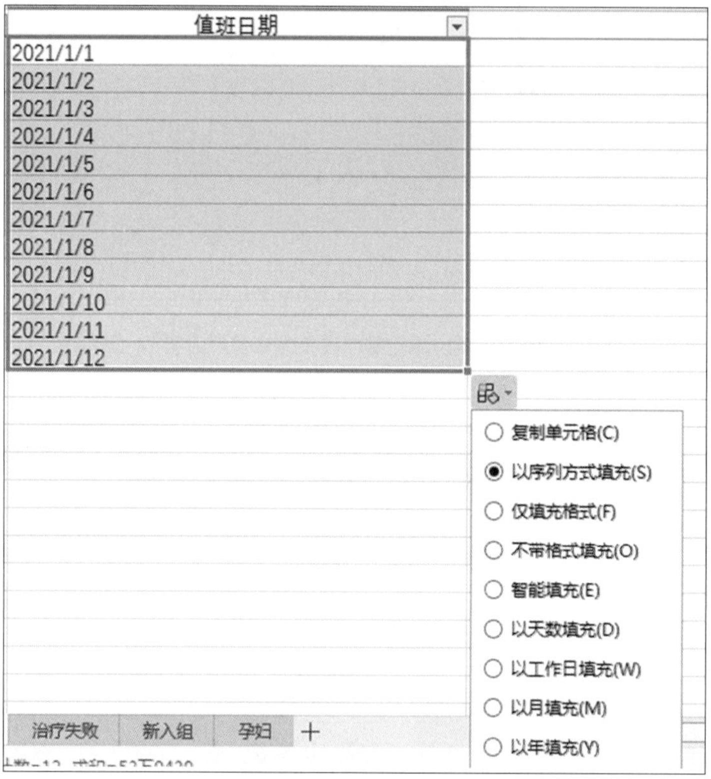

图 18　自动填充功能实现数据快速录入

Excel 还提供了智能填充功能，可以自动识别操作者的意图，实现数据的合并和拆分，如图 19 所示，我们准备将 A、B、C 三列的数据合并在 D 列，可以先在 D 列第 1 行录入“甲乡艾防员张三”作为示范，然后选择“数据”→“填充”→“智能填充”，Excel 会根据规律自动将本列空白内容进行填充，如图 20 所示。

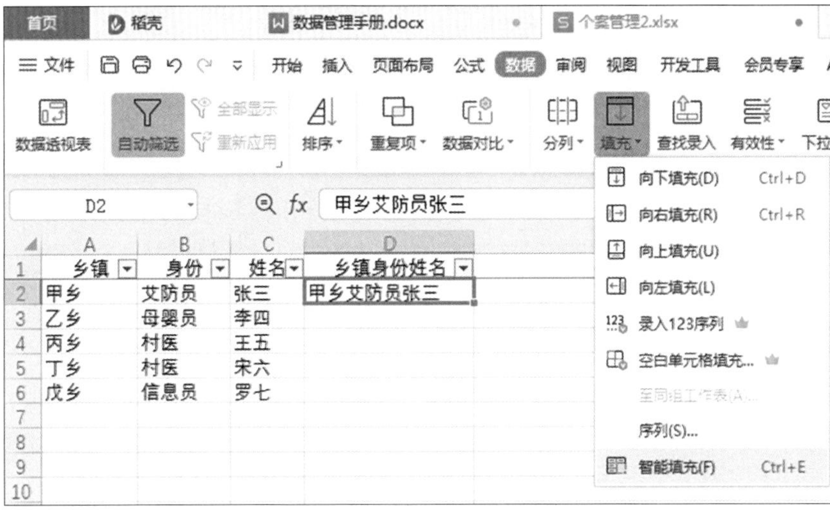

图 19 使用智能填充功能步骤

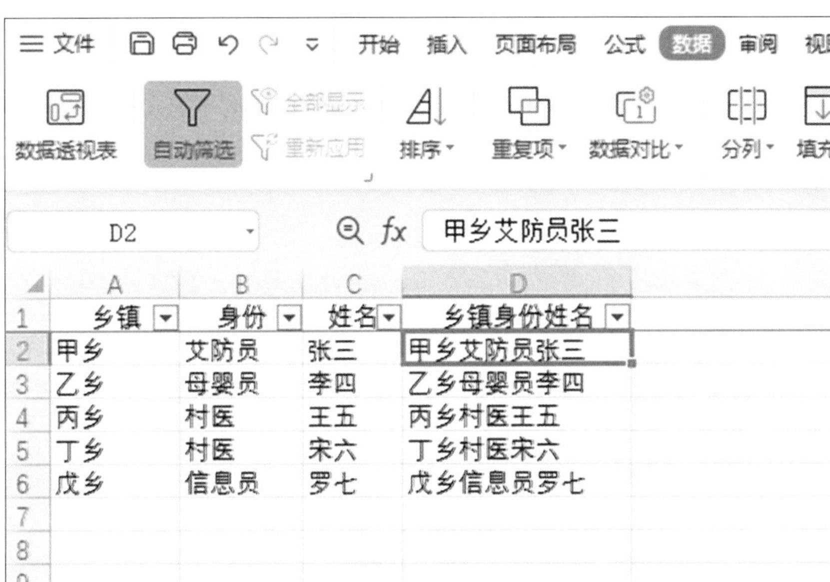

图 20 使用智能填充功能后实现数据批量合并

同样的办法也可以实现数据的拆分，如我们有一组工作人员的身份证号，想快速获得其出生年份，可以使用智能填充的方法，首先在第 1 行输入“1990”的年份作为示范，然后选中想要填充的区域，选择“数据”→“填充”→“智能填充”，如图 21 所示。

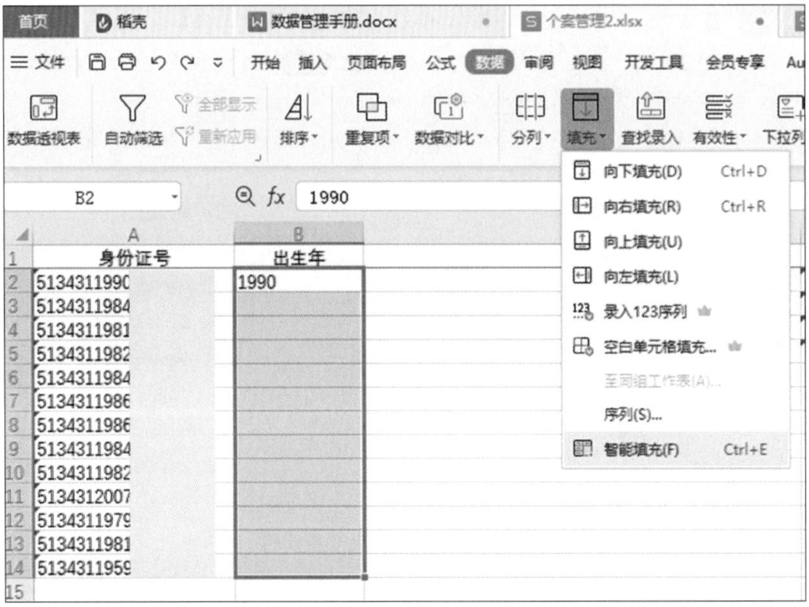

图 21　使用智能填充拆分数据

这样系统就能根据年份在身份证号中的位置自动提取以下所有行的数据，如图 22 所示。

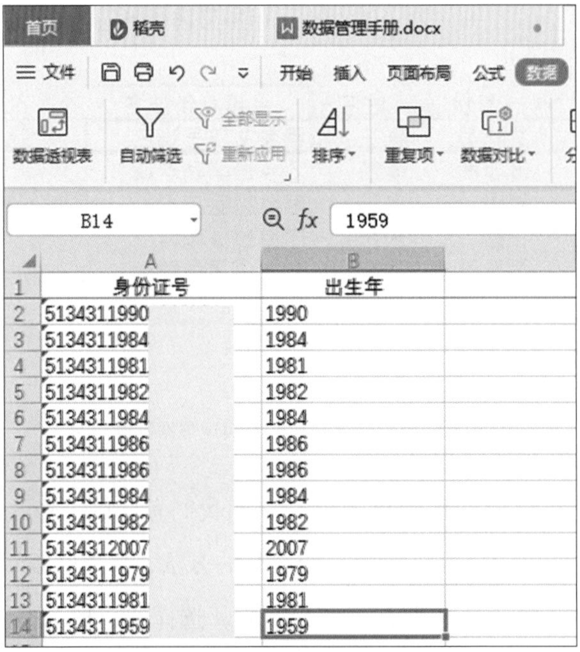

图 22　智能填充功能自动获取出生年份

2.3.3 删除重复值

我们在工作中进行数据分析时，可能由于前期数据重复录入，导致了部分数据重复需要进行删除。如果数据量较大，使用人工识别的方式显然十分耗时。Excel 提供了删除重复值的功能。在选择删除重复值时，最好使用独有的信息作为判断重复的依据，如身份证号等，如果没有身份证号，可以使用多列数据比对的方式进行，以避免误删除。例如，我们有一组患者的姓名和治疗编码信息，其中有患者姓名相同但治疗编码不同，显然这不是同一个患者，也有患者姓名和治疗编码都相同，这就是同一个患者，我们可以用多列删除重复值功能删除真正重复的患者。具体方法为先选中所有数据，然后点击“数据”→“重复项”→“删除重复项”，出现选择菜单，你可以根据你的目的进行选择，因为本地姓名重复的患者比较多，因此我们把姓名和治疗编码都相同作为判断的依据，这样就删除了一个重复的数据，而保留了另外一个姓名相同但治疗编码不同的患者信息，如图 23 所示。

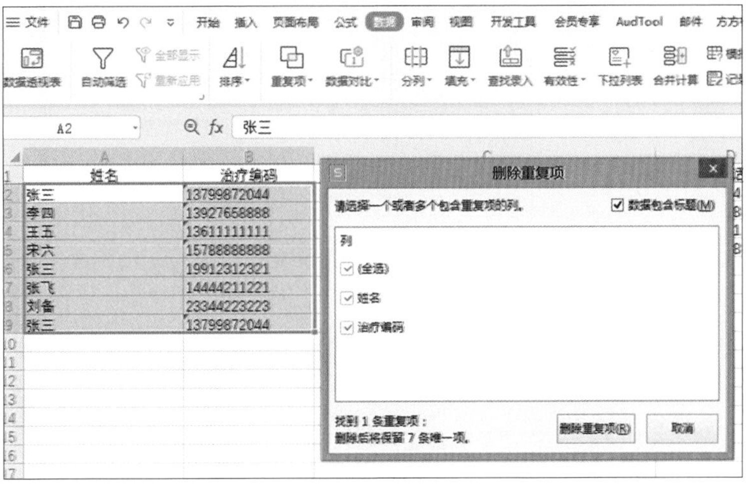

图 23　删除多列重复项

当然，Excel 为了防止数据录入重复，还提供了“高亮重复项”“拒绝录入重复项”等功能，读者可自行练习使用。

2.3.4 使用“有效性”“下拉菜单”功能规范数据录入

我们日常工作中，可能需要许多基层艾防人员收集和录入数据。部分数据录入时，由于标准不统一，可能会导致录入结果五花八门，不便于后期的统计和分析。为了规范数据的录入，我们可以使用“有效性”“下拉菜单”功能规范数据录入，同时也能提高数据录入速度。

如我们在录入患者的治疗编码时，我们可以先点击“数据”→“有效性”→“有效性条件”。系统默认可以输入任意值。如果患者治疗编码都是 11 位的数字，我们可以点击文本长度，将最大值和最小值都设定为 11，如果输入小于 11 位或者大于 11 位的数据，都会出现“错误提示”，不能输入（图 24、图 25）。

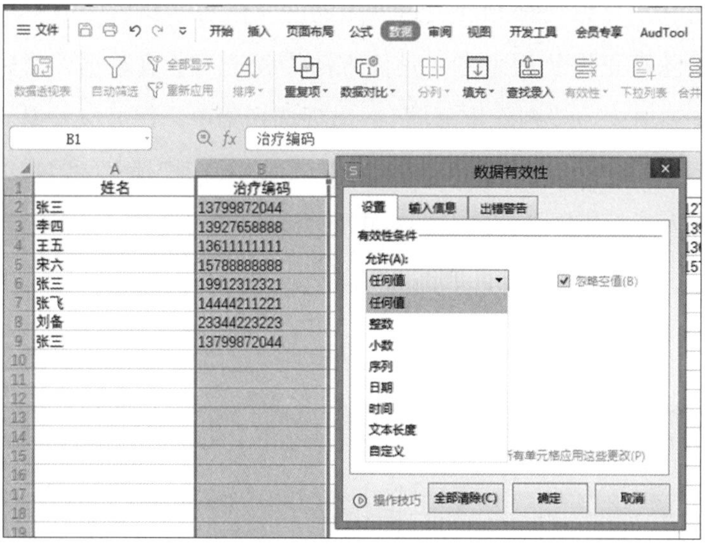

图 24　设置数据有效性

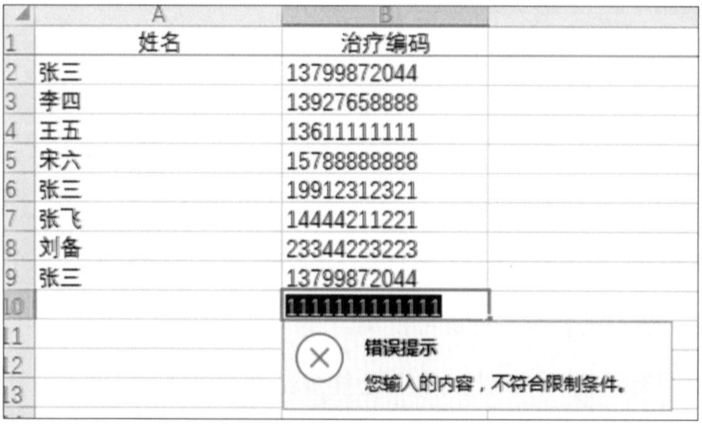

图 25　数据无效提示

同样，我们也可以用其他选项对整数数值、小数位数、日期和时间进行规范。

如果录入的数据种类不多，我们还可以采用提前创建下拉菜单的方式规范录入数据的内容和格式，同时提高录入数据的速度。例如，我们调查育龄期妇女的抗病毒治疗状态，一般为在治、失访、停药和未治疗 4 种状态，我们可以选中该列，然后点击“数据”→下拉菜单→录入“在治”→点击绿色“+”号再录入其他选项，最后点击确定，如图 26 所示。这样当其他人员进行该列的录入时，就能从下拉菜单中进行选择，如图 27 所示。如果录入与下拉菜单中不一致的数据，会出现错误提示阻止录入。

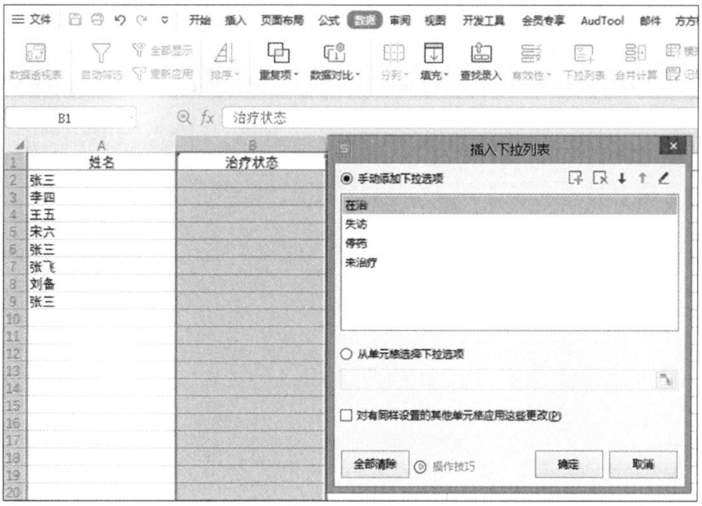

图 26　设置下拉菜单

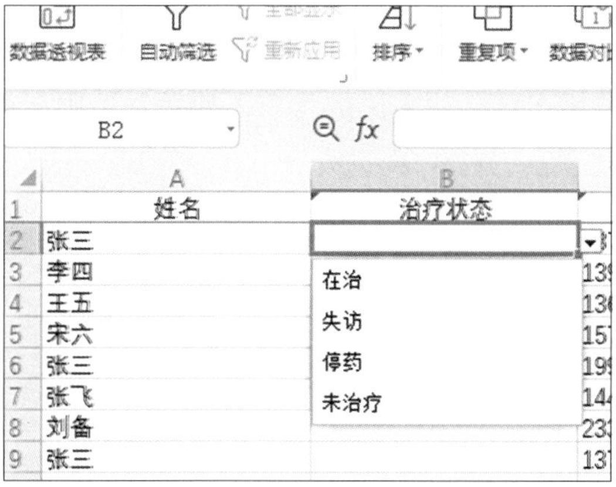

图 27　从下拉菜单中选择数据

2.4 常用公式及应用

应用 Excel 的公式，不仅可以进行数字的加减乘除等简单的数学计算，而且可以实现文本处理、信息提取、逻辑判断、日期计算、查找与引用、统计和求和等功能，对 PMTCT 工作十分有用。下面编者将结合工作实际需求对 PMTCT 工作中最常用的公式进行讲解。

2.4.1 公式的基本概念和符号

Excel 中的公式是指以等号（=）为引导，使用运算符并按照一定的顺序组合进行数据运算的等式，通常包括运算符、单元格引用、数值、工作表函数和参数及括号等元素。我们可以直接在单元格中以 = 开头编写公式，也可以点击表头的“公式”按钮，根据你所需要的公式类型直接使用公式，如图 28 所示。

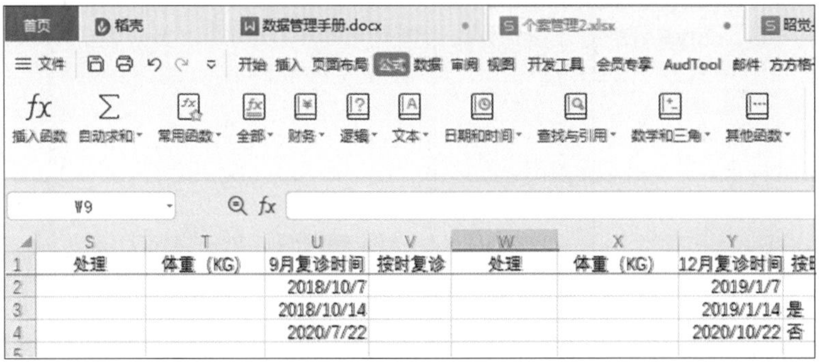

图 28　公式选择界面

在 Excel 中进行数学运算，有固定的运算符号，如加减乘除分别以“+”“-”“*”“/”表示。需要注意的是，在使用公式时，所有的符号如括号 ( ) 和引号 " " 等，都需要在英文输入法的状态下使用，否则会被认定为非法字符（图 29）。

算数运算符	含义	示例
+（加号）	加法运算	=3+3
-（减号）	减法运算	=3-1
*（星号）	乘法运算	=3*3
/（正斜杠）	除法运算	=3/3
%（百分号）	百分比	=10%
^（脱字号）	求幂	=10^5

图 29　Excel 的常用符号

2.4.2 使用公式进行基本的数学计算

我们可以使用公式进行简单的数学计算。例如，我们已经统计了各村育龄妇女总人数和已经进行了 HCG 检测的患者人数，需要计算未检测人数和检测率，我们可以用公式简单计算而得，如图 30 所示：我们可以在 D2 单元格输入公式 =B2-C2，然后点击回车，就得到了未检测人数。然后我们把鼠标放在该单元格右下角，下拉扩展公式，就能批量算出所有村未检测患者人数。

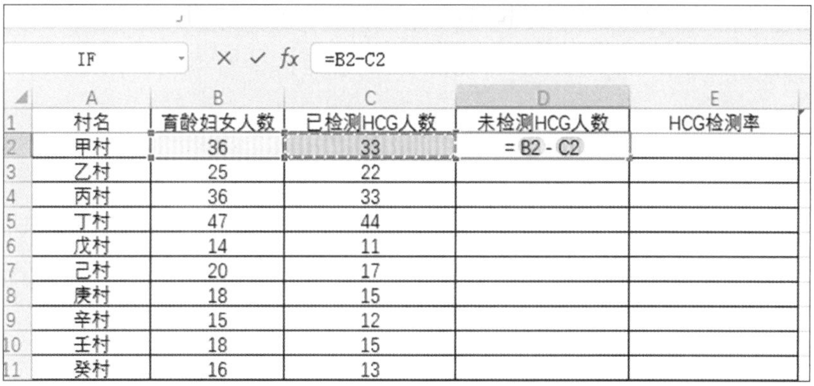

IF =B2-C2

	A	B	C	D	E
1	村名	育龄妇女人数	已检测HCG人数	未检测HCG人数	HCG检测率
2	甲村	36	33	= B2 - C2	
3	乙村	25	22		
4	丙村	36	33		
5	丁村	47	44		
6	戊村	14	11		
7	己村	20	17		
8	庚村	18	15		
9	辛村	15	12		
10	壬村	18	15		
11	癸村	16	13		

图 30　计算未检测人数

同样，我们可以用除法来计算检测率。我们在 E2 单元格输入公式 =C2/B2，就得到了 HCG 检测率，如图 31 所示。扩展公式计算所有单元格后，我们将该列的单元格格式改为百分比就可以了。

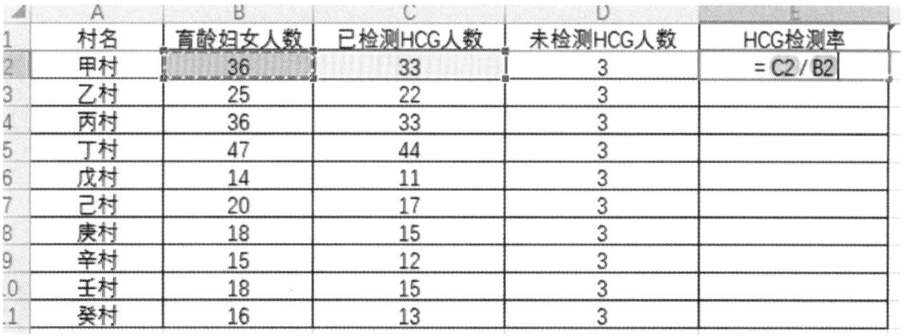

	A	B	C	D	E
1	村名	育龄妇女人数	已检测HCG人数	未检测HCG人数	HCG检测率
2	甲村	36	33	3	= C2 / B2
3	乙村	25	22	3	
4	丙村	36	33	3	
5	丁村	47	44	3	
6	戊村	14	11	3	
7	己村	20	17	3	
8	庚村	18	15	3	
9	辛村	15	12	3	
.0	壬村	18	15	3	
.1	癸村	16	13	3	

图 31　计算检测率

另外需要注意的是，我们使用公式后，如果公式中涉及的数据值发生变化，计算结果也会自动发生相应的变化。如果数据的位置发生变化，如增加或者删除了其他数据导致位置变化，公式可能出现错误，显示为 #N/A。因此，我们如果使用公式计算结果后，如果不希望结果变化，或者后期有可能调整数据的位置，可以将公式的单元格进行复制，然后在原位置选择粘贴为数值，这样即使原数据的数值和位置发生了变化，公式计算的结果也会保持不变。

2.4.3 使用 RIGHT、LEFT、MID 函数提取数据

我们在数据统计分析中，时常会需要从一组数据中获取其中一部分内容，我们可以使用 RIGHT（从右侧提取）、LEFT（从左侧提取）、MID（从中间提取）函数来完成这一操作。例如，我们现有患者的治疗编码，需要提取治疗编码的后四位以便工作中进行查询。我们可以使用 RIGHT 函数，在单元格中输入 =RIGHT 后，单元格下会自动出现该公式的格式，如字符串表示你要从哪一个单元格中提取数据，字符个数表示你要提取共计几位的数据，我们选择治疗编码所在的单元格，提取位数选择 4，就能获得从右侧开始 4 位的数字，如图 32 所示。

姓名	治疗编码	身份证号码	开始治疗时间	治疗编码后4位	出生年份
张飞	13799872044	513431198402013986	2019/7/4	=RIGHT(B16,4)	
赵云	13927658888	513431198101100218	2018/6/20	RIGHT（字符串，[字符个数]）	
关羽	13611111111	513431198206074810	2020/6/5		
刘备	15788888888	513431198409123512	2014/6/26		
宋江	19912312321	513431198610031628	2020/6/19		
张三	14444211221	513431198607142917	2020/1/30		
李四	23344223223	513431198405133510	2013/6/4		
李逵	13799872044	513431198203155826	2020/2/25		
曹操	11111111111	513431200705191157	2012/6/22		

图 32 使用 RIGHT 函数提取右侧数据

使用 LEFT 函数提取数据方法基本一致，不再赘述。如果我们要提取中间的数据，就需要使用 MID 函数。我们在单元格中输入 =MID 后，也会自动出现该函数的格式，其中字符串同样表示你要从哪一个单元格获取数据，开始位置表示你提取的数据在该单元格的第几位，字符个数表示你总共要提取多少个字符。例如，我们如果有了患者的身份证号码，需要批量提取患者出生年份，可以使用 =MID(C16, 7, 4)，表示从身份证号码单元格中的第 7 位开始提取 4 位数字，即患者的出生年份，如图 33 所示。

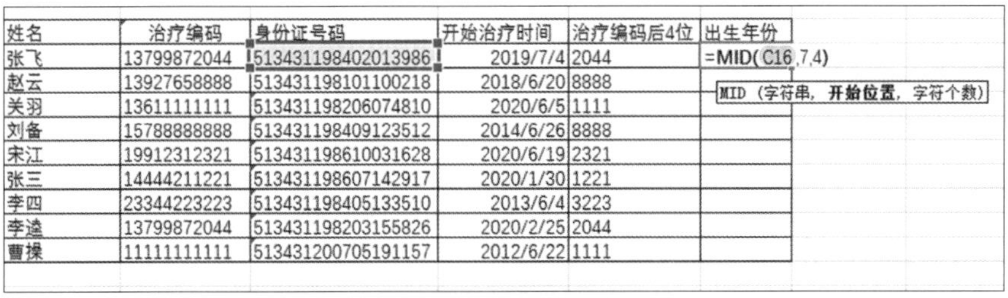

姓名	治疗编码	身份证号码	开始治疗时间	治疗编码后4位	出生年份
张飞	13799872044	513431198402013986	2019/7/4	2044	=MID(C16,7,4)
赵云	13927658888	513431198101100218	2018/6/20	8888	
关羽	13611111111	513431198206074810	2020/6/5	1111	
刘备	15788888888	513431198409123512	2014/6/26	8888	
宋江	19912312321	513431198610031628	2020/6/19	2321	
张三	14444211221	513431198607142917	2020/1/30	1221	
李四	23344223223	513431198405133510	2013/6/4	3223	
李逵	13799872044	513431198203155826	2020/2/25	2044	
曹操	11111111111	513431200705191157	2012/6/22	1111	

图 33　使用 MID 函数提取中间的数据

2.4.4 使用 IF 函数进行条件判断

在 PMTCT 工作中，我们经常要根据一些数据对患者进行分类。例如，我们根据年龄判断患者是否为儿童或育龄期妇女。借助 IF 函数（IF 的中文是“如果”）可以快速完成这一工作。如图 34 所示：我们需要判断一组患者是否为儿童，在单元格中输入公式 =IF (B30<15, " 是 "," 否 ")，注意括号和引号均需要用英文输入法。这个公式中测试条件表示用什么条件去判断，如儿童的判断标准就是年龄小于 15 岁，如果符合判断标准，真值就显示“是”，如果不符合判断标准，就显示“否”。

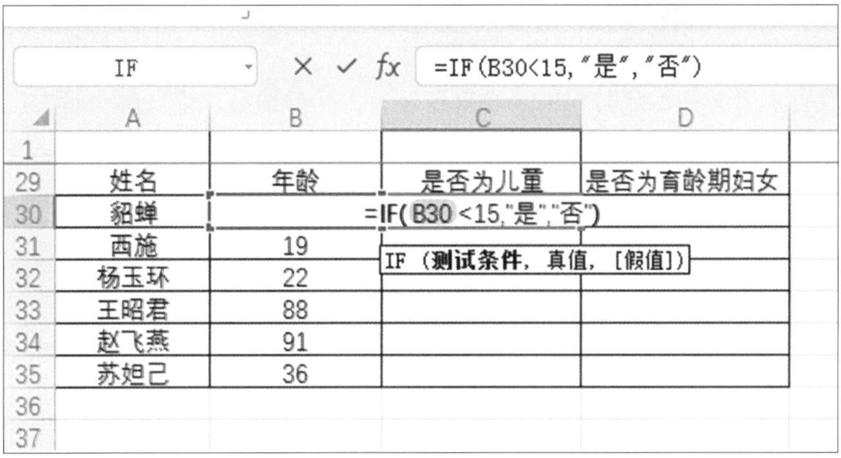

	A	B	C	D
1				
29	姓名	年龄	是否为儿童	是否为育龄期妇女
30	貂蝉		=IF(B30<15,"是","否")	
31	西施	19		
32	杨玉环	22		
33	王昭君	88		
34	赵飞燕	91		
35	苏妲己	36		
36				
37				

图 34　使用 IF 函数进行单一条件判断

如果我们要判断是否为育龄期妇女，就要将年龄设置为 15 ~ 49 岁，这就要用到 AND 来连接 2 个条件。具体公式 =IF(AND(B30>=15,B30<49)," 是 "," 否 ")，如图 35 所示。

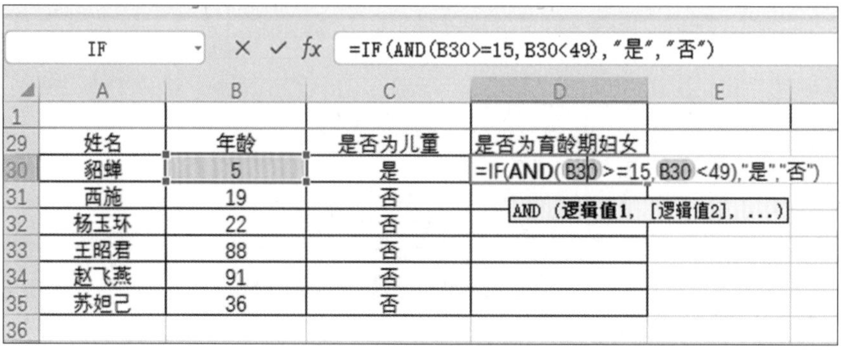

=IF(AND(B30>=15,B30<49),"是","否")

姓名	年龄	是否为儿童	是否为育龄期妇女
貂蝉	5	是	=IF(AND(B30>=15,B30<49),"是","否")
西施	19	否	
杨玉环	22	否	
王昭君	88	否	
赵飞燕	91	否	
苏妲己	36	否	

图 35　IF 函数和 AND 函数联合使用

IF 函数可以简单地进行条件判断，在熟练掌握该函数的使用方法后，我们还可以和其他的函数一起联用，实现更为复杂的功能。由于篇幅有限，不再赘述。

2.4.5 时间相关的基本函数

我们在实际工作中，会与许多时间相关的数据打交道，如孕妇末次停经日期、孕妇随访时间、开始治疗时间、下次 HCG 检查时间等。我们可以利用时间相关的函数或公式实现自动计算或自动提醒的功能。

基本的日期函数为 YEAR、MONTH、DAY，分别代表年、月和日。如我们想要在患者开始治疗时间中分别提取年、月、日信息，则在第一行对应单元格分别输入：=YEAR(B39)、=MONTH(B39)、=DAY(B39)，然后下拉公式进行扩展就可以了，如图 36 所示。

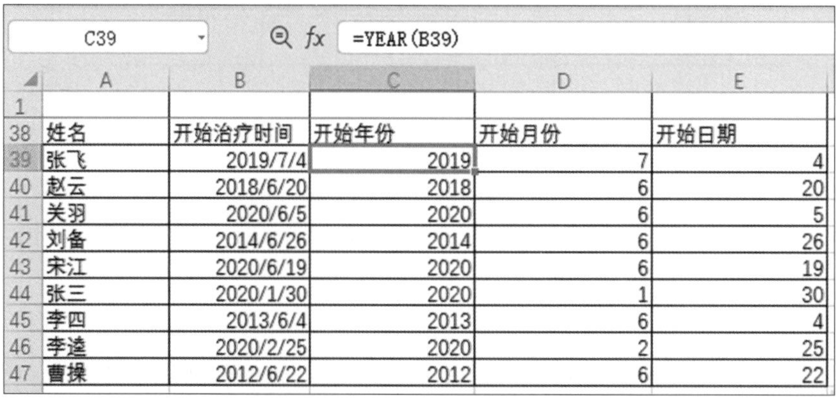

=YEAR(B39)

姓名	开始治疗时间	开始年份	开始月份	开始日期
张飞	2019/7/4	2019	7	4
赵云	2018/6/20	2018	6	20
关羽	2020/6/5	2020	6	5
刘备	2014/6/26	2014	6	26
宋江	2020/6/19	2020	6	19
张三	2020/1/30	2020	1	30
李四	2013/6/4	2013	6	4
李逵	2020/2/25	2020	2	25
曹操	2012/6/22	2012	6	22

图 36　使用 YEAR、MONTH、DAY 函数进行基本的日期计算

2.4.6 使用 EDATE 函数制作患者随访表

患者随访表是我们在日常工作中经常需要制作的表格，用于记录和提醒我们患者的下次随访时间。如果每个患者的开始随访日期都不同，计算下次随访日期无疑是一项非常繁琐的工作，我们可以用 EDATE 函数快速制作患者随访表。例如，所有的孕妇患者均需要进行每 3 个月一次的产检，我们需要制作产检时间表，录入首次产检时间后，在后面依次录入：=EDATE(B39,3) =(B3,6) = (B39,9)，以此类推，将自动生成后续的随访时间，如图 37 所示。如果我们将公式向下扩展，以后我们每次输入首次产检时间后，系统都能自动帮我们计算出后续产检的时间，非常方便、快捷。

姓名	首次产检时间	第二次产检时间	第三次产检时间	第四次产检时间
张飞	2019/7/4	=EDATE(B39 ,3)		
赵云	2018/6/20	EDATE（开始日期，月数）		
关羽	2020/6/5			
刘备	2014/6/26			
宋江	2020/6/19			
张三	2020/1/30			
李四	2013/6/4			
李逵	2020/2/25			
曹操	2012/6/22			

图 37　使用 EDATE 函数制作产检时间表

2.4.7 使用条件格式实现日期提醒功能

制作患者随访表后，我们希望到患者随访日期时，系统能自动提示以提醒患者按时随访，我们可以使用条件格式来实现这一功能。

首先我们选中日期格式的数据区域，在工具栏选择“条件格式”→“新建规则”，如图 38 所示。

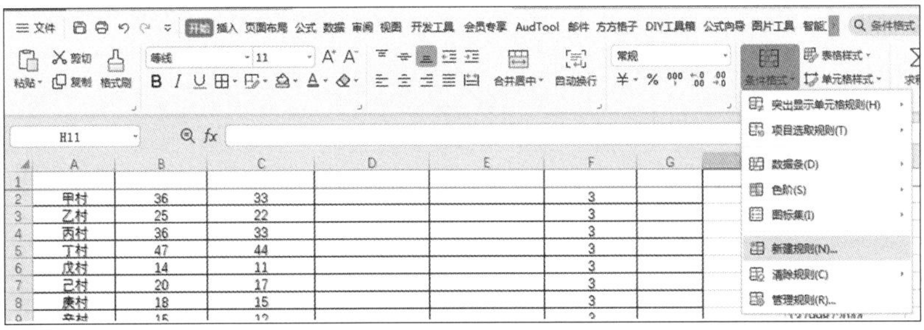

图 38　选择条件格式

其次选择“只为包含以下内容的单元格设置格式”，在单元格值后选择“等于”，后面空白处输入 =today( )，最后点击“格式”，选择你希望的提醒颜色，如图 39 所示。

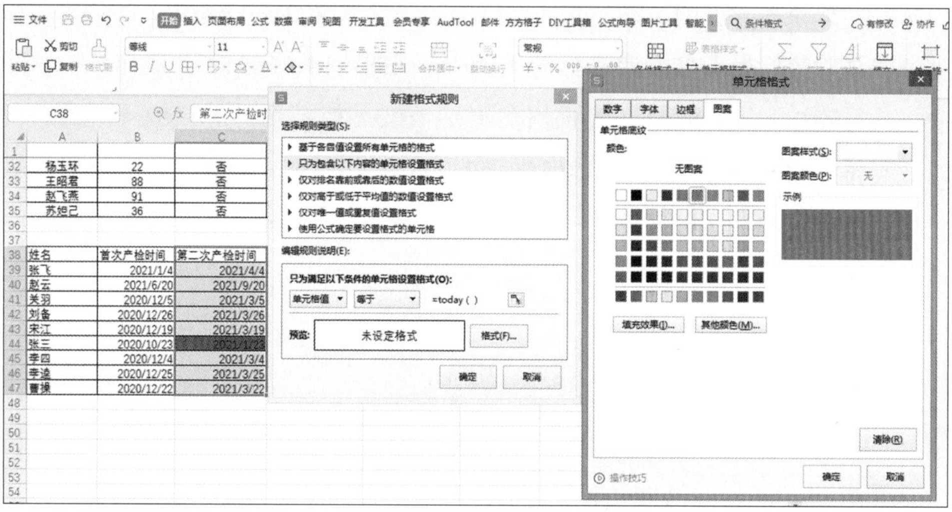

图 39 设置日期提醒的条件格式

最后我们点击确定，就可以看到变色提醒。例如，今天是 2021 年 1 月 23 日，当患者第二次产检日期为今日时，对应的表格就会自动变色提醒，如图 40 所示。

姓名	首次产检时间	第二次产检时间
张飞	2021/1/4	2021/4/4
赵云	2021/6/20	2021/9/20
关羽	2020/12/5	2021/3/5
刘备	2020/12/26	2021/3/26
宋江	2020/12/19	2021/3/19
张三	2020/10/23	2021/1/23
李四	2020/12/4	2021/3/4
李逵	2020/12/25	2021/3/25
曹操	2020/12/22	2021/3/22

图 40 日期提醒功能的实现

如果我们在单元格值中选择“大于”“小于”或更改空白处的公式，可以实现提前提醒和延迟提醒等功能。读者如果感兴趣的话可以自行尝试。

2.4.8 INDEX+MATCH 函数实现精确查找和引用功能

INDEX 意义为索引，MATCH 意义为匹配，我们从字面意思上可以看出，联合使用 INDEX+MATCH 函数可以先通过一个条件匹配后，引入相应单元格的数据。我们先分别举例说明 INDEX 函数和 MATCH 函数的使用方法，再举例说明 INDEX+MATCH 函数如何组合使用实现精确查找和索引功能。

INDEX 函数单一使用较为简单，作用也不太大，如我们要在单元格得到赵云的身份证号，我们可以输入 =index(A16: D24, 2, 3)，其中 A16: D24 表示我们在 A16 到 D24 这个区域内进行引用，2 表示引用数据在该区域的第 2 行，3 表示引用数据在该区域的第 3 列，这样该单元格中就引用 A16:D24 区域的第 2 行第 3 列的数据即赵云的身份证号，如图 41 所示。

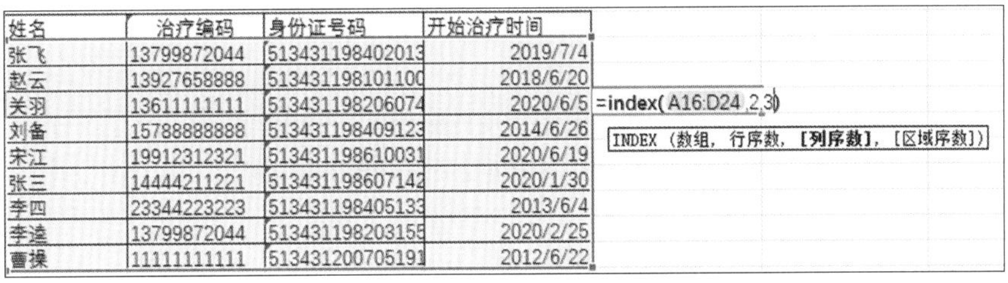

姓名	治疗编码	身份证号码	开始治疗时间	
张飞	13799872044	513431198402013	2019/7/4	
赵云	13927658888	513431198101100	2018/6/20	
关羽	13611111111	513431198206074	2020/6/5	=index(A16:D24,2,3)
刘备	15788888888	513431198409123	2014/6/26	INDEX（数组，行序数，[列序数]，[区域序数]）
宋江	19912312321	513431198610031	2020/6/19	
张三	14444211221	513431198607142	2020/1/30	
李四	23344223223	513431198405133	2013/6/4	
李逵	13799872044	513431198203155	2020/2/25	
曹操	11111111111	513431200705191	2012/6/22	

图 41　INDEX 函数使用

MATCH 函数是常用的查找函数，主要用于定位查找值在查找区域的位置。例如，我们要查找“刘备”在 A16: A24 区域的位置，即可使用如图 42 所示的公式，得出的结果为4，说明刘备位于A16: A24 的第4个单元格，如图 42 所示。

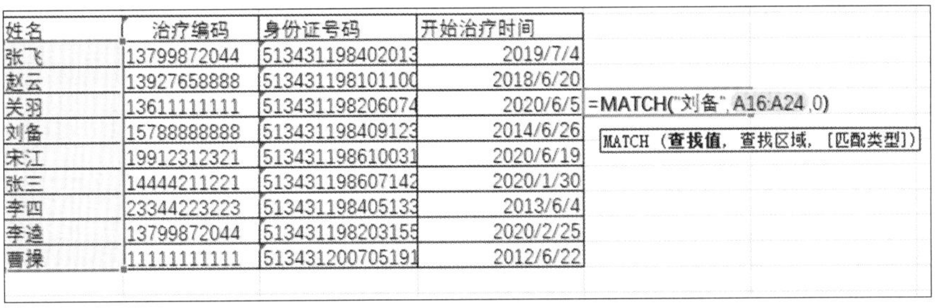

姓名	治疗编码	身份证号码	开始治疗时间	
张飞	13799872044	513431198402013	2019/7/4	
赵云	13927658888	513431198101100	2018/6/20	
关羽	13611111111	513431198206074	2020/6/5	=MATCH("刘备",A16:A24,0)
刘备	15788888888	513431198409123	2014/6/26	MATCH（查找值，查找区域，[匹配类型]）
宋江	19912312321	513431198610031	2020/6/19	
张三	14444211221	513431198607142	2020/1/30	
李四	23344223223	513431198405133	2013/6/4	
李逵	13799872044	513431198203155	2020/2/25	
曹操	11111111111	513431200705191	2012/6/22	

图 42　MATCH 函数使用

从上述我们看出，单用 INDEX 函数或者单用 MATCH 函数似乎对我们实际工作并无太大帮助，但我们将 INDEX+MATCH 函数结合在一起，就可以解决工作中的很多问题。

例如，我们经常需要从一个数据表中获得育龄期妇女的病毒载量结果，我们可以通过 MATCH 函数将患者姓名进行匹配后，将匹配相同姓名的病毒载量结果用 INDEX 函数填入相应的单元格中，以图 43 为例，我们在病毒载量单元格中输入公式 =INDEX(C30: C35, MATCH (E30, A30: A35, 0))，该公式表示在 A30: A35 区域内搜索符合 E30 的内容，然后将对应的 C30: C35 区域内的值填写进去。公式中的 0 表示精确匹配的意思，如果改为 1，则是模糊匹配的意思。

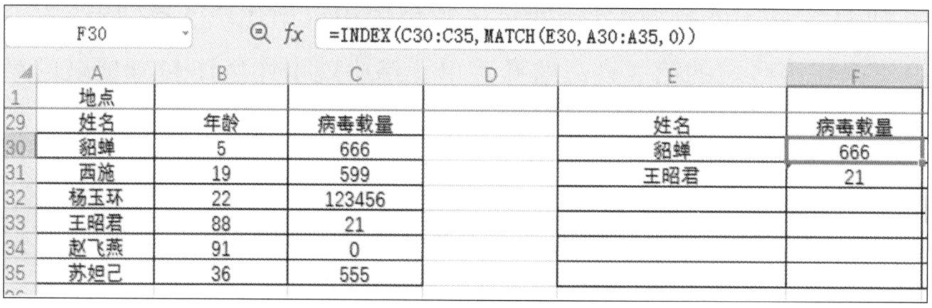

图 43　INDEX+MATCH 函数进行精确查找和引用

需要注意的是，凉山州患者重名的情况较为普遍，如果使用名字查找，系统会默认将第 1 个相同名字的数据引用出来，这样就可能造成数据的错误。因此我们在实际工作中，为了查找的准确性，最好使用不重复的唯一数值进行查找，如身份证号和患者的治疗编码等。

2.4.9 VLOOKUP 函数进行数据引用功能

VLOOKUP 函数也可以实现精确查找和引用的功能，相对 INDEX+MATCH 函数，更加简单、易懂，其是编者在 PMTCT 工作中最常使用的函数。例如，我们为了解决图 43 中同样的问题，也可以使用 VLOOKUP 函数。如图 44 所示，我们在单元格中输入 =VLOOKUP 后，会出现 4 个要素需要填写，第 1 个要素是查找值，就是用什么数据去匹配，我们选择姓名“貂蝉”去匹配，就可点击 E30 单元格；第 2 个要素是数据表，也就是要查找和填入数据的区域，因为我们是根据姓名匹配后填入病毒载量数值，因此我们这个数据表区域就要包含姓名和病毒载量的所有区域，我们可以按住 Shift 键选择 A30—C35 这一区域；

第 3 个要素表示需要填入的数据在 A30—C35 这一区域的第几列，我们可以看到病毒载量在这一区域的第 3 列，因此第 3 个要素我们选择 3；第 4 个要素为匹配条件是精确匹配还是模糊匹配，一般我们都选择精确匹配，填入 0。当公式输入完毕后，填充公式就能实现批量查找和引用了。

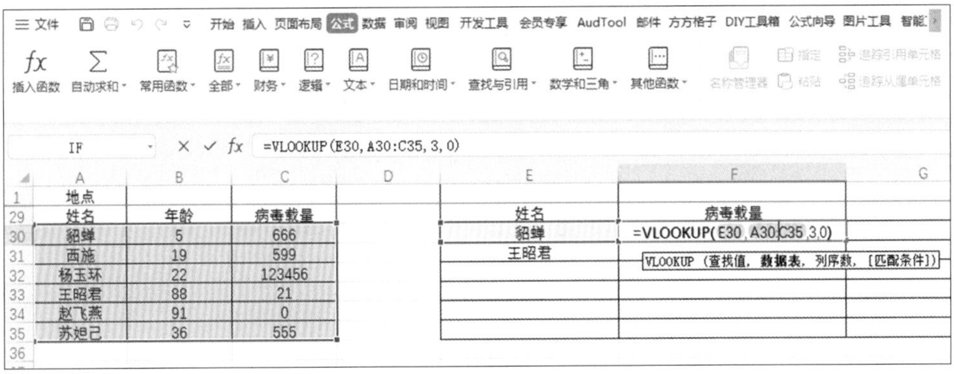

图 44　VLOOKUP 函数实现批量精确查找录入

如果查找值不在我们选择的区域内，则引用结果的单元格会出现错误提示，显示为 #N/A，如图 45 所示。

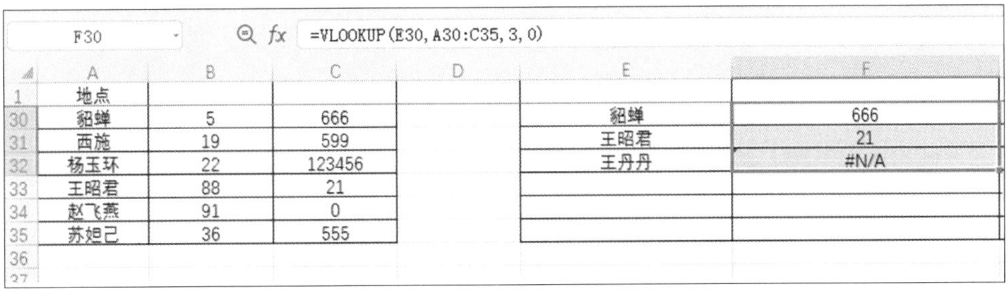

图 45　查找值不存在时的错误提示

我们使用上述公式的时候，都是通过直接编写的方式进行，如果对公式不熟练，或者觉得太过麻烦，也可以通过表头的选项直接选择，不需要自行编写公式，如 VLOOKUP 函数我们可以先点击公式，选择查找和引用，在下拉菜单中选择 VLOOKUP，如图 46 所示。

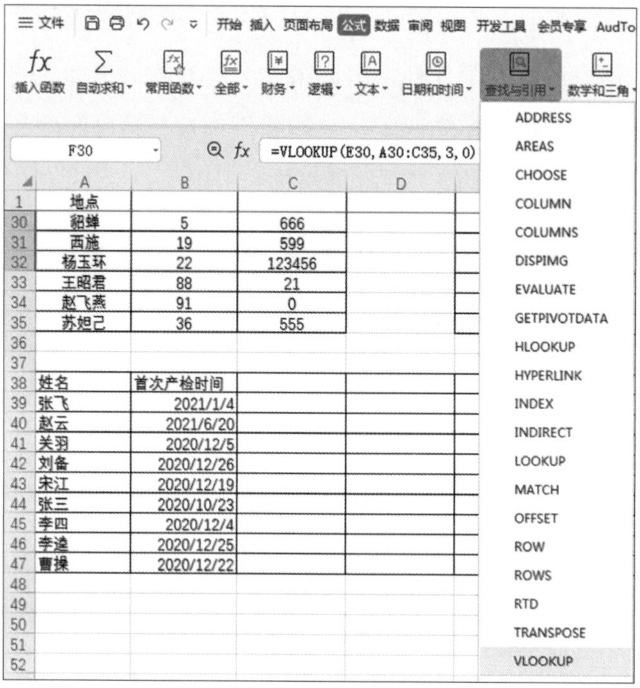

图 46　从菜单中选择使用公式

然后我们看到图 47 的界面，按顺序填入我们上述所介绍的 4 个元素，点击确定，就可以自动生成公式进行运算。这种方法更为简洁，且不容易出现格式方面的错误，这种方法也同样适用于其他所有的公式。

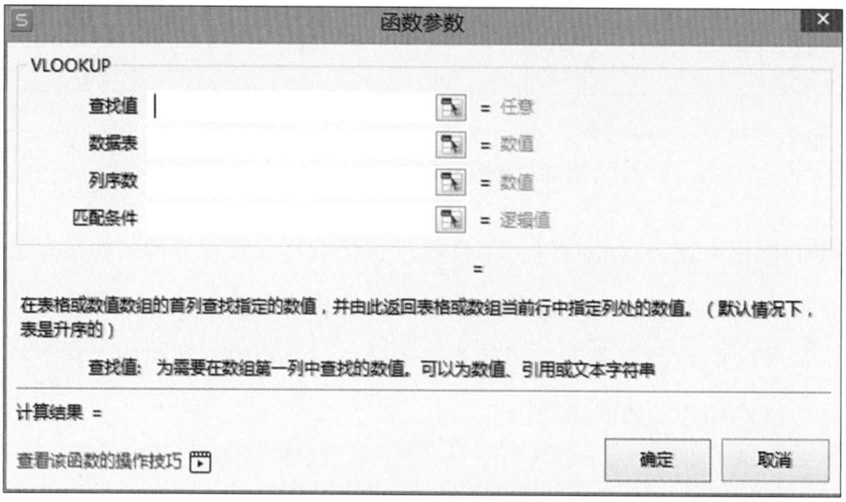

图 47　使用 VLOOKUP 函数的界面

我们在熟练掌握 VLOOKUP 函数公式后，除了常规的查找引用功能外，还可以用于查重、比对等功能，读者可以在熟悉后自行尝试。总之，VLOOKUP 函数是极为有用的函数，可以解决基层艾防人员在实际工作中的很多问题，值得多加练习。

2.5 使用数据透视表进行数据展示和分析

我们在 PMTCT 工作中通常会需要收集大量的数据，并汇集到表格中。但原始的数据表如果不进行分析，并不能直接呈现数据的本质。我们制作表格的目的不单单是记录数据，更重要的是希望透过数据看到本质，发现工作中存在的问题并解决问题。

数据透视表是一种对大量数据快速汇总和建立交叉列表的交互式动态表格，能帮助用户分析组织数据，例如，计算平均数和标准差、建立列联表、计算百分比、建立新的数据子集等。建好的数据透视表可以对布局重新安排，以便从不同的角度查看数据，数据透视表的名称来源于它具有“透视”表格的能力，从大量看似无关的数据中寻找背后的联系，从而将纷繁的数据转换为有价值的信息，以供研究和决策所用。总之，合理应用数据透视表进行计算和分析，能使许多复杂的问题简单化，并且能极大地提高工作效率，下面我们就结合实例学习透视表的应用。

例如，我们在 PMTCT 工作中收集了如图 48 所示的工作数据，这些数据看起来较为杂乱，涉及不同的乡镇和不同的工作人员，我们需要计算各乡的患者妇女人数、HCG 检测人数、安环人数、治疗人数、VL 检测人数和治疗有效人数，也想知道 HCG 检测率、安环率和治疗有效率，同时我们也想根据 HCG 检测人数，为相应的工作人员发放津贴，这些都可以通过数据透视表实现。

村医姓名	村名	患者妇女人数	HCG检测人数	安环人数	治疗人数	VL检测人数	有效人数
张三	A村	22	18	14	20	20	18
李四	B村	16	13	16	14	11	11
王五	C村	18	11	17	16	13	9
刘备	C村	25	16	12	21	14	10
宋江	B村	12	9	6	9	8	6
关羽	A村	11	4	5	9	9	8
赵云	A村	16	12	10	8	7	7
诸葛亮	B村	13	2	11	11	6	6
曹操	C村	17	11	8	12	8	7

图 48　原始数据界面

首先我们要选定原始数据表的所有数据，如果数据量小可以用鼠标框选，如果数据量较大，可以使用快捷键 Ctrl+A 选择。然后点击“插入”→“数据透视表”，如图 49 所示。

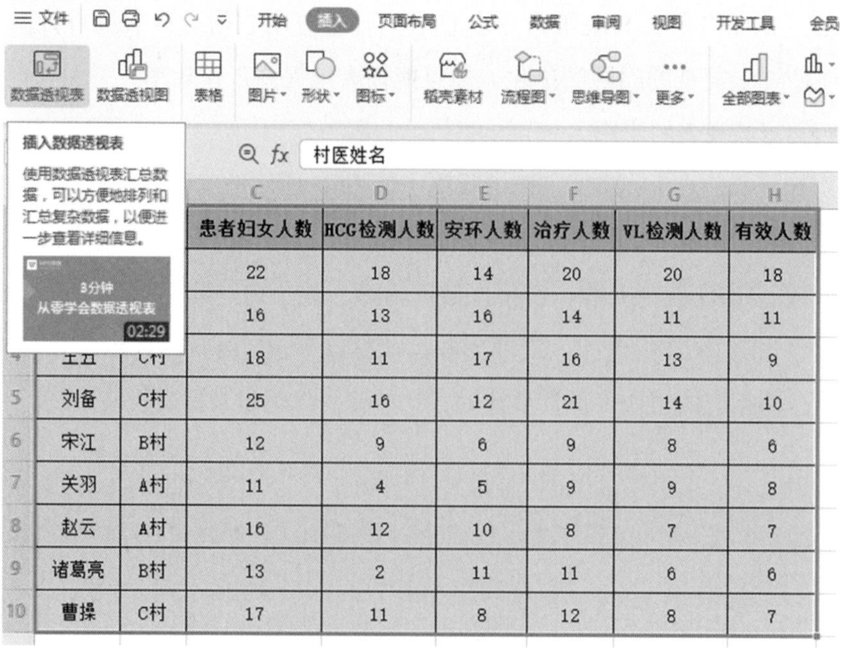

图 49　打开数据透视表

出现图 50 的界面后，我们可以选择将数据透视表放在新的工作表中，也可以选择放在原有的工作表中，然后点击确定。

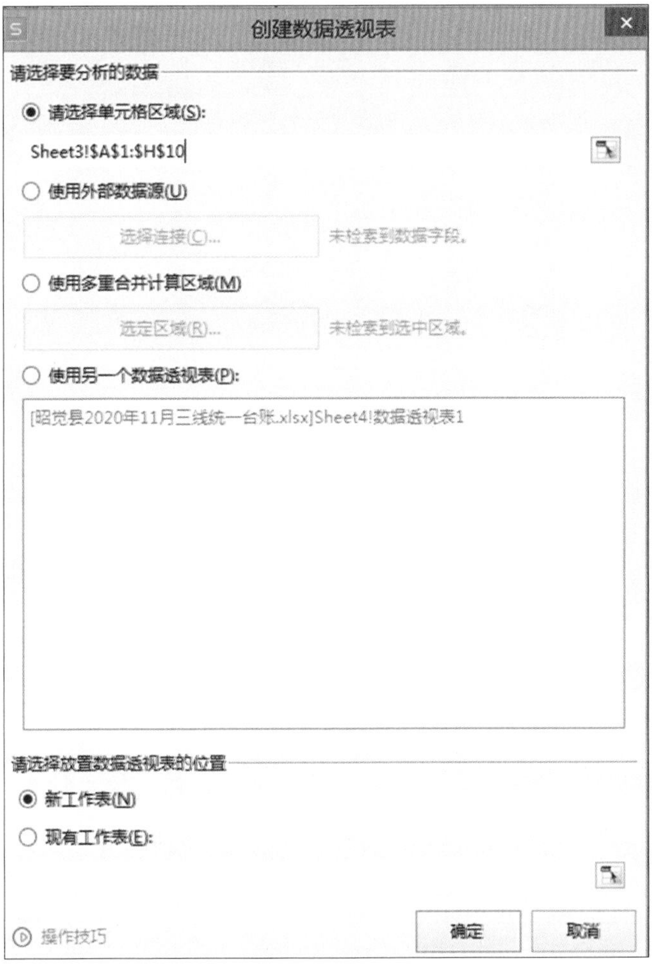

图 50　选择数据透视表存放位置

点击确定后出现数据透视表界面，其中包括字段列表和数据透视表区域，数据透视表包括 4 个要素，第 1 个是筛选器，第 2 个是列，第 3 个是行，第 4 个是值，如图 51 所示。

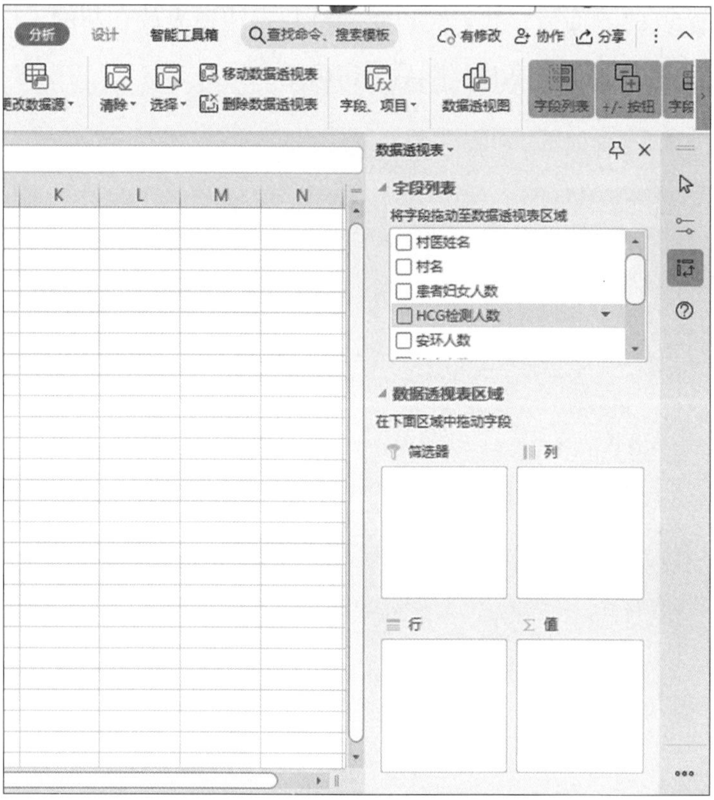

图 51　数据透视表初始界面

由于我们想统计各村的相关指标，我们把字段列表的“村名”拖到“行”，把除“村医姓名”之外的其他字段拖到“值”，就得到如图 52 所示的表格。

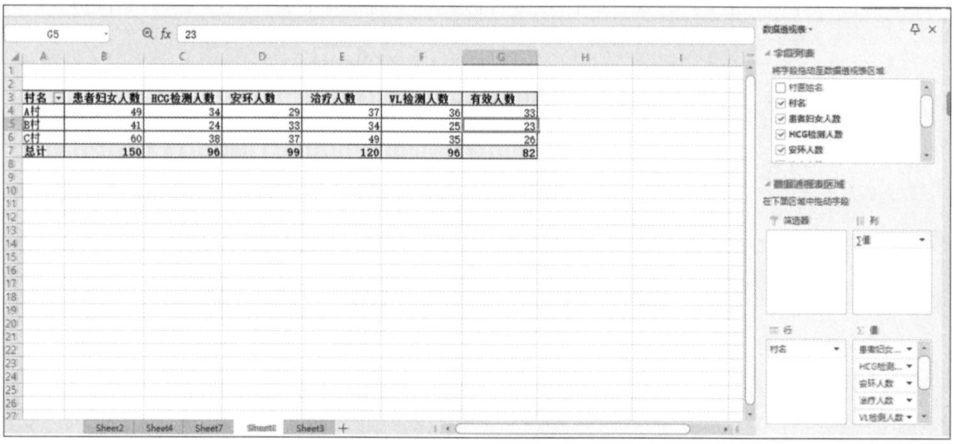

图 52　各村工作数据概况

如果我们还想了解各村医的工作情况，可以把“村医姓名”拖到“行”，得到图 53 所示的表格。

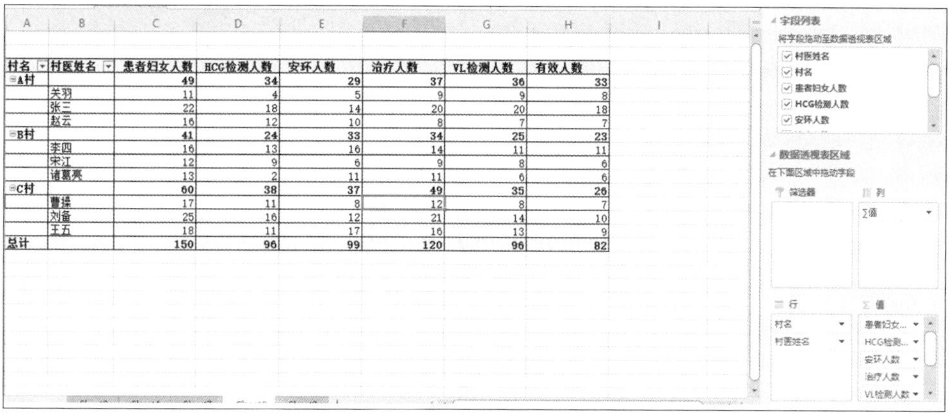

村名	村医姓名	患者妇女人数	HCG检测人数	安环人数	治疗人数	VL检测人数	有效人数
A村		49	34	29	37	36	33
	关羽	11	4	5	9	9	8
	张三	22	18	14	20	20	18
	赵云	16	12	10	8	7	7
B村		41	24	33	34	25	23
	李四	16	13	16	14	11	11
	宋江	12	9	6	9	8	6
	诸葛亮	13	2	11	11	6	6
C村		60	38	37	49	35	26
	曹操	17	11	8	12	8	7
	刘备	25	16	12	21	14	10
	王五	18	11	17	16	13	9
总计		150	96	99	120	96	82

图 53　各村和村医工作数据概况

系统默认表格的显示方式是求和，如果我们需要其他数据，我们也可以鼠标左键点击列标题，弹出对话框，其中值汇总方式中显示了计数、平均值、最大值、最小值和乘积等，我们如果想了解各村患者百分比和每个村医管理患者人数百分比，还可以点击值显示方式，选择列汇总的百分比，结果如图 54 所示。

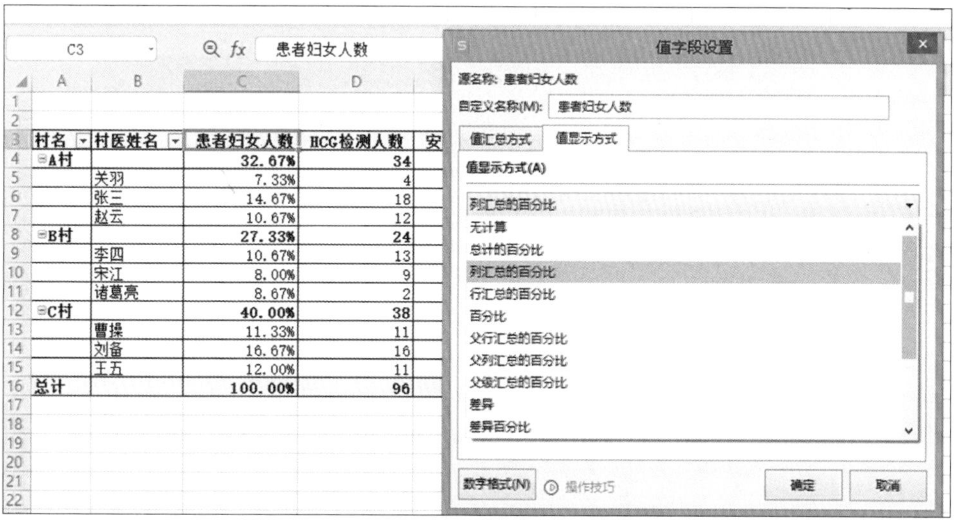

村名	村医姓名	患者妇女人数	HCG检测人数
A村		32.67%	34
	关羽	7.33%	4
	张三	14.67%	18
	赵云	10.67%	12
B村		27.33%	24
	李四	10.67%	13
	宋江	8.00%	9
	诸葛亮	8.67%	2
C村		40.00%	38
	曹操	11.33%	11
	刘备	16.67%	16
	王五	12.00%	11
总计		100.00%	96

图 54　各村和各村医管理患者的百分比

除了上述已有指标，我们还想了解 HCG 检测率、安环率和治疗有效率等指标，我们可以通过数据透视表的分析计算功能得到。我们点击数据透视表后，选择“分析”→“字段”,“项目”→“计算字段”，弹出如图 55 所示的对话框。

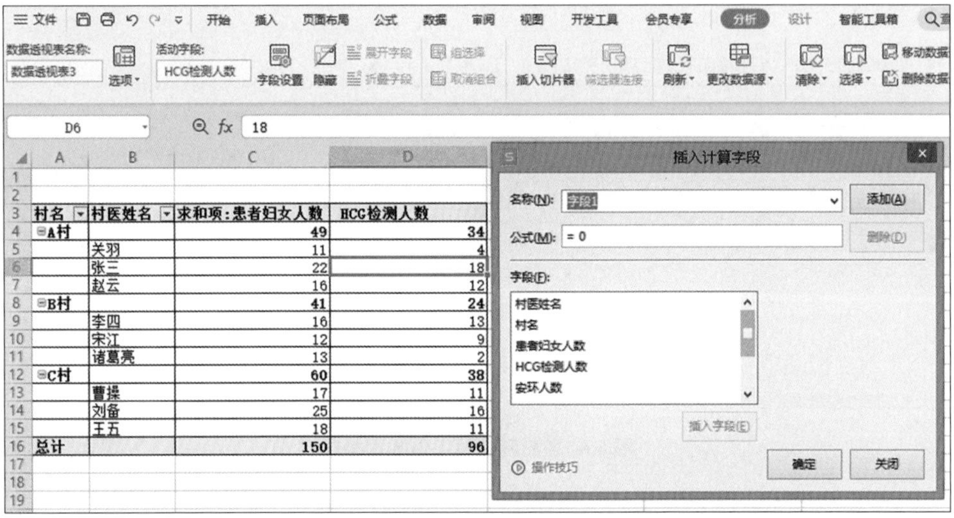

村名
村医姓名
求和项:患者妇女人数
HCG检测人数
A村 49 34
关羽 11 4
张三 22 18
赵云 16 12
B村 41 24
李四 16 13
宋江 12 9
诸葛亮 13 2
C村 60 38
曹操 17 11
刘备 25 16
王五 18 11
总计 150 96
插入计算字段
名称(N): 字段1
公式(M): = 0
添加(A)
删除(D)
字段(F):
村医姓名
村名
患者妇女人数
HCG检测人数
安环人数
插入字段(E)
操作技巧
确定
关闭

图 55　插入计算字段

我们把字段名称修改为 HCG 检测率，将公式修改为 =HCG 检测人数 / 患者妇女人数 后点击确定，公式中字段可在下方字段列表中点击选择，如图 56 所示。

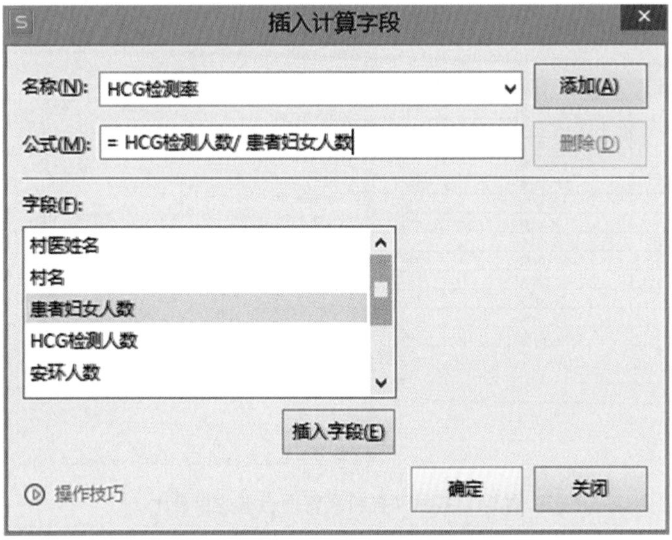

图 56　插入字段计算的名称和公式输入

我们点击确定后，将得到新的 HCG 检测率这一列，我们将该列的格式改为百分比，得到各村和各村医管理患者的 HCG 检测率，如图 57 所示。同理，我们也可以计算出安环率、病毒载量检测率和治疗有效率等指标。

村名	村医姓名	求和项:患者妇女人数	HCG检测人数	HCG检测率
A村		**49**	**34**	**69.39%**
	关羽	11	4	36.36%
	张三	22	18	81.82%
	赵云	16	12	75.00%
B村		**41**	**24**	**58.54%**
	李四	16	13	81.25%
	宋江	12	9	75.00%
	诸葛亮	13	2	15.38%
C村		**60**	**38**	**63.33%**
	曹操	17	11	64.71%
	刘备	25	16	64.00%
	王五	18	11	61.11%
总计		**150**	**96**	**64.00%**

图 57　各村、各村医管理患者的 HCG 检测率

如果我们想根据 HCG 检测人数为村医发放 20 元 / 人的工作奖励，我们也可以通过上述办法完成，具体方法为：再次插入计算字段，修改名称和公式，公式修改为 =HCG 检测人数 *20 即可，如图 58 所示。

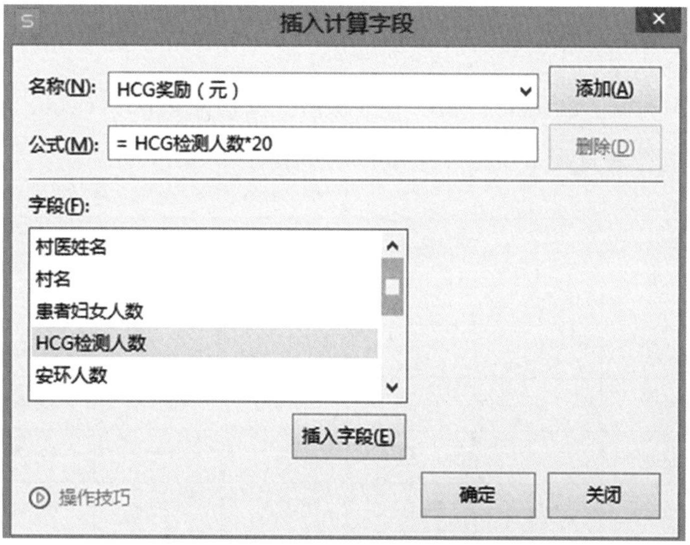

图 58　计算 HCG 奖励金额公式

我们点击确定后，得到表格如图59所示。

村名	村医姓名	求和项:患者妇女人数	HCG检测人数	HCG检测率	HCG奖励（元）
⊟A村		49	34	69.39%	680
	关羽	11	4	36.36%	80
	张三	22	18	81.82%	360
	赵云	16	12	75.00%	240
⊟B村		41	24	58.54%	480
	李四	16	13	81.25%	260
	宋江	12	9	75.00%	180
	诸葛亮	13	2	15.38%	40
⊟C村		60	38	63.33%	760
	曹操	17	11	64.71%	220
	刘备	25	16	64.00%	320
	王五	18	11	61.11%	220
总计		150	96	64.00%	1920

图59 使用数据透视表计算村医奖励

以上我们介绍的是数据透视表的一些较为基础的使用方法，使用数据透视表还可以创建动态的数据透视表格，以及生成更加直观的可视化图表等。编者近年来工作发现，数据透视表的基本使用功能能高效处理日常工作中90%的表格数据，这值得我们熟练掌握这一功能。

2.6 使用Excel图表功能实现数据的可视化

我们在工作总结或工作分析汇报中，如果单纯使用表格的形式展示工作进展和工作成效之类的指标，未免显得枯燥和不够直观。我们如果使用Excel的表格功能就能使用表格快速生成直观的图表，让数据结果得到生动的呈现。下面我们介绍一下Excel的图表功能和实际应用。

如图60所示，这是某乡最近4年感染妇女治疗情况一栏表，我们希望制作一个简单的图表直观呈现近年来工作的进展。

某乡感染妇女治疗情况一栏表					
	妇女患者人数	在治人数	有效人数	治疗覆盖率	治疗有效率
2017	55	21	6	38.18%	28.57%
2018	54	33	14	61.11%	42.42%
2019	51	37	25	72.55%	67.57%
2020	50	46	43	92.00%	93.48%

图60 某乡近4年感染妇女治疗情况一栏表

我们先选择表格区域数据，点击“插入”→“推荐的图表”，如图 61 所示。

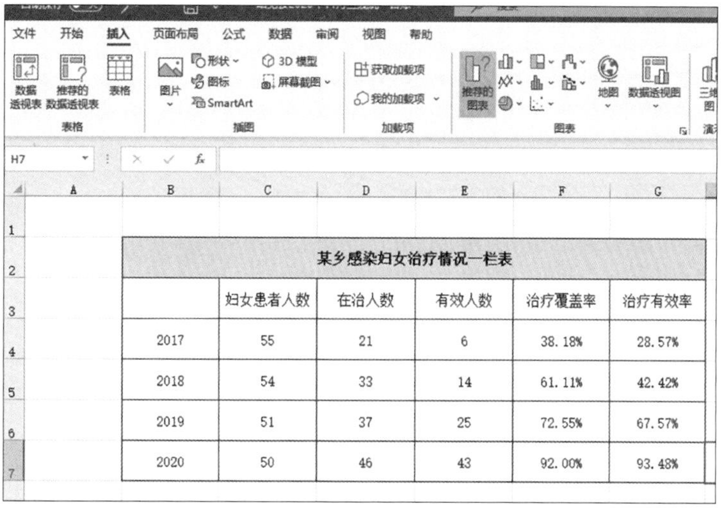

图 61 插入图表

然后在系统推荐的图表中选择合适的类型，如图 62 所示。

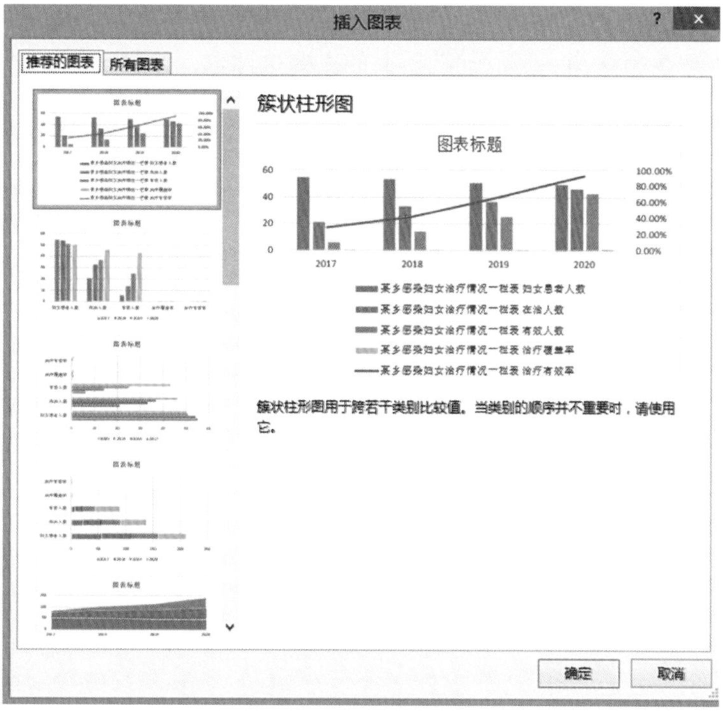

图 62 选择图表类型

选择图表类型后，系统会生成一个原始的图表，但某些参数系统不能自动正确识别，需要手工调整，如图 63 中的治疗覆盖率。

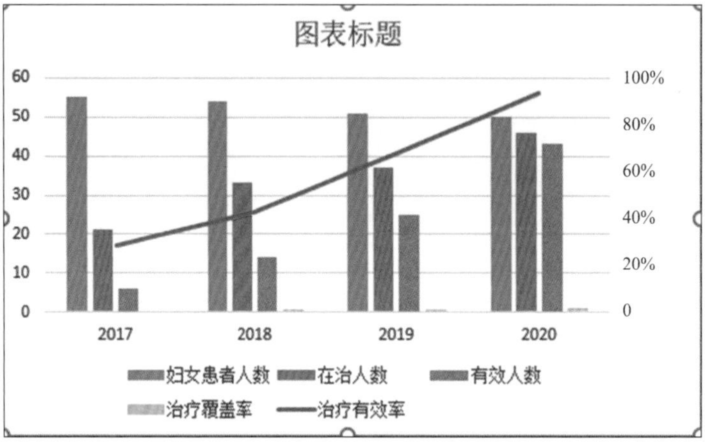

图 63 原始图表

覆盖率应该和有效率一样，采用折线图的方法显示，而且对应的数值在次要坐标轴显示，因此我们先点击“更改图表类型”→选择“治疗覆盖率”，将簇状柱形图改为折线图，然后勾选后面的次要坐标轴，如图 64 所示。

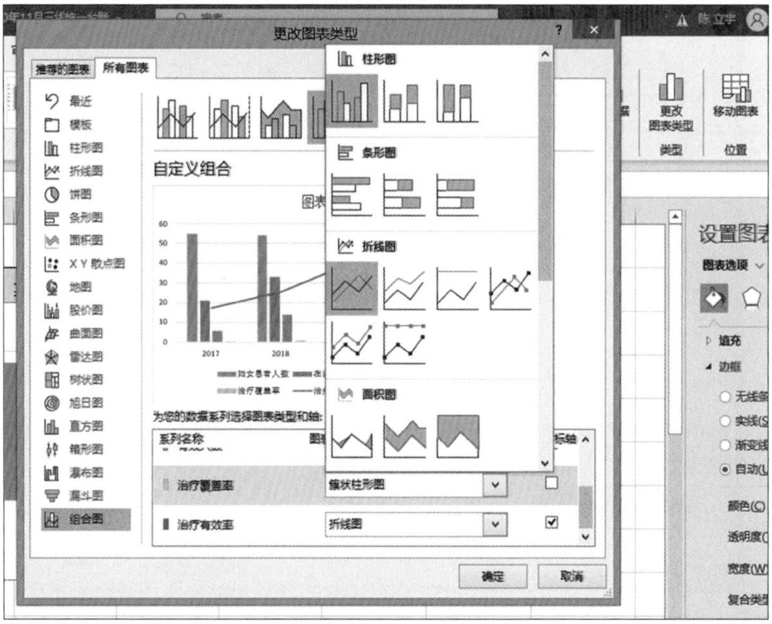

图 64 更改覆盖率显示类型

最后我们就得到了一张基本成型的图表，后续还可以修改标题、坐标轴显示方式，根据个人喜好调整表格颜色、添加图表等（图 65）。

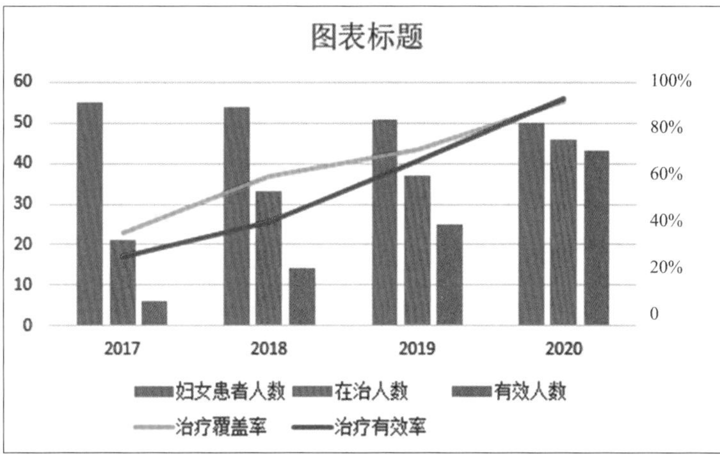

图 65　修改后的图表

Excel 具有强大的图表功能，其中有许多在线图表类型和格式供我们选择，我们可以根据数据的类型选择合适的图表类型，也可以根据我们的需求选择不同的图表风格，以达到最佳的数据呈现效果。

3 Word 应用基础 *

3.1 Word 简介

一直以来，Word 是 Office 办公软件的核心组成部分，主要用于文字的格式化和排版，是目前最流行的文字处理程序。Word 提供了许多易于编辑的文档工具，以及多样的排版功能，如图、文、表格混排等，使文档更美观、简洁、具有条理性。

在进行流行病学调查的前期准备阶段，需要设计问卷调查表，以便收集受调人员的基本信息及行为学文本信息，并进行文本整理。同时，为了更好地提高当地居民对艾滋病安全行为指导的知晓率，需要制作大量图文并茂的宣传教育资料。这些工作都要求我们要熟练掌握 Word 的文字编辑、排版、绘制图文表格等操作，从而制作专业的病例信息调查表、健康宣教资料等。

3.2 Word 的主要功能

Word 软件应用十分广泛，具有强大的图文处理功能。下面重点介绍 Office 365 中 Word 软件进行文字编辑、表格处理、图文版面设计的方法。

3.2.1 Word 文档编辑

Word 提供丰富的文件格式模板工具，可以帮助我们创建各种具有专业水平的报告、公文等文件。日常基本的文本编辑功能包括文本的输入、编辑、选定、剪切、复制、粘贴、撤销和恢复、查找和替换等。格式化文档操作包括设置项目符号和编号、设置多级列表等。

（1）设置项目符号和编号

使用项目符号和编号，可以使文档内容更加层次分明，下面就向大家介绍

* 本章节讲解使用的操作系统和办公软件：

- 操作系统：苹果 Mac OS X EI Capitan 10.11 系统。
- 办公软件：Microsoft Office 2018 版本。

几种常用的，也是最简便的方法，示范文本如图 66 所示。

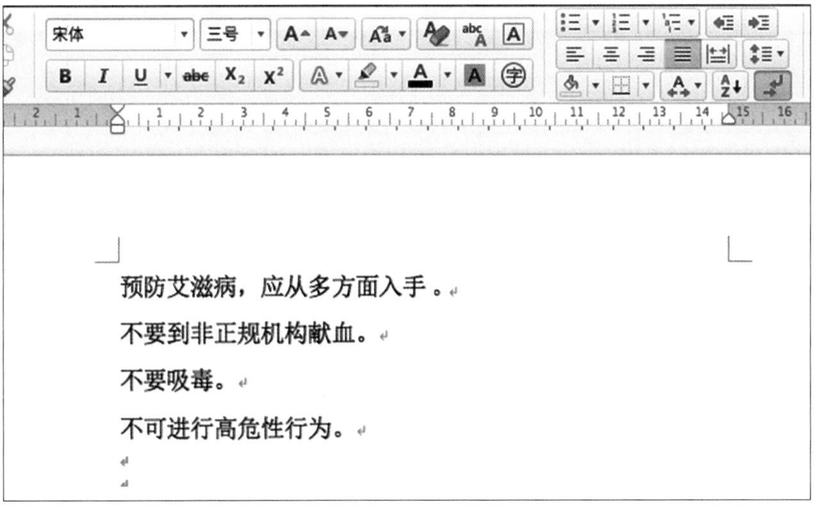

图 66　示范文本

1）项目符号增加和删除

第一步：光标移至所选文本处。单击工具栏上的“项目符号”按钮。

第二步：选择“项目符号库”里任意一项项目符号，选中该符号按钮，如图 67 所示。

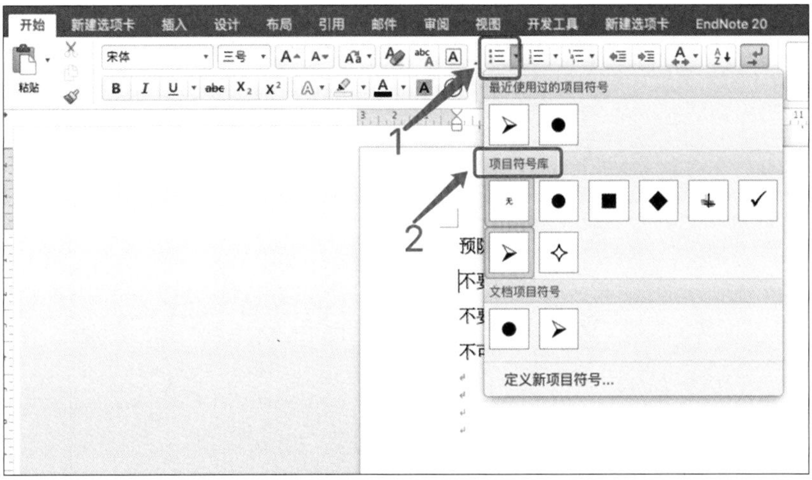

图 67　项目符号

完成后如图 68 所示。

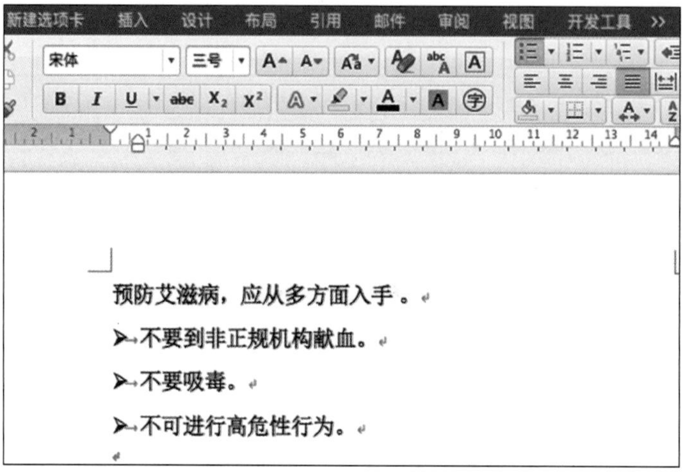

图 68　项目符号编辑效果

若要删除列表项目符号，则将光标移至文本段首，直接删除或再次单击工具栏上的“项目符号”按钮。

2）编号增加和删除

第一步：将光标移至所选文本处。单击工具栏上的“编号”按钮。

第二步：选择“编号库”里任意一项编号，选中该类型编号按钮，如图 69 所示。

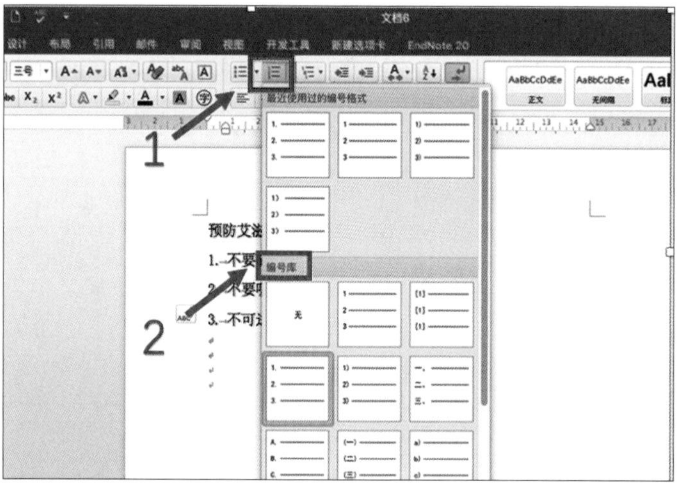

图 69　编辑编号

编号后文本层次清晰，如图 70 所示。

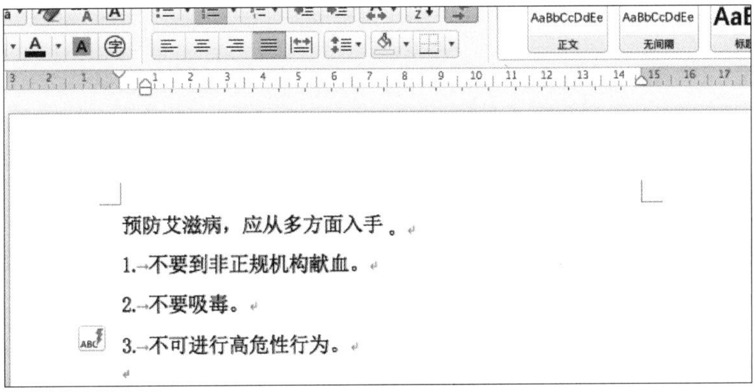

图 70　编号效果

若要删除列表编号，则将光标移至要删除编号的段首，直接删除或再次单击“编号”按钮，删除所选文本的数字编号。

3）自定义编号和项目符号

如果所需“项目符号”或“编号”没有在默认符号库里，可进行自定义编辑。以“自定义编号”举例。

选定文本或列表段落，从工具栏中选择“编号”，打开“编号”对话框，单击打开“定义新的编号格式”对话框，如图 71 所示。

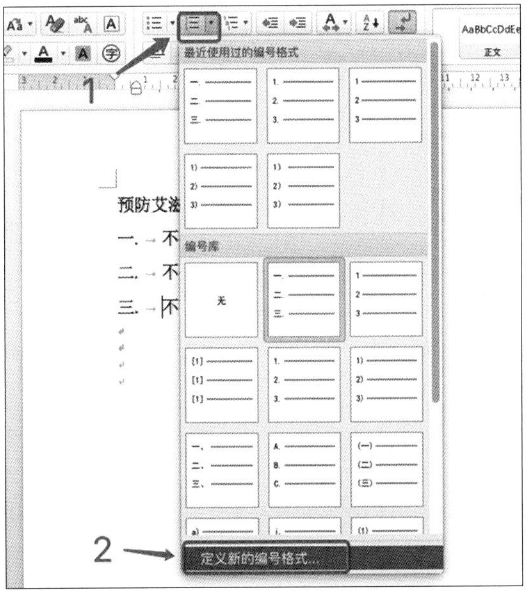

图 71　自定义编号

在“自定义编号列表”弹出框中，可以分别对“字体”“编号样式”“编号位置”“文字位置”进行自定义修改，并在右侧预览这些修改。

最后按“确定”按钮确认更改，如图 72 所示。

“自定义项目符号”的格式编辑与“自定义编号”步骤相同。

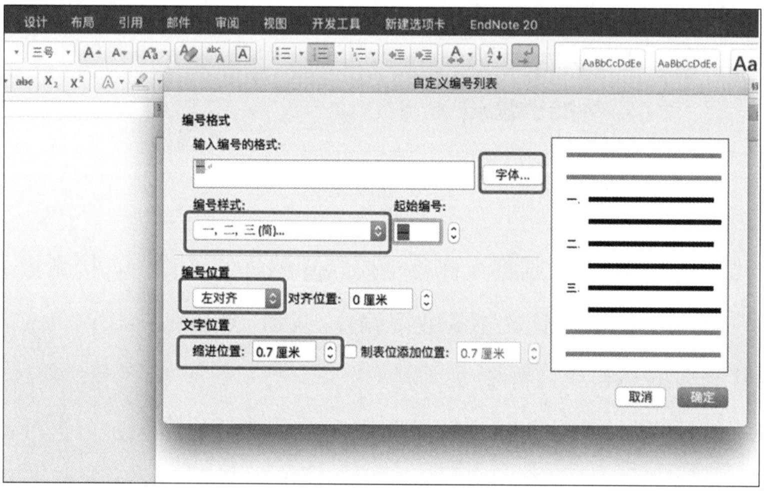

图 72　自定义编号列表

（2）设置多级列表

在编辑长篇文档时，大量的文字内容需要进行多级列表的设置，以便更加清晰地标识出段落之间的层次关系，如图 73 所示。

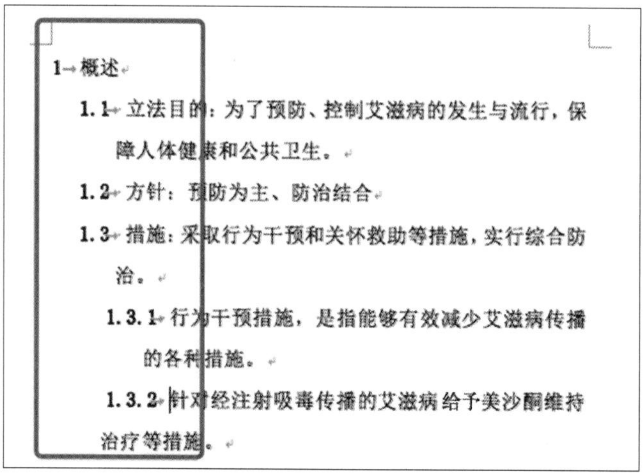

图 73　多级列表示意

具体步骤：选中“多级列表”按钮，在弹出的对话框选择“列表库”中默认的多级列表样式。如果需要编辑列表样式，则选中“定义新的多级列表”“定义新的列表样式”，对字体、编号位置进行高级设置，如图 74 所示。

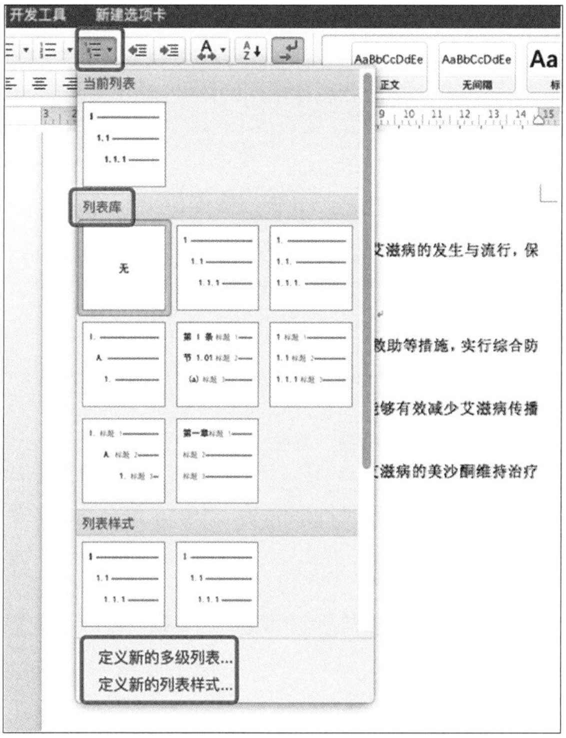

图 74　自定义多级列表

（3）设置目录及导航窗格

编辑大量文本的时候，目录可以清晰地展示主要内容的框架，因此，设置目录是文本编辑中非常重要的一项。

目录的生成依赖于对正文内容中各级标题的设置，因此，在编辑文本内容时应该整体设置出各个标题的大纲级别（也就是标题级别），如统一设置标题一的标题内容，具体步骤如下。

①在“视图”菜单中选择“导航窗格”→“大纲”，如图 75 所示。

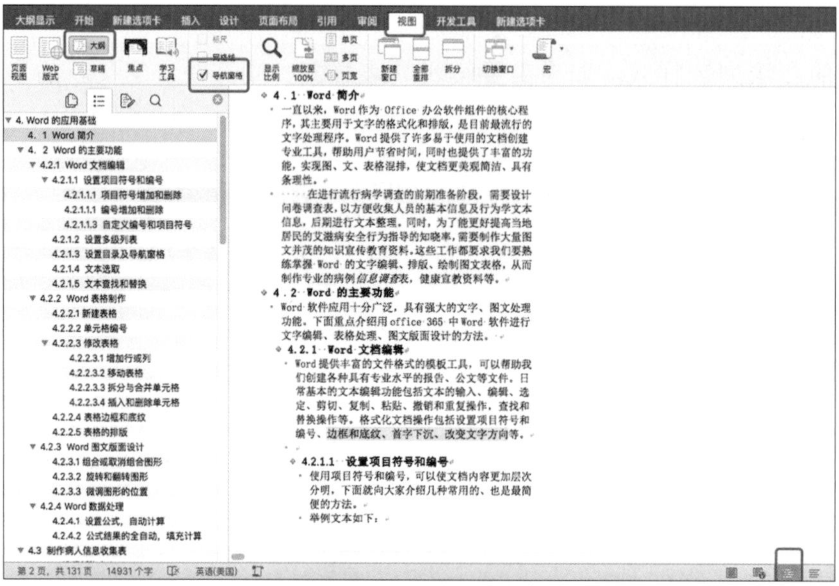

图 75 导航窗格示意

②在大纲视图中，选中文本中各级标题，可以逐一进行级别排序，如图 76 所示。

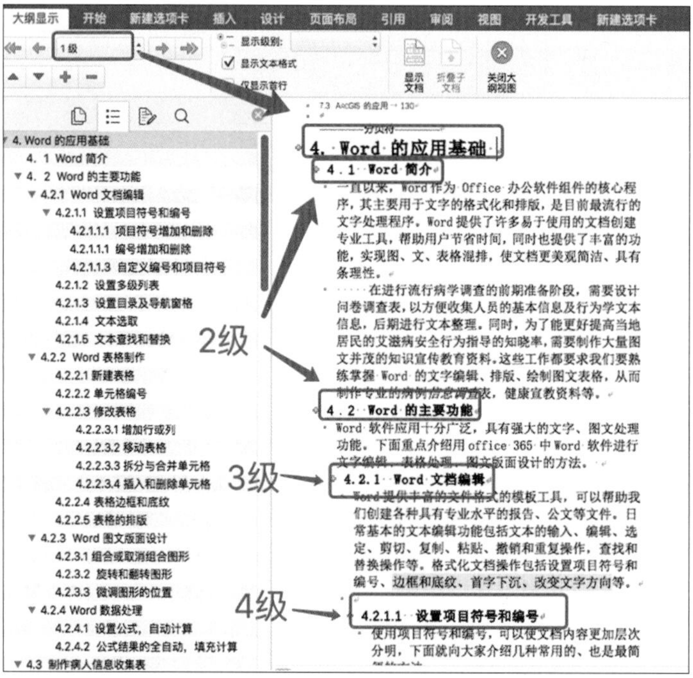

图 76 大纲视图示意

或者直接选中标题后点击鼠标右键，在弹出的对话框中，选中“段落”，然后在“大纲级别”中进行分级，如图 77 所示。

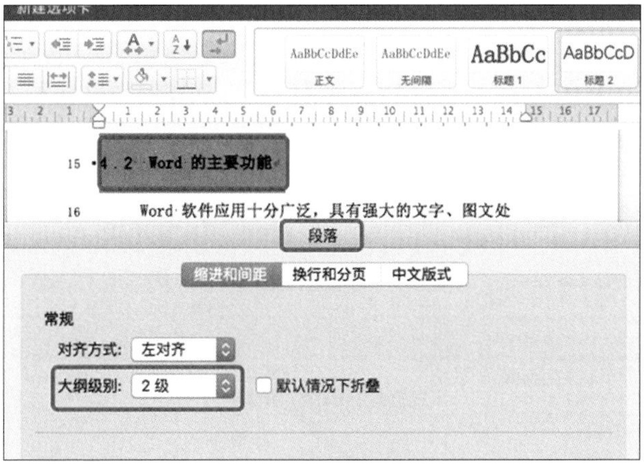

图 77　段落编辑

③设置完成各级标题的级别后，在大纲视图左侧栏就显示出各级题目大纲，如图 78 所示。

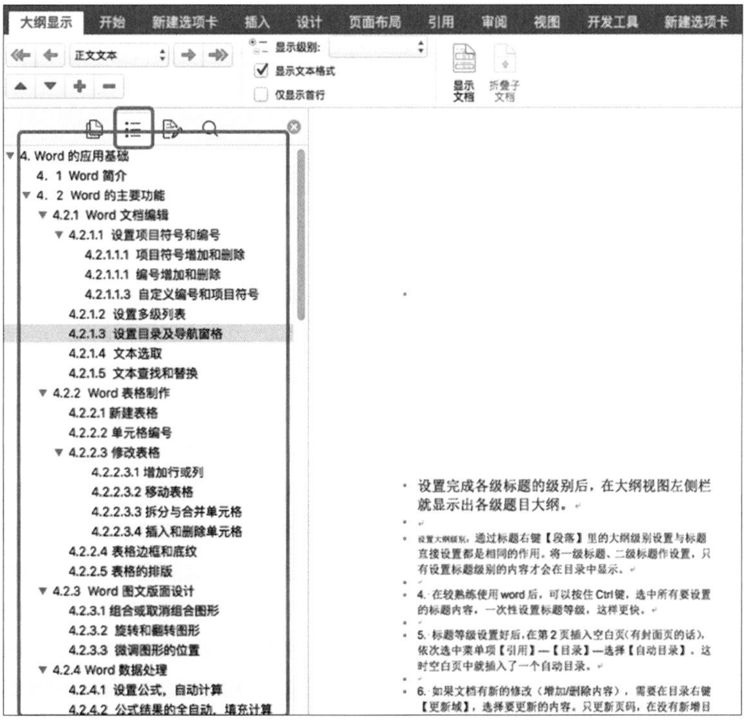

图 78　大纲视图

④标题等级设置好后，在封面页后插入空白页，依次选中菜单栏“引用”→“目录”→选择“自定义目录”，在弹出对话框中可以选择“格式”“显示级别”等（图 79），完成后如图 80 所示。

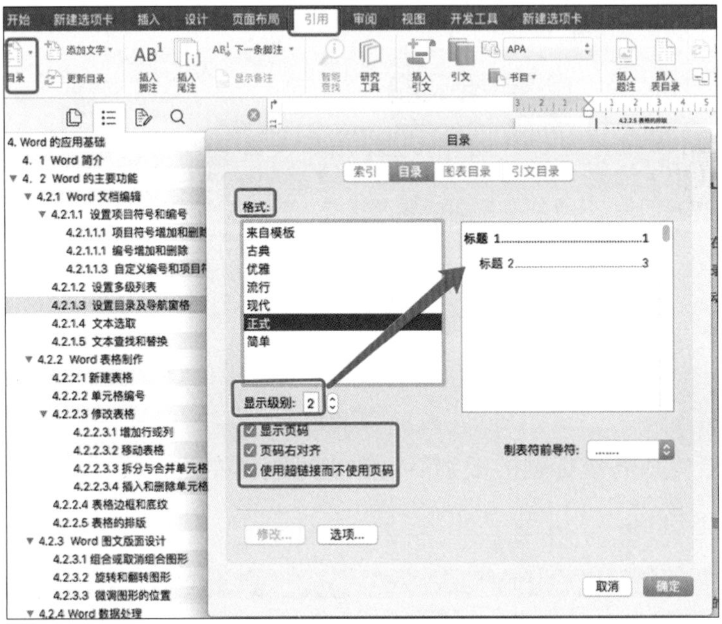

图 79 目录示意

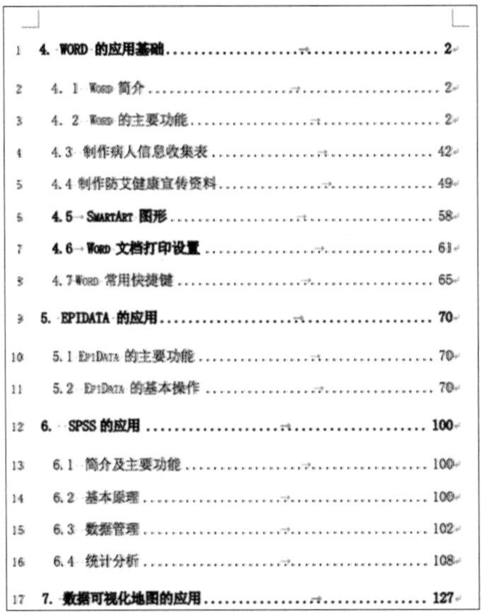

4. WORD 的应用基础 **2**
4. 1 WORD 简介 2
4. 2 WORD 的主要功能 2
4.3 制作病人信息收集表 42
4.4 制作防艾健康宣传资料 49
4.5 SMARTART 图形 58
4.6 WORD 文档打印设置 61
4.7 WORD 常用快捷键 65
5. EPIDATA 的应用 **70**
5.1 EPIDATA 的主要功能 70
5.2 EPIDATA 的基本操作 70
6. SPSS 的应用 **100**
6.1 简介及主要功能 100
6.2 基本原理 100
6.3 数据管理 102
6.4 统计分析 108
7. 数据可视化地图的应用 **127**

图 80 目录效果

如果文档后期有了新的修改，可以将目录进行同步更新。具体操作步骤如下。

①选中目录后点击鼠标右键，在弹出对话框中选中“更新域”，如图 81 所示。

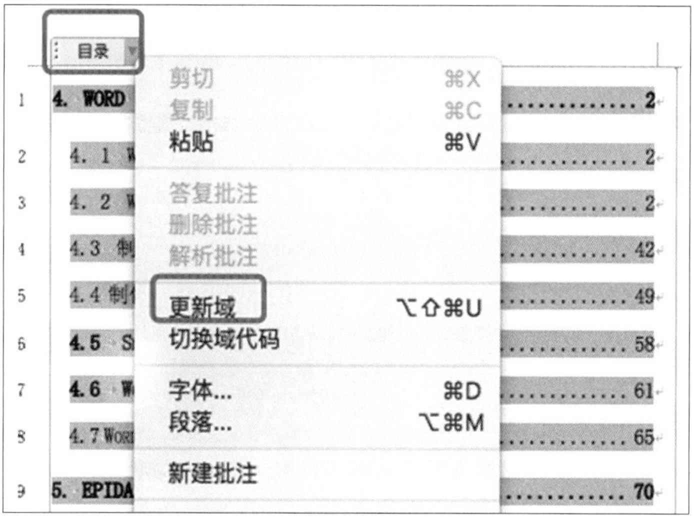

图 81　修改目录

②接下来，选中“更新整个目录”，如图 82 所示。这样就完成了修改后目录的更新。

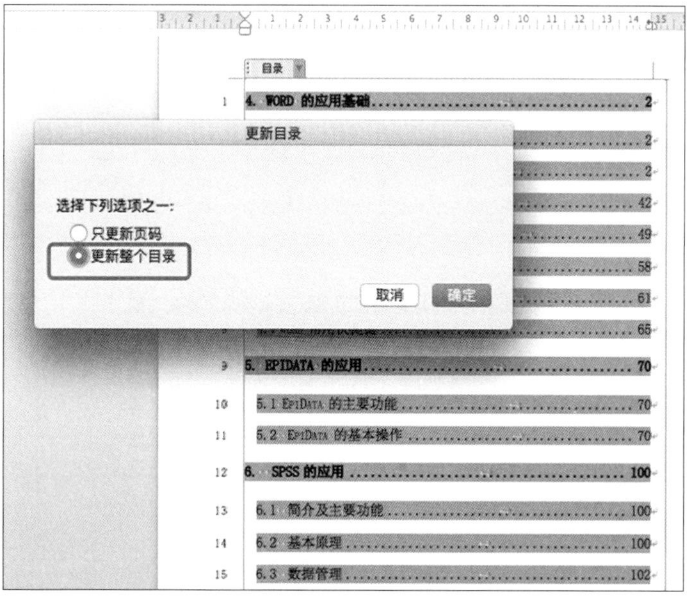

图 82　更新目录

（4）文本选取

①通用办法：按住鼠标左键，拖动鼠标可以选中文本。

②选中一句：把光标放在选中句子的任意位置，按住 Ctrl 键同时点击鼠标左键，即可选中一句话（注：句号、问号、感叹号都表示一句话结束。冒号、分号、逗号表示句中停顿，一句话还没有结束），如图 83 所示。

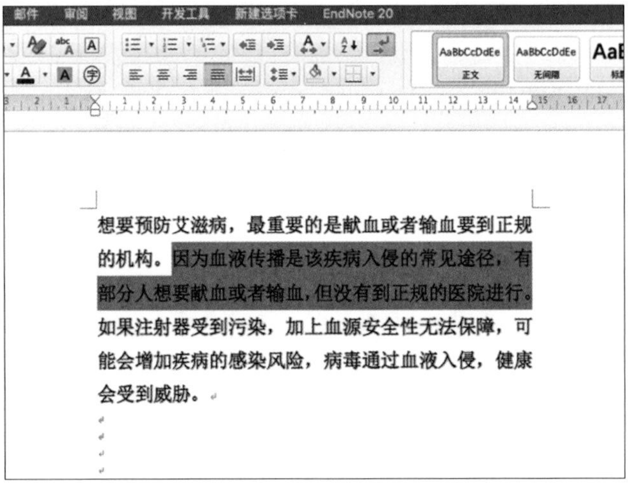

图 83　单句文本选取

③选中一行：将光标移动到该行的左侧，按住 Shift 键，鼠标指针移至该行最右侧后点击鼠标左键，可以选中该行，如图 84 所示。

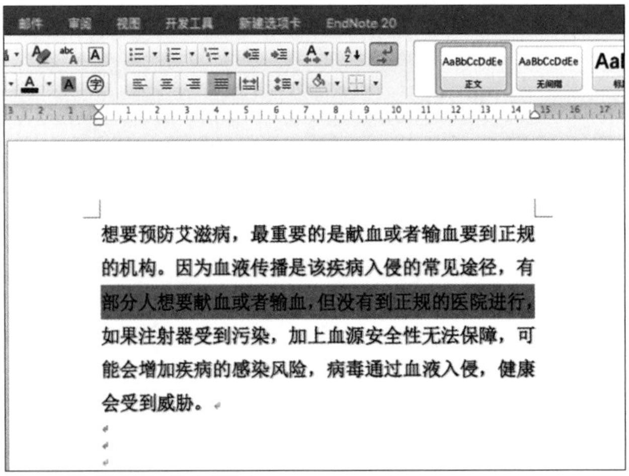

图 84　单行文本选取

④选中一段：将光标放在段落任意位置，鼠标左键快点 3 下，可以选中该段，如图 85 所示。

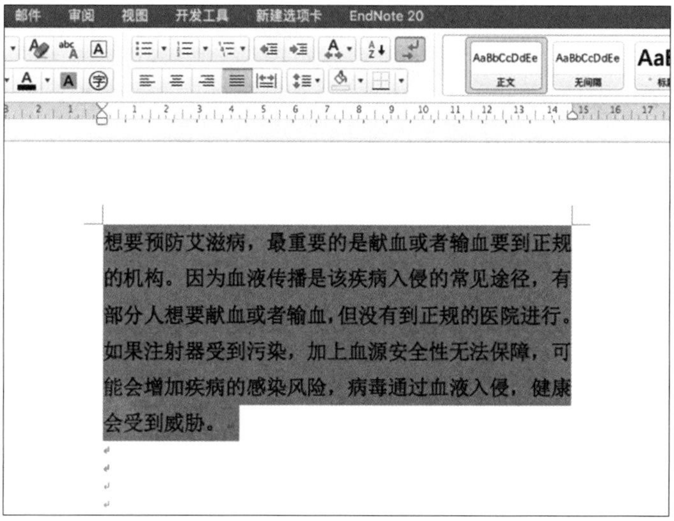

图 85　段落文本选取

⑤选择不相邻的多处文本：按住 Ctrl 键不放，用鼠标拖动的方式选中其他各处，如图 86 所示。

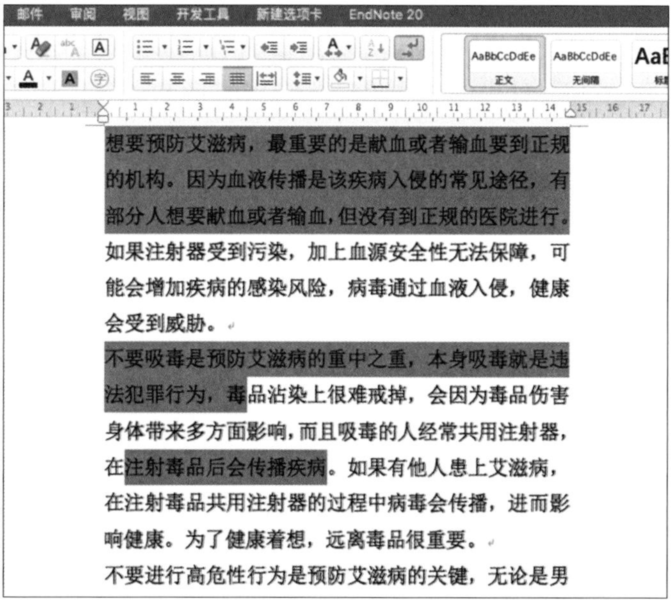

图 86　不相邻的多处文本选取

⑥选择垂直文本：按住 Alt 键，按住鼠标左键垂直拖动，松开鼠标就能选中，如图 87 所示。

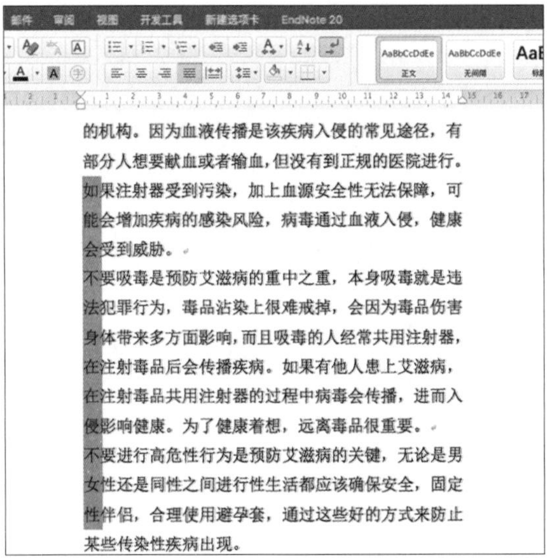

图 87　选取垂直文本

⑦全选整篇文档：按 Ctrl+A 键，可以选中整篇文档，如图 88 所示。

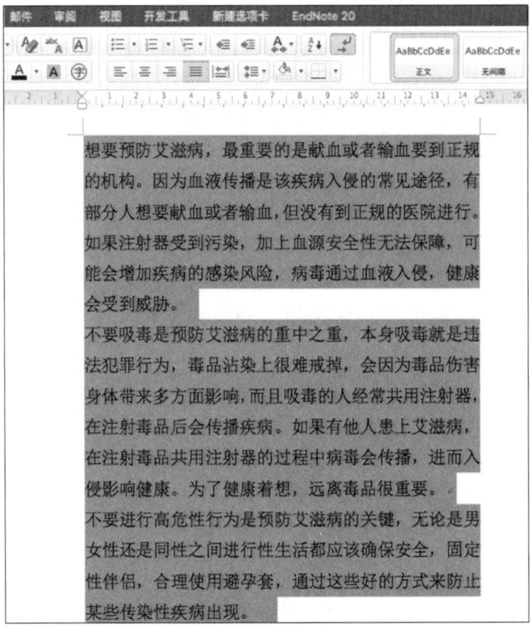

图 88　全选整篇文档

⑧选择较长文本：如果文本较长，将光标定位在所需文本的起始位置，滚动滑轮直至想要的文档末尾，按 Shift 键，单击所需文本的截止位置，即期间的所有内容都被选中。

（5）文本查找和替换

当需要对文档中多处相同的单字、词或多个字符组成内容进行修改时，可使用“查找和替换”的功能。其操作是在文档中查找指定的内容，并可将查找到的内容替换为别的内容。查找的内容范围可以是选定区域，也可以是整个文档。

①找到“查找和替换”功能键的方法为：点击“视图”，勾选“导航窗格”，点击“放大镜”按钮，如图 89 所示。

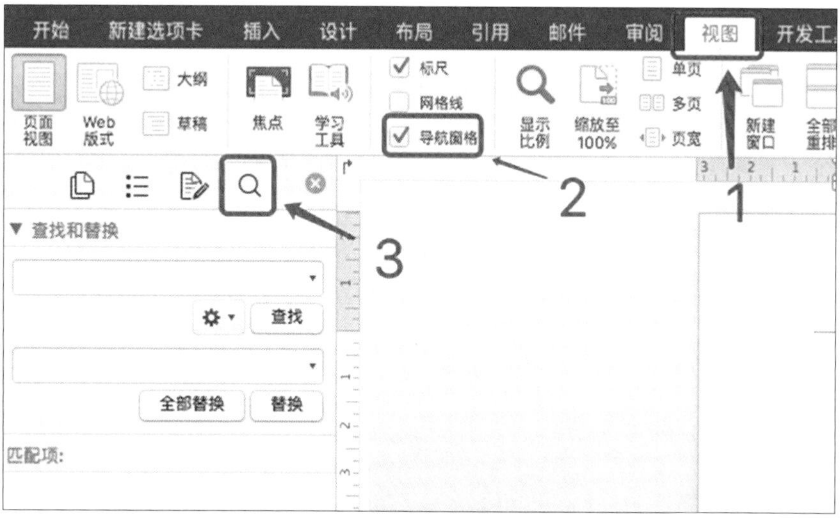

图 89 “查找和替换”功能键

②文本查找：在“查找和替换”设置框输入需要查找的内容，点击“查找”，文本中多处查找的相同内容就会显示为黄色，并会列出共有几处。这个功能可以帮助我们在工作中对于文本中相同的内容进行快速查看并统计，如图 90 所示。

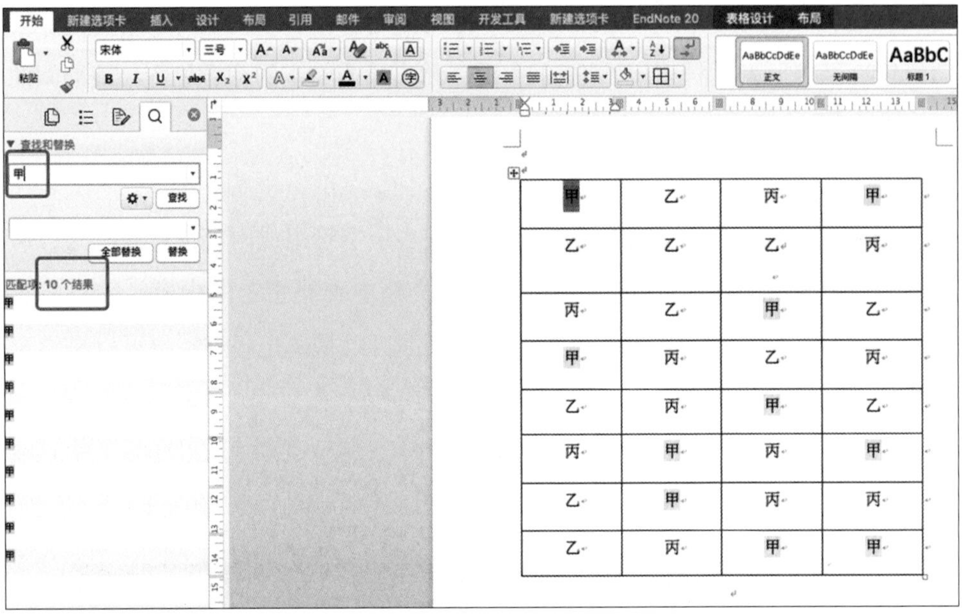

图 90　文本查找

③文本替换：先输入查找内容，再输入替换内容，单击“替换”或“全部替换”，如图 91 所示。

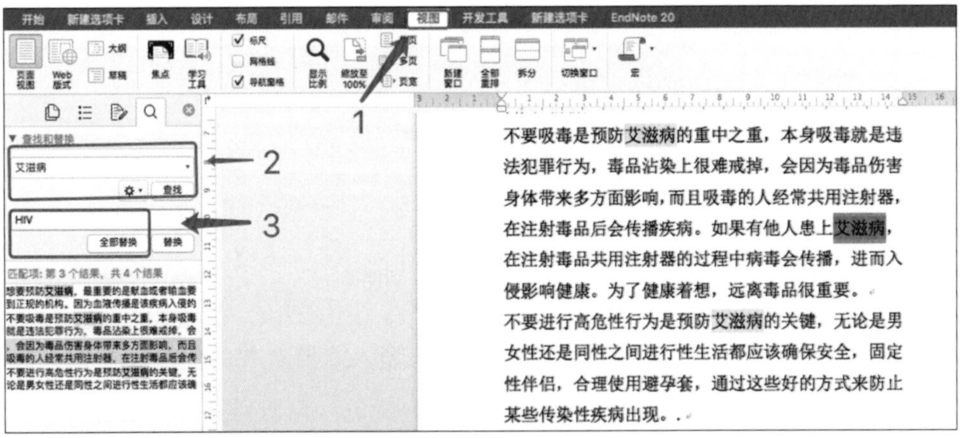

图 91　文本替换

替换完成后，如图 92 所示。

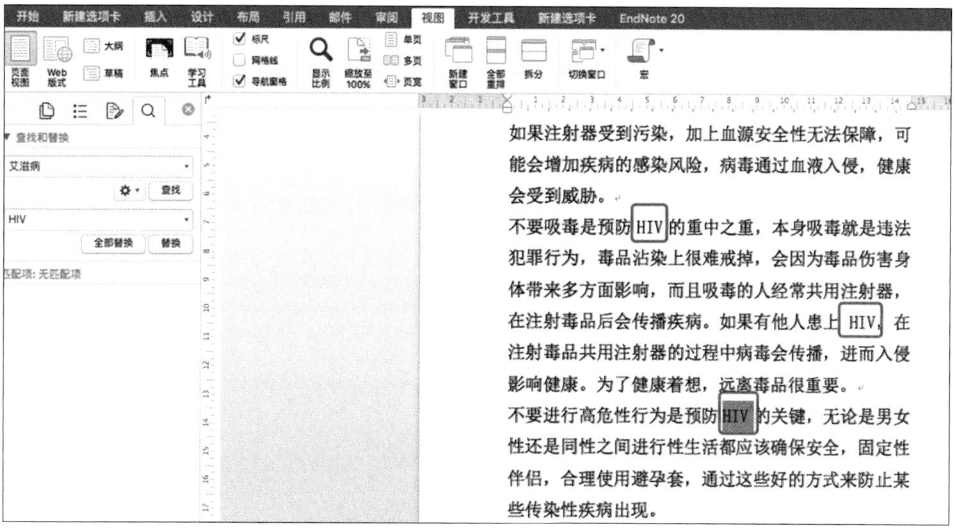

图 92　替换后示意

在替换内容时，如果对内容格式还需要进一步编辑，可以选择高级查找和替换，步骤如图 93 所示。

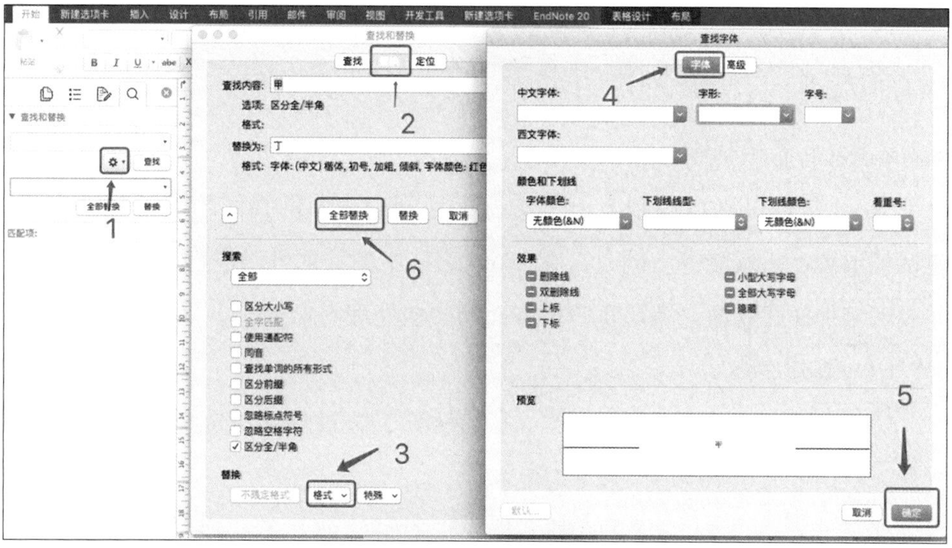

图 93　高级查找和替换

（6）文本保存

文本在编辑过程中，为了避免遗忘保存导致数据丢失，有自动保存功能。

具体操作：点击文件菜单栏“偏好设置”→“保存”，在弹出的对话框中找到“保存间隔”，然后输入所需时间，则默认后台根据设定时间自动保存，具体如图 94 所示。

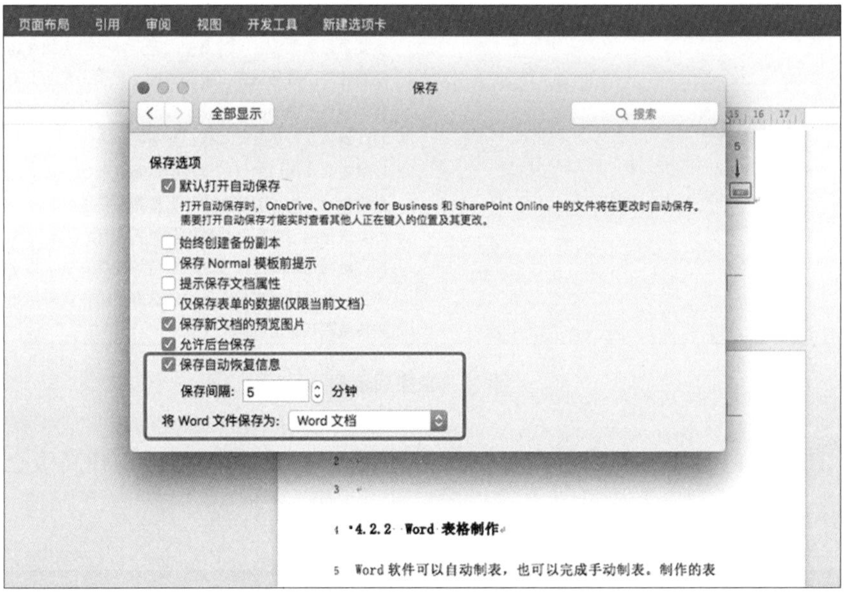

图 94　文本保存

3.2.2 Word 表格制作

Word 软件可以自动制表，也支持手动制表。可供制作的表格类型多样，包括柱形图、折线图等。同时，在 Word 表格中的数据可以进行简单自动计算，并实现多种样式修饰，满足我们多方面的文档处理需求。

（1）新建表格

方法一：点击菜单项“插入”→“表格”，在设计区域选择表格的列数和行数，默认最大是 10（列）× 8（行）。

举例：插入 1 个 5×5 的表格，操作步骤如图 95 中箭头序号所示。

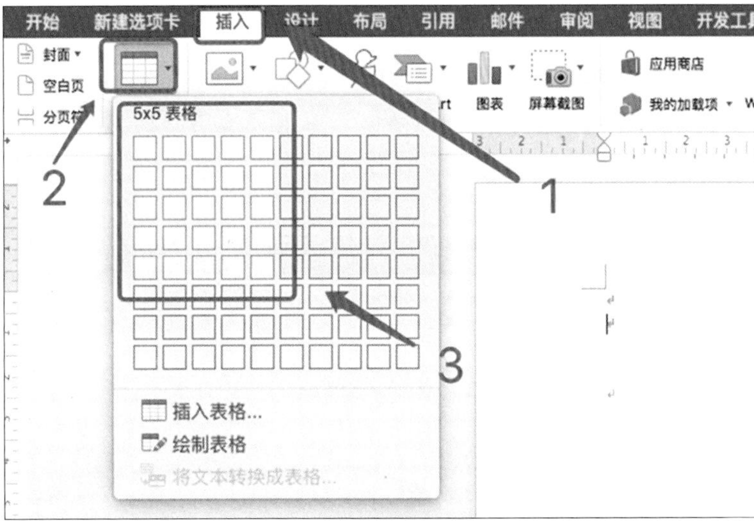

图 95　新建表格

方法二：也可以直接点击“插入表格”，在弹出的对话框中填写所需要的表格列数和行数，步骤如图 96 所示。

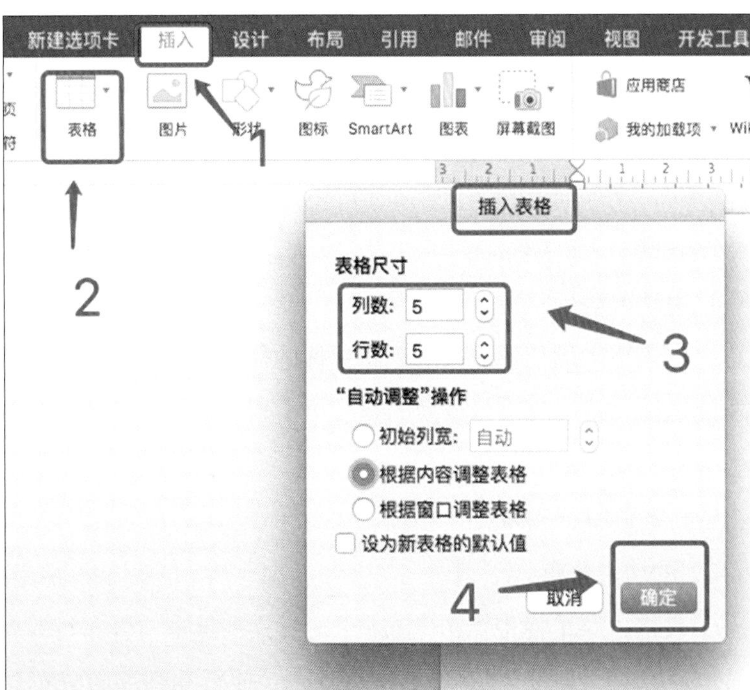

图 96　插入表格

（2）单元格编号

表格序号自动填充排序，可以使用插入编号。

首先，选中需要排序的表格列。然后，点击“编号”列表中选择要插入样式的“编号”，步骤如图 97 所示。

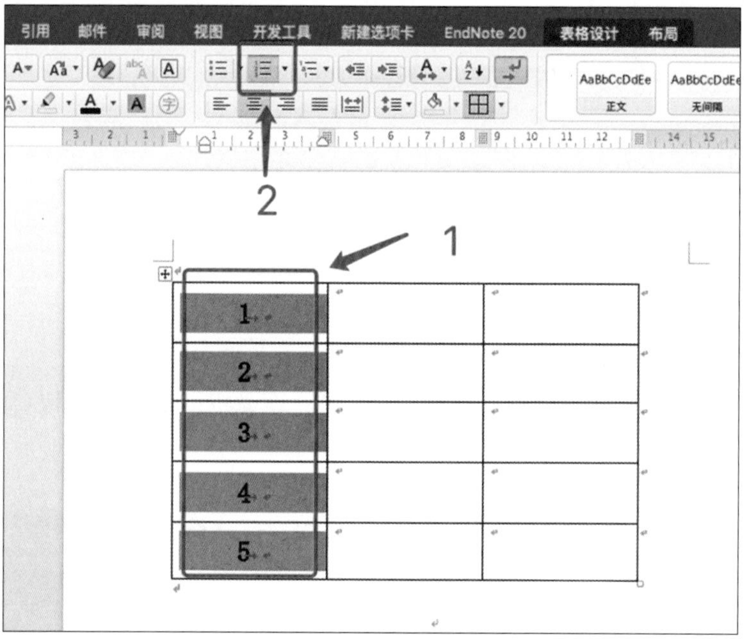

图 97　单元格编号

（3）修改表格

方法一：手动调整行和列。

将鼠标指向表格中的任意一条线上，鼠标的标志将变成双箭头形状，这时按住鼠标左键拖动，就可改变行或列的宽度（需要注意，横线上下移动，竖线左右移动）。

方法二：自动调整行和列。

1）行和列的均匀分布

选中整个表格，菜单栏中点击“布局”，再分别点击“分布行”“分布列”按钮，同时也可以对“高度”“宽度”进行编辑，使行和列均匀分布，如图 98 所示。

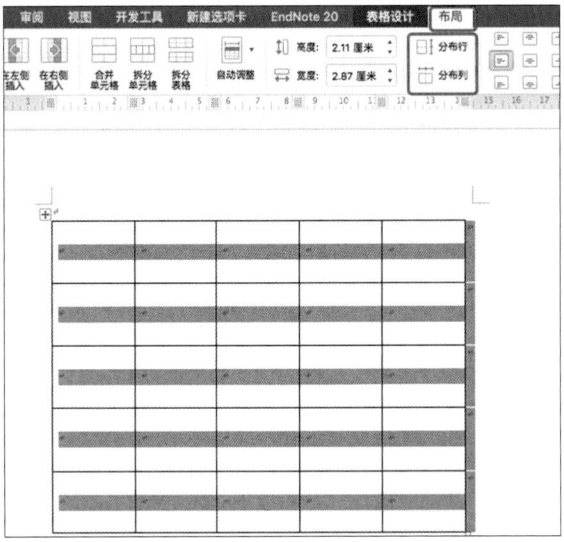

图 98　行和列的均匀分布

2）行和列不均匀分布

选中整个表格，在菜单栏中点击“布局”，再点击“自动调整”下拉菜单，可以选择“根据内容自动调整”“根据窗口自动调整”“固定列宽”来对单元格的行和列进行编辑，如图 99 所示。

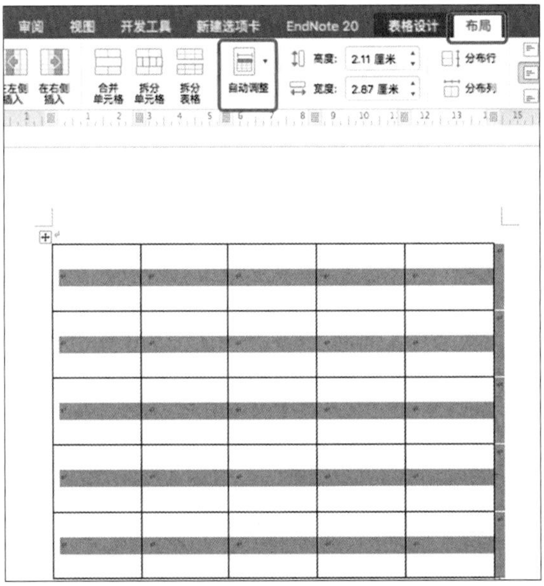

图 99　行和列不均匀分布的调整

（4）增加行或列

方法一：把光标放置到最后一行表格外面，按 Enter 键即可增加一行表格。

方法二：将光标移至最后一行的单元格内，按 Tab 键也可增加一行表格。

方法三：选中一行表格，鼠标右键点击“插入”→在下拉单元中点击“行（在下方）”，这样也可以增加一行，如图 100 所示。

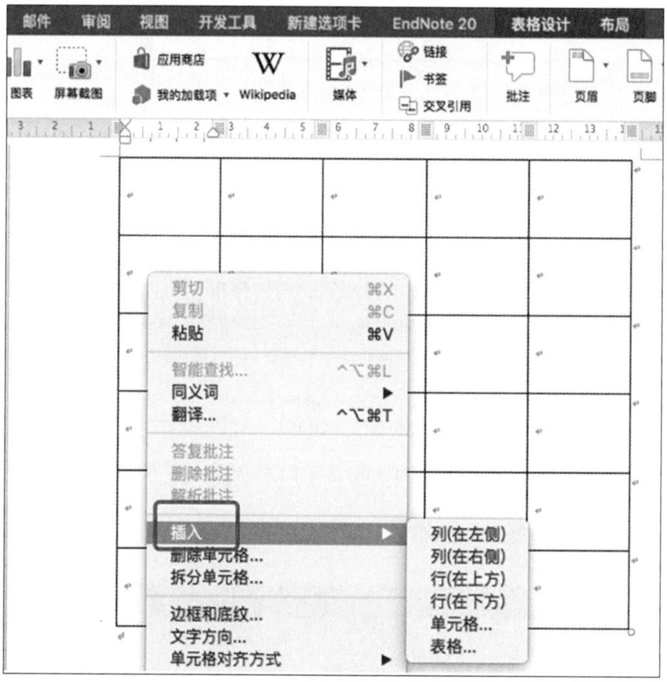

图 100　增加行或列

如果想在表格内的单元格中加行，选中想要加行的单元格，单击右键点击“拆分单元格”。弹出 1 个对话框，行数改为“2”后，点击“确定”，如图 101 所示。

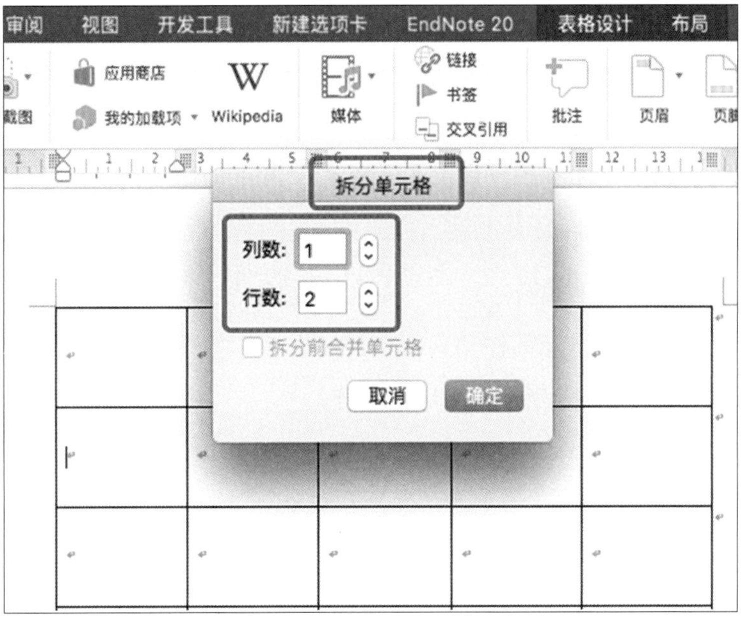

图 101　拆分单元格

拆分完成后如图 102 所示。

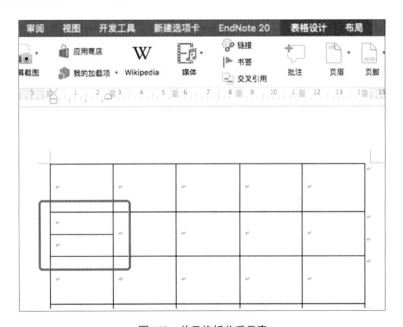

图 102　单元格拆分后示意

插入列的方法和上面的操作方法一样。

（5）移动表格

①移动表格位置 ：在表格的左上角有 1 个小十字箭头标记，用鼠标左键按住它拖动可移动表格的位置。

②改变表格的大小：在表格的右下角有 1 个小方块标记，用鼠标左键按住它拖动可改变表格的大小。

（6）拆分与合并单元格

①拆分单元格：将光标移动到已合并的区域，单击右键，选择“拆分单元格”，设置要将此区域拆分为几行几列即可。

②合并 2 个或多个相邻的单元格：只需选中这几个单元格并单击右键，选择“合并单元格”即可。

（7）插入和删除单元格

①插入单元格：点击“插入”“单元格”，在出现的对话框中单击相应的单选按钮选择单元格插入方式，完成设置后单击“确定”按钮（图 103）。

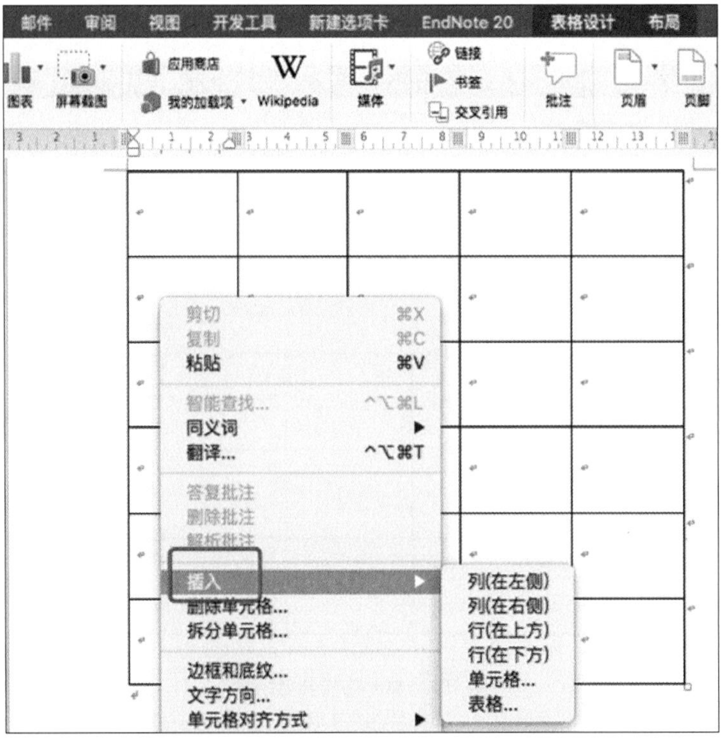

图 103　插入单元格

②删除单元格：右键点击需要操作的单元格，点击“删除单元格”，在弹出的菜单中选择“删除整行”或“删除整列”（图 104）。

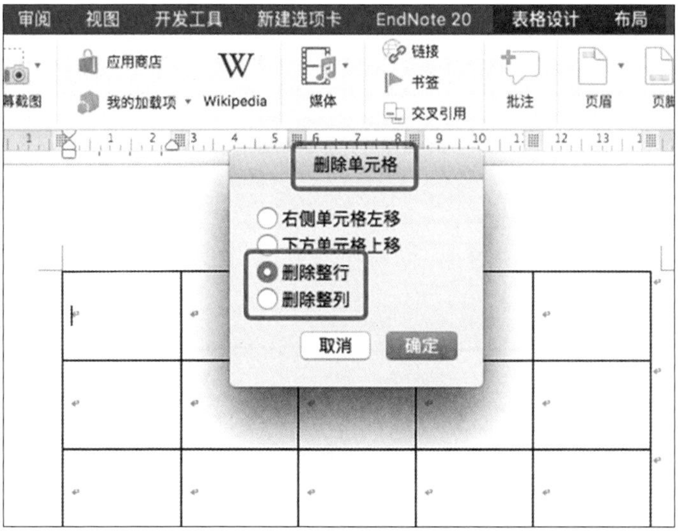

图 104　删除单元格

（8）表格边框和底纹

右键点击选中需要编辑的单元格，或点击“布局”“表格属性”，在弹出的“表格属性”菜单中选择“边框和底纹”，在“样式”中可以设置边框线的样式，然后在“颜色”中选择自己需求的颜色，点击“确定”即可，如图 105 所示。

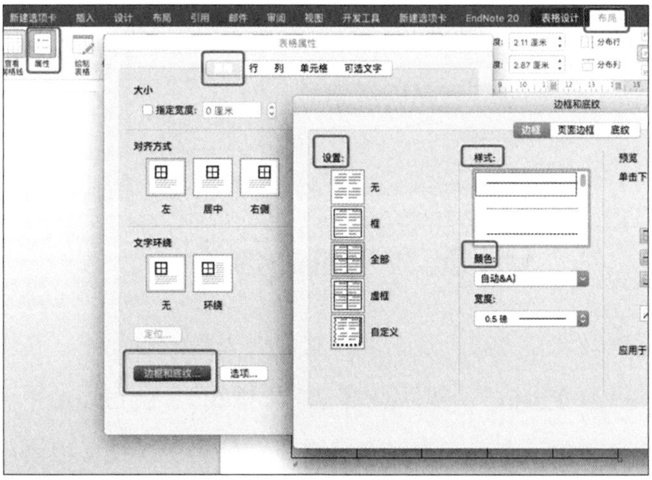

图 105　边框和底纹

（9）表格的排版

选择“单元格对齐方式”，对单元格内的内容布局进行编辑，有 9 种排版方式可供选择，如图 106 所示。

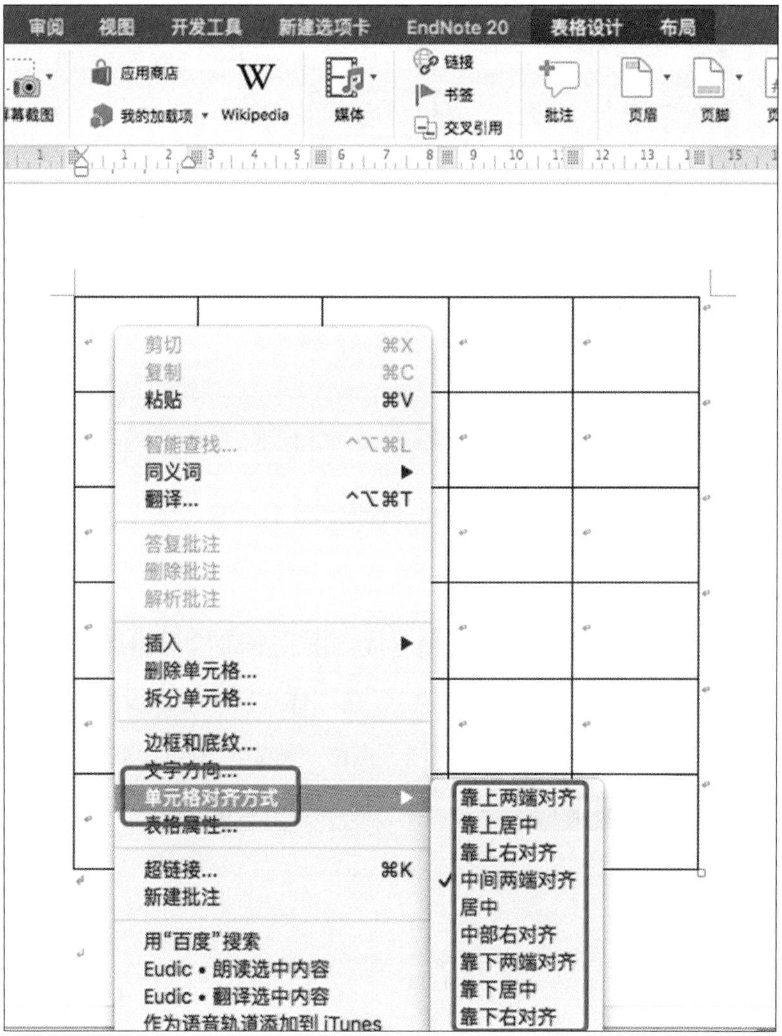

图 106　表格的内容布局

表头斜下框线设置方式：点击要设置斜线表头的单元格，在工具栏中点击“表格设计”，点击“边框”，然后点击“斜下框线”，就可以给单元格绘制出斜线表头了，再输入文字内容，调整内容样式，显示在斜线两边就可以了，如图 107 所示。

（2）旋转和翻转图形

选定需要旋转或翻转的图形，然后单击“图形格式”→“旋转”，在下拉的列表中包含“向右旋转 90° ”“向左旋转 90° ”“垂直翻转”“水平翻转”4 种常见旋转方式，同时也可以选择“其他旋转选项”，如图 110 所示。

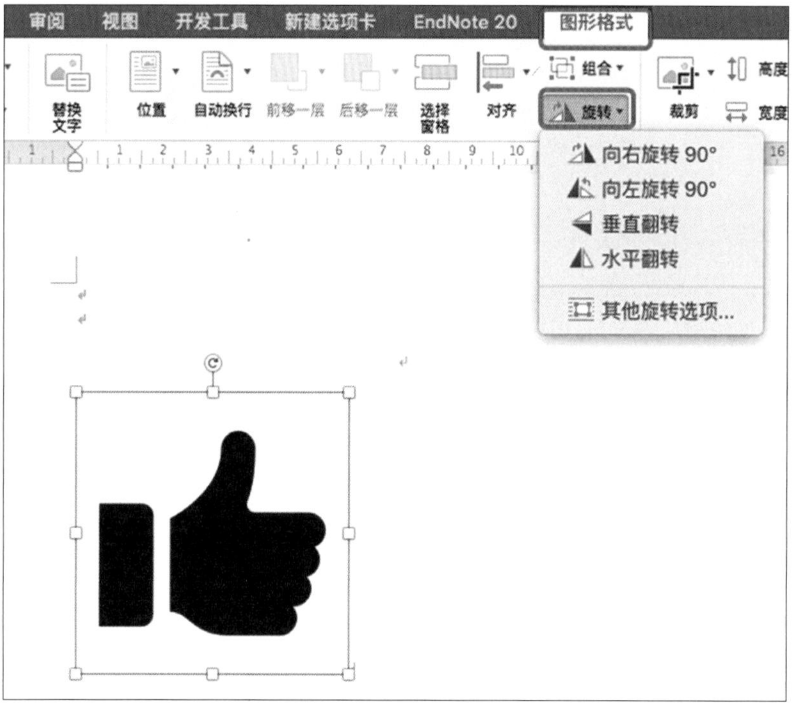

图 110　旋转和翻转图形

（3）微调图形的位置

在进行图形操作时，经常需要精确地调整图形的位置。首先选定需要调整的对象，单击“图形格式”→“位置”，在下拉的列表中选择位置排列方式，如图 111 所示。

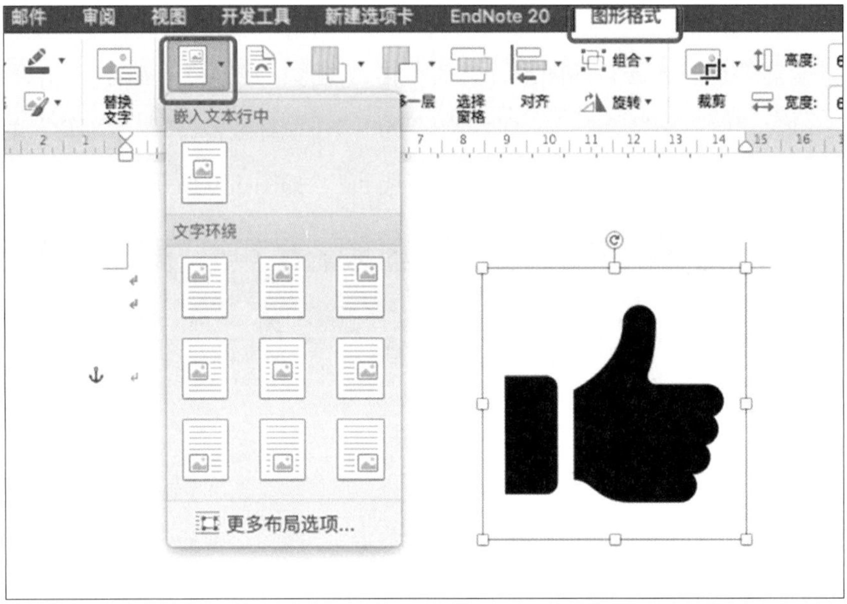

图 111　微调图形位置

3.2.4 Word 数据处理

在 Word 中也可以用公式进行常见的平均值、最大值等运算。具体操作方法：打开 Word 文档，点击左上角的倒三角图标，打开“自定义快速访问工具”，点击“其他命令”，打开系统设置的页面，找到“快速访问工具栏”，选择“所有命令”，在列表找到自定义功能区里的“计算”，选择“添加”，点击“确定”按钮。这样“计算器”就出现在“快速访问工具栏”上了。选中需要计算的公式，点击“计算器”，然后在公式等号的后面直接粘贴。

（1）设置公式，自动计算

第一步：将鼠标光标定位在计算结果的单元格中，在“表格工具栏”中选择“布局”→“公式”。

第二步：这个时候我们可看到，默认自动匹配左侧单元格相加的公式 =SUM（LEFT），如果刚好是要计算总和的话，就可以直接设置编号格式。

第三步：这里我们要留小数点后 2 位，编号格式即设置为 #, ##0.00，点击

“确定”按钮就可以得出结果。

第四步：如果不是对左侧的单元格数据进行求和，那么，我们可以在“粘贴函数”下拉列表框中选择相应的函数选项，如这里选择平均值函数（AVERAGE），并更改公式，点击“确定”按钮。

我们用的公式是 =SUM（LEFT），意思是对左边的数据进行求和，但如果我们要求的数据不是全部在左边，就需要标示公式运算单元格。Word 继承了 Excel 中公式和单元格的方法，整个表格也以 A、B 开始命名列，1、2 开始命名行。

例如，可以在公式栏中输入 = SUM（b4,c4,d4）。Word 中只能一个一个数据进行计算，不可以像在 Excel 中一样对公式进行复制，所以只能对简单、少量的数据进行计算，如果数据量大的话不建议用 Word。

（2）公式结果的全自动填充计算

设置公式进行计算，得出结果后，马上选取其他单元格，按下 F4 键，公式就在新选中的单元格中进行自动填充，计算结果。

3.3 制作患者信息收集表

艾滋病病例首诊信息收集表和随访工作表是流调工作人员收集病例数据的电子或纸质版表格，是获取原始数据的主要来源和重要文件。设计的质量将极大地影响临床研究的后续工作。设计不佳的信息收集表可能导致临床研究数据点的遗漏、数据录入核查的不利、数据库的修改，随之而来大量不必要的质疑及后期统计分析错误率的上升。

打开 Word 文档，点击“文件”→“选项”→“自定义功能区”→“开发工具”，操作如图 112 所示。

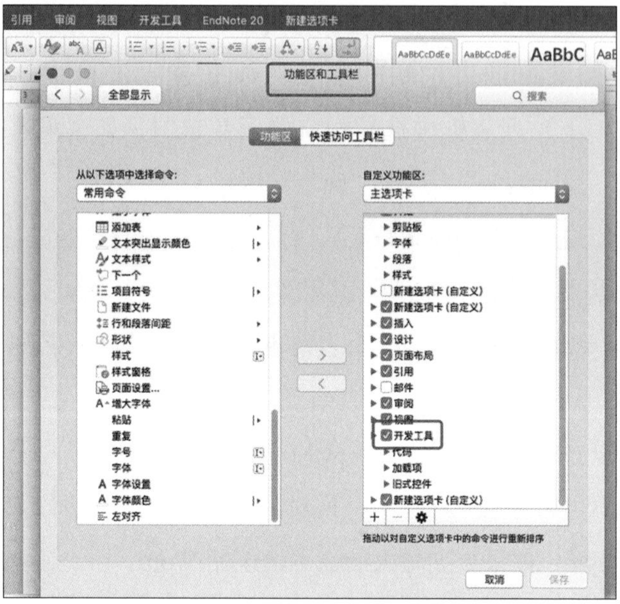

图 112　打开 Word 文档，找到“开发工具”

3.3.1 选择纸张大小

下面将以制作一张 A3 大小的患者信息调查表为例，向大家展示具体步骤。

第一步：打开 Word 文档，点击“页面布局”菜单，在其子菜单中找到“纸张大小”选项。在弹出的扩展框中选择“A3”选项，这时 Word 文档的纸张就变成 A3 尺寸，如图 113 所示。

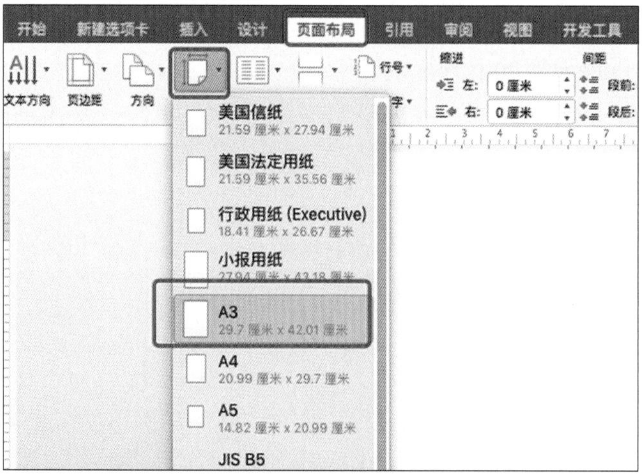

图 113　选择纸张大小第一步

第二步：此时 A3 文档默认是纵向，我们还需将纸张的方向调成横向。点击“方向”选项，在扩展框中选择“横向”，这样纸张就变成横向，如图 114 所示。

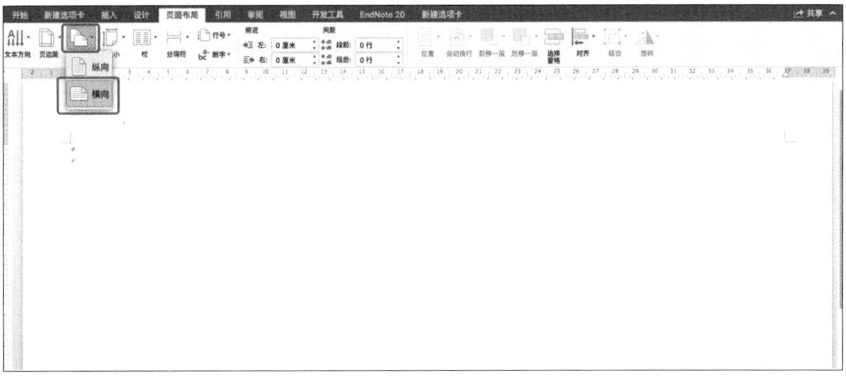

图 114　选择纸张大小第二步

第三步：调查表纸张大小设置好后，我们需要将纸张分成均匀的两部分。点击“栏”选项，在扩展框中选择“两栏”，这样纸张就被分成两部分，如图 115 所示。

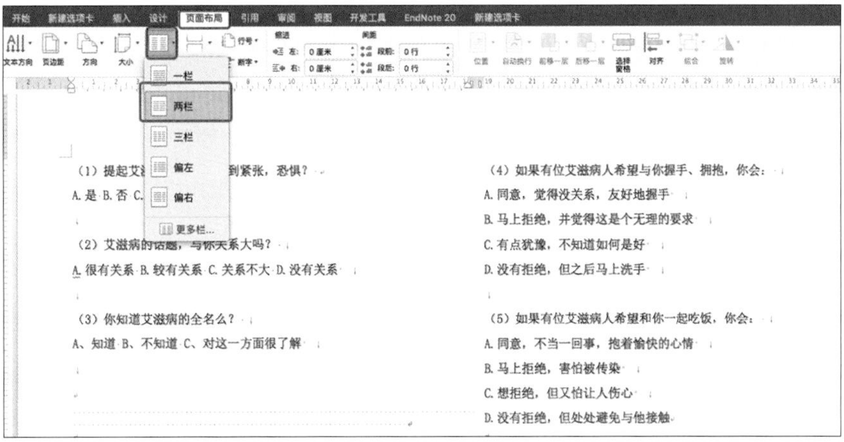

图 115　将纸张分成均匀的两部分

第四步：纸张分成两部分后，在文档中编辑文字时，完成第一栏内容后，会自动跳至第二栏，如图 115 所示。

3.3.2 填空题

方法一：将输入法切换到英文输入状态，然后按住 Shift 键的同时，按下减号键，即输入横线（图 116）。

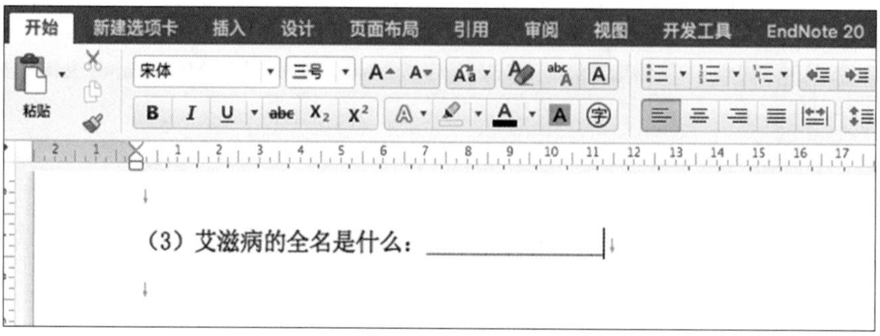

图 116　填空题制作

方法二：在需要输入横线的地方输入多个空格，然后选中这些连续的空格，在格式工具栏中单击“下划线”按钮，即可生成横线。

3.3.3 判断题

点击“开发工具”，选中“复选框”，输入复选框后写入答案（是 / 否），如图 117 所示。

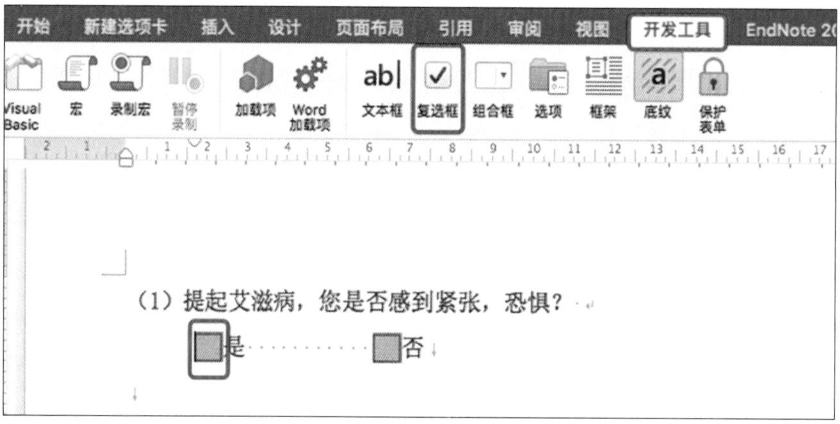

图 117　判断题制作

我们除了选择用默认复选框样式外，还可以更改图标，点击“开发工具”→“属性”→“选中标记”→“更改”，选择自己喜欢的 1 个图标即可。

3.3.4 选择题

方法一：利用制表符

① 先输入所有选择题题干和选项答案内容。然后选择文本，点击标尺的下沿添加 1 个制表符（图 118）。

② 在选项 A、B、C、D 中间位置按 Tab 键添加 1 个制表符，此时将光标后边的文字移到与标尺制表符对齐（图 118）。

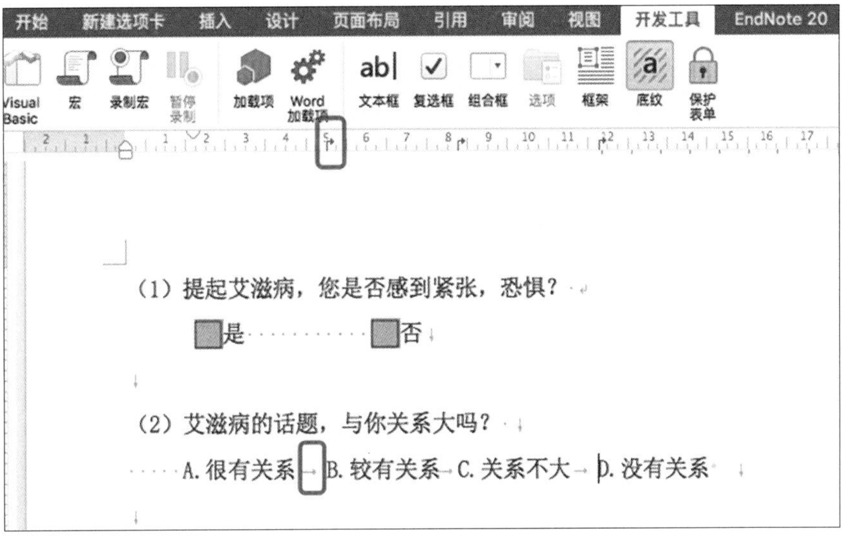

图 118　利用制表符制作选择题

方法二：利用表格

利用表格实现选择题对齐，也非常简单，具体操作如下。

① 点击“插入”→“表格”，插入 1 个 3 行 2 列的表格。然后选中表格第 1 行单元格，点击“布局”→“合并单元格”，将其合并成 1 个单元格，用来输入选择题的题干部分。

② 选择第 2 行、第 3 行，然后点击“开始”→“编号”，在弹出的列表框中选择“A、B、C”编号样式。

③ 选中整个表格，点击鼠标右键，选择“边框与底纹”，在弹出的菜单中点击“无框线”，去掉表格边框线。

④ 工作中，在需要批量设计选择题时，选中上面设计的表格，按住快捷键

Ctrl+C 进行复制，然后将鼠标定位于表格下进行粘贴多个表格。但是，此时下方粘贴的表格字母序号自动发生了变化。将鼠标光标定位于 A 单元格中，右键选择“重新编号”命令，可使编号不与第 1 个表中的编号连续。

⑤ 最后，输入全部选择题题干和选项答案，即完成制作，效果如图 119 所示。

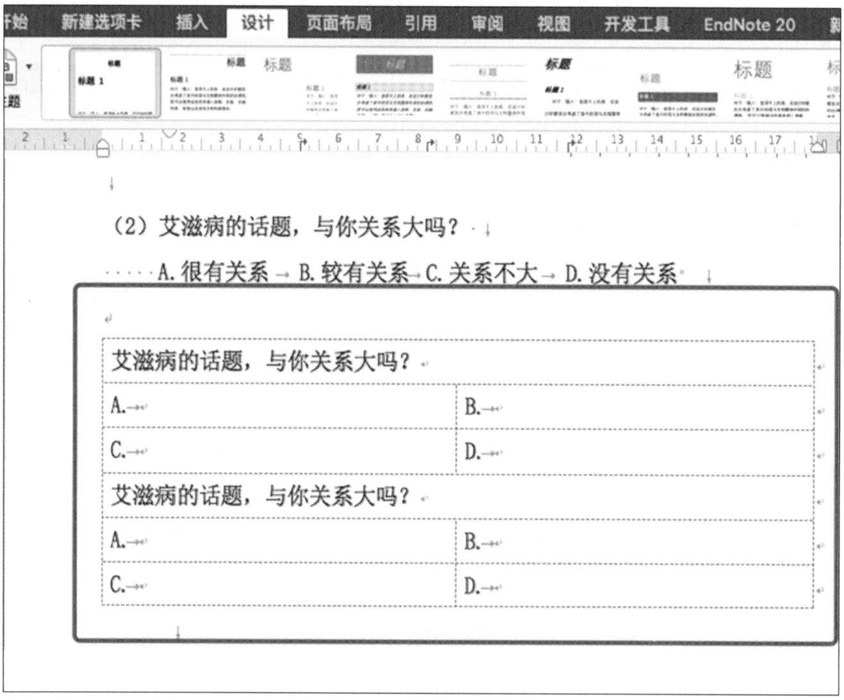

图 119　利用表格实现选择题对齐效果

3.4 制作艾防健康宣传资料

3.4.1 插入图片

Word 中使用的图片，不仅可以来自剪贴画库、扫描仪或数码相机，而且还可以是来自本地计算机的图片文件，具体步骤如下。

（1）插入来自文件的图片（图 120）

① 将光标定位至要插入图片的位置，如第 1 行。

② 单击“插入”选项卡→“插图”选项。

③ 在地址栏中输入要插入图片文件的路径，选定图片。

④ 单击“插入”按钮，即在文档的当前光标处插入所选的图片。

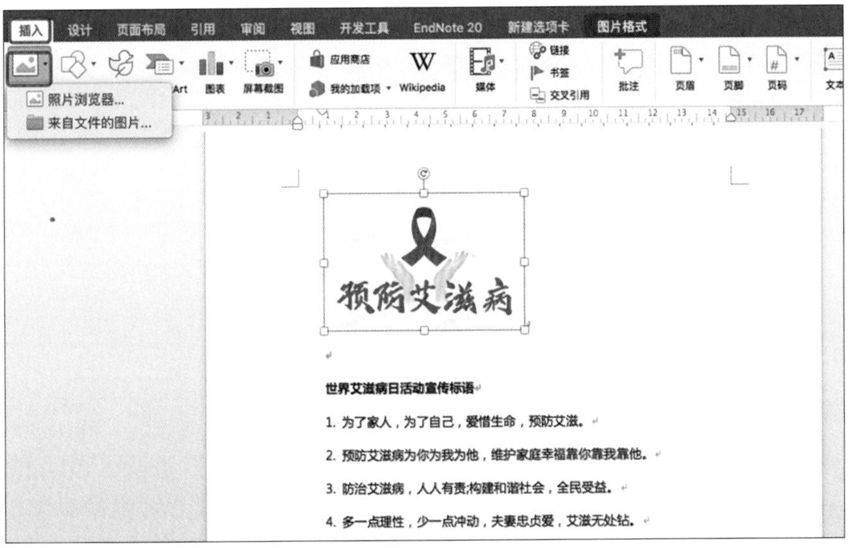

图 120　插入来自文件的图片

（2）插入剪贴画

可通过单击“插入”选项卡→“插图”选项组→“剪贴画”命令，弹出“剪贴画”任务。

① 将光标定位至第二段段首。

② 单击“插入”选项卡→“插图”选项组→“剪贴画”命令，窗口右侧弹出“剪贴画”任务窗格。

③ 在“搜索文字”的文本框中输入“医生”。

④ 单击“搜索”按钮，即可搜索出医生相关的剪贴画。

⑤ 单击搜索结果中想要的图片，如位于第 1 行第 1 列的图片，即在文档的当前插入点处插入所选剪贴画。

⑥ 关闭“剪贴画”任务窗格。

（3）设置图片格式

图片格式工具栏，如图 121 所示。

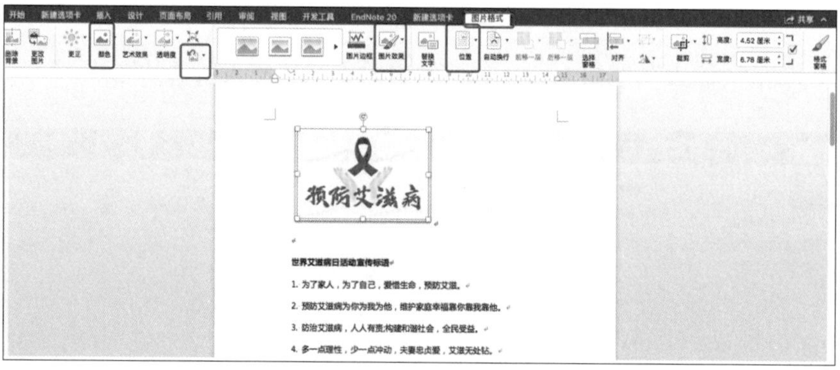

图 121　图片格式工具栏

1）调整图片大小

方法一：可以直接拖动鼠标，调整图片大小。

方法二：单击“图片工具 – 格式”选项卡→“大小”选项，就可精确地调整图片的大小。

2）裁剪图片

在“图片位置 – 裁剪位置”选项组中调整为自己所需裁剪大小的厘米数即可。

3）排列图片

选定该图片→单击“图片工具 – 格式”选项卡→“排列”选项组→“位置”命令→在下拉列表中选择不同的图片位置排列方式。

当文档中存在多幅图片时，可单击“图片工具 – 格式”选项卡→“排列”选项组→“上移一层”命令，也可选择“上移一层”“置于顶层”或“浮于文字上方”等；或单击“图片工具 – 格式”选项卡→“排列”选项组→“下移一层”命令，可选择“下移一层”“置于底层”或“衬于文字下方”。

4）旋转图片

根据度数将图形任意向左或者向右旋转，或者在水平方向、垂直方向翻转图形。我们可通过单击“图片工具 – 格式”选项卡→“排列”选项组→“旋转”命令来改变图片的方向。其主要包含“向右旋转 90°”“向左旋转 90°”“垂直翻转”“水平翻转”4 种旋转方式。

（4）设置图片外观样式

选定需要设置的图片→单击“图片工具 - 格式”选项卡→“图片样式”选项组→“其他”命令→在其下拉列表中，Word 2010 为用户提供了 28 种内置样式，选择其中一种图片的外观样式即可。

选定设置的图片→单击“图片工具 - 格式”选项卡→“图片样式”选项组→“图片边框”命令→在其下拉列表中选择“颜色”选项，设置图片的边框颜色；选择“粗细”选项，设置图片边框线条的粗细程度；选择“虚线”选项，设置图片边框线条的虚线类型。

设置图片效果是为图片添加阴影、棱台、发光等效果。单击“图片工具 - 格式”选项卡→“图片样式”选项组→“图片效果”命令→在其下拉列表中选择相应的效果即可。

3.4.2 使用形状

（1）插入形状

第一步：点击“插入”选项卡，即可看到“图片”按钮（图 122）。

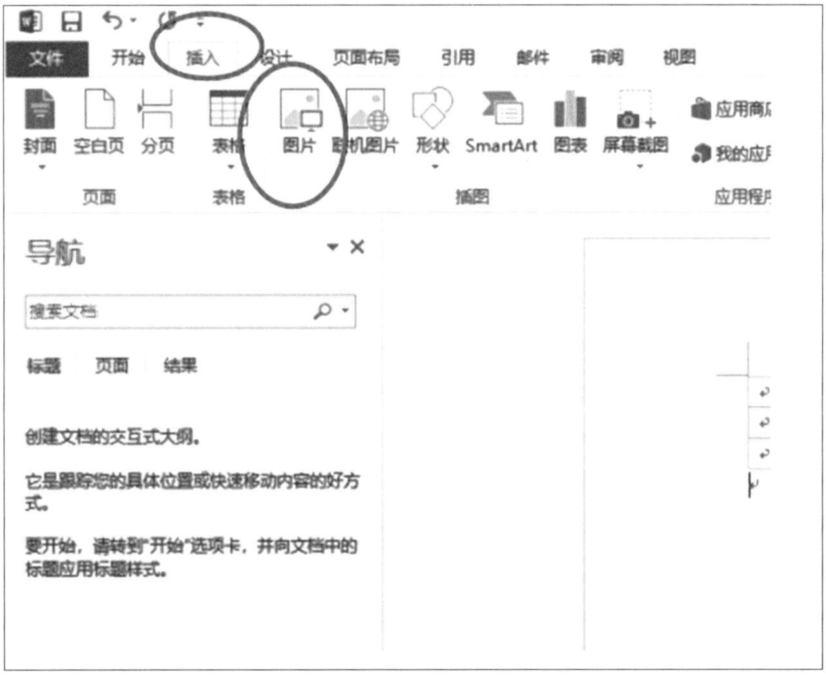

图 122 插入形状第一步

第二步：点击想插入的图片文件，点击“插入”（图 123）。

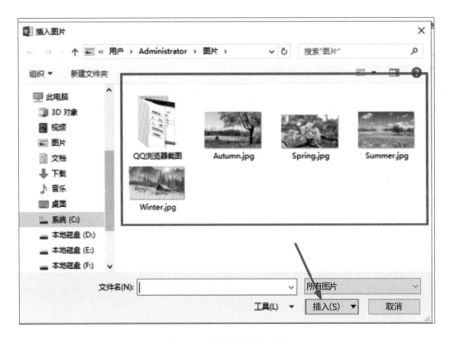

图 123　插入形状第二步

（2）设置形状格式

操作方法如图 124 所示。

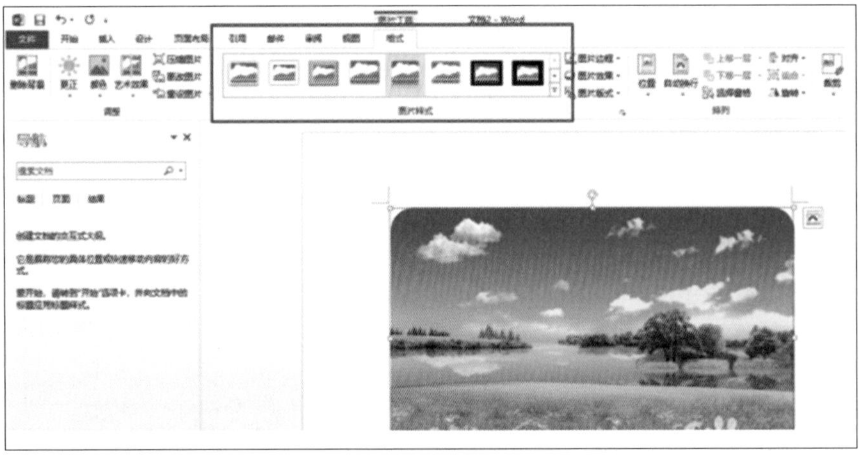

图 124　设置形状格式

3.4.3 使用文本框

（1）添加文本框

在编辑的 Word 文档中，将鼠标光标移动到相应位置，依次点击菜单项“插入”→“文本框”，插入完毕后，在文本框填写内容即可。文本框有两种类型，横排横向输入文字，竖排竖向输入文字。

（2）编辑文本框

第一步：编辑文本框的文本。

可以直接将光标定位至文本框中，然后按需输入文本即可。也可以直接在文本框上右击，从弹出的快捷菜单中选择“编辑文字”命令，再根据实际情况输入文本即可。

第二步：设置文本框格式。

选择文本框后，打开“绘图工具 - 格式”选项卡，单击“形状样式”选项组中的“对话框启动器”按钮，可对文本框的样式进行设置。也可以右键点击文本框，在弹出的快捷菜单中选择“设置形状格式”命令，打开“设置形状格式”窗口，从中对文本框的样式进行适当的设置。

（3）链接文本框

文本框的链接就是把 2 个以上的文本框链接在一起。这个功能给文字排版带来了极大的方便，如我们用 Word 制作带文字的表格，文字超过一页撑破了表格时，就可以通过插入多个文本框后再创建文本框链接的方法来解决。

① 创建 1 个以上的文本框，注意不要在文本框中输入内容。

② 选中第 1 个文本框，其中内容可以空，也可以非空。

③ 单击“文本框”工具栏中的“创建文本框链接”按钮。

3.4.4 使用艺术字

（1）插入艺术字

点击“插入”选项，再点击“艺术字”这个选项。点击“艺术字”的那个三角形，会出现很多种艺术字的样式。根据自己的喜好，选择一种样式，然后在规定的文本框里输入自己要编辑的文字（图 125）。

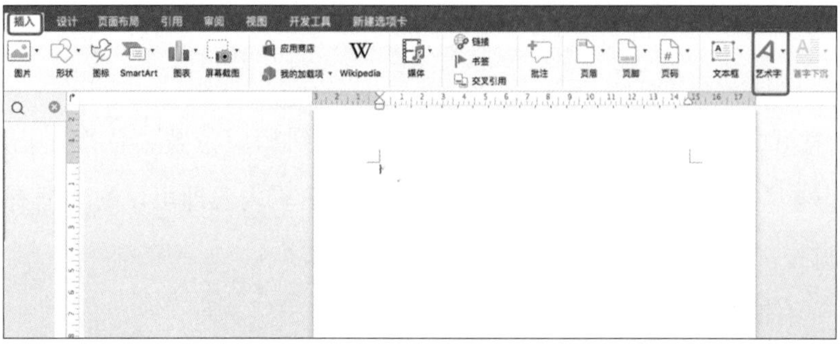

图 125　点击艺术字选项

编辑好之后，再将光标停在艺术字的文本框里面，接着在窗口的最上面菜单栏会出现一个菜单选项“绘图工具 - 格式”，单击它。

之后在“形状格式”选项的下方选择“文本填充、文字方向、对齐文本”进行艺术字的文本效果编辑（图 126）。

几种选项的效果都是叠加的，用鼠标指着“转换”选项，之后再用鼠标指着“转换”后面的选项时，会有预览效果，如果满意就单击该效果。

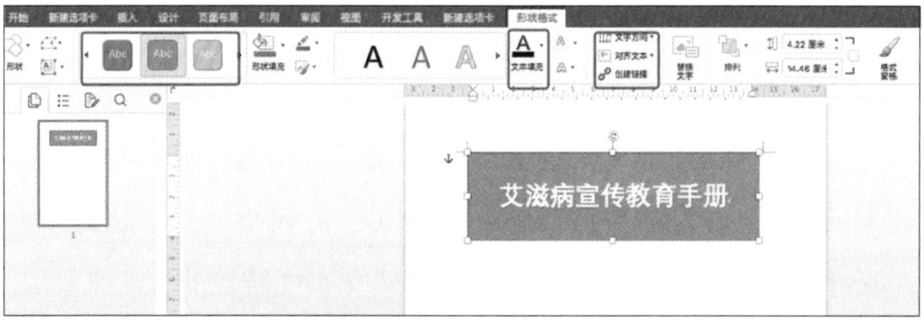

图 126　设置艺术字格式

（2）设置艺术字格式

单击艺术字，选中艺术字工具的格式选项卡形状：“艺术字样式”→“更改形状”→“桥型”填充效果；“艺术字样式”→“形状填充”→“渐变”→“其他渐变”→“预设”→“雨后初晴线条”；“艺术字样式”→“形状轮廓”→“颜色”，或“虚线”→“线形排列”→“文字环绕”→“嵌入型”。

3.5 SmartArt 图形

在 Word 中使用 SmartArt 图形可以帮助我们将文本与图形结合，制作出十分简明扼要的层次结构图、流程图、循环关系图等可视化结构图。

3.5.1 SmartArt 简介

SmartArt 图形出现之前，制作逻辑图表的方法是：先绘制各种图形，添加文字，再通过箭头、线等将它们组织起来，对各个对象进行美化和排版，最后组合成一个图表对象。很显然，这种做法费时费力，而且美化效果不佳，编辑修改也很不方便。SmartArt 图形的引入大大提高了制作效率，SmartArt 图形可根据各个对象之间的关系套用相应类型，我们只需更改其中的文字和样式即可快速制作出各种逻辑图表。

3.5.2 插入 SmartArt 图形

菜单栏中点击“插入”，在下面的工具栏中找到 SmartArt；点击“SmartArt”，进入选择 SmartArt 图形对话框，呈现出全部的 SmartArt 图形，有列表、流程、循环、层次结构、关系、矩阵、棱锥图 7 种图形可供选择。根据设计的需要选择合适的图形，插入到 Word 中，如图 127 所示。

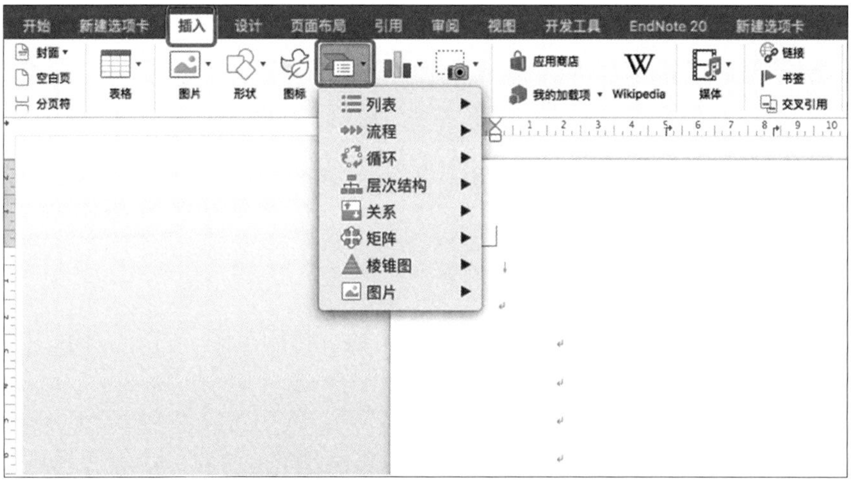

图 127　插入 SmartArt 图形

3.5.3 设置 SmartArt 图形格式

插入所选 SmartArt 图形后，可在工具栏选择“设置形状格式”，对图形的填充颜色、文本框、文本文字一一做出修改，如图 128、图 129 所示。

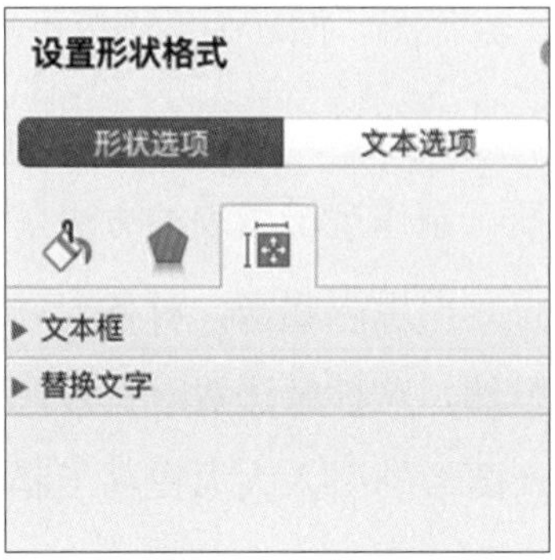

图 128　设置 SmartArt 图形格式（1）

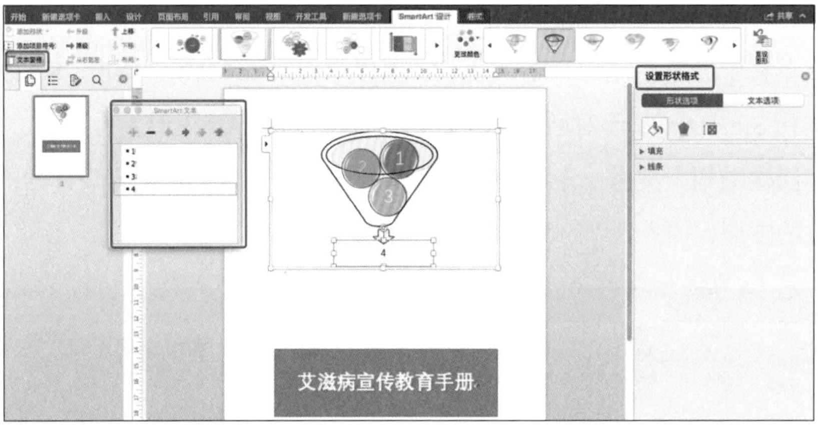

图 129　设置 SmartArt 图形格式（2）

3.6 Word 文档打印设置

在打印文档之前，可以对文档的打印份数、打印范围、打印方向、打印纸张等进行设置，下面分别对其进行介绍。

3.6.1 设置文档打印份数

打开文档，执行“文件”→“打印”命令，在“打印”面板中的“份数”数值框中输入打印份数。

3.6.2 设置打印范围

在“打印”对话框中，打印页数的列表包含：全部、当前页面、页面范围，如图 130 所示。

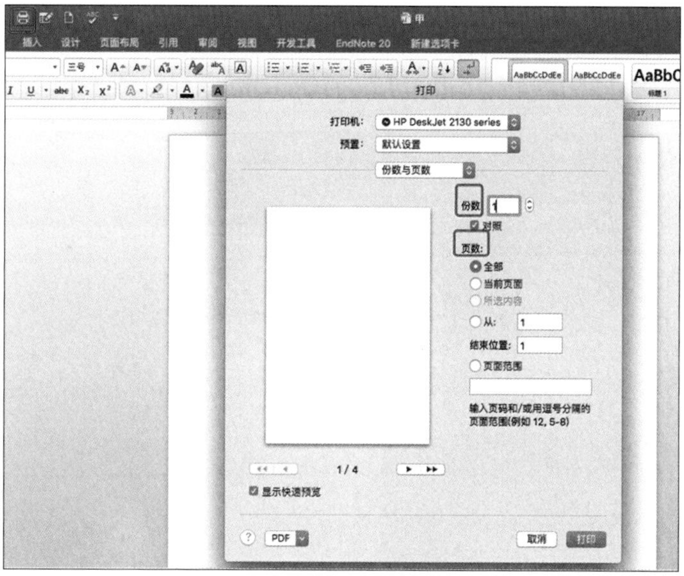

图 130　设置打印范围

选择页数后，可在左侧快速预览即将打印的文本信息是否符合要求，如图 131 所示。

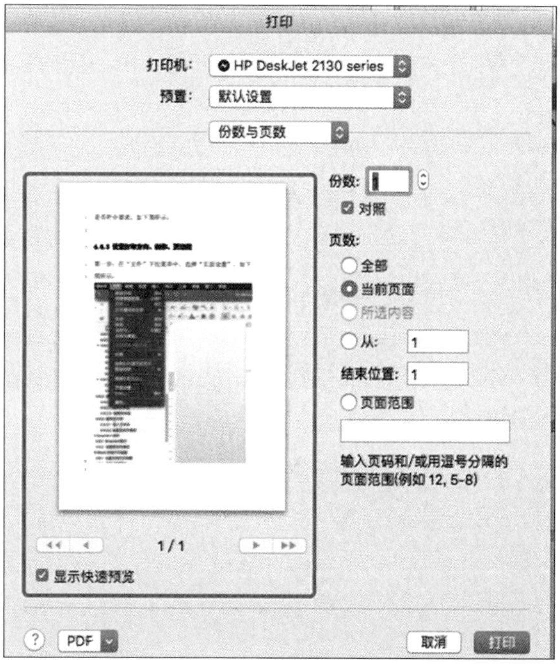

图 131　快速预览即将打印的文本信息

3.6.3 设置打印纸张大小

第一步：在“文件”下拉菜单中，选择“页面设置”，如图 132 所示。

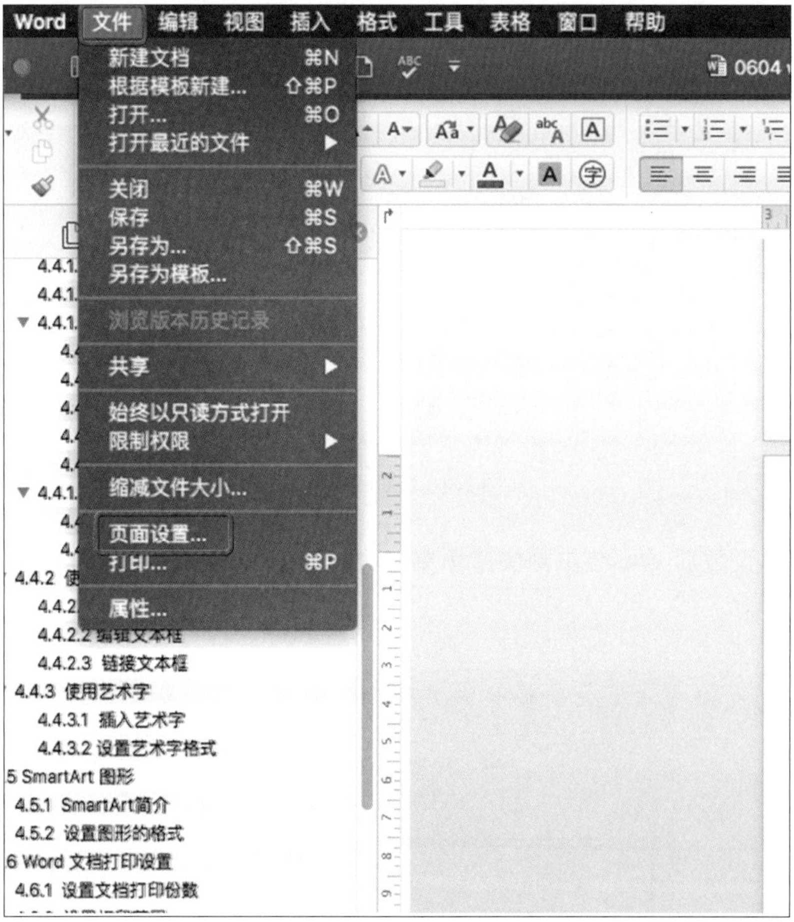

图 132　设置打印纸张大小第一步

第二步：单击“纸张大小”下拉按钮，从列表中选择合适的纸张大小选项（图 133）。

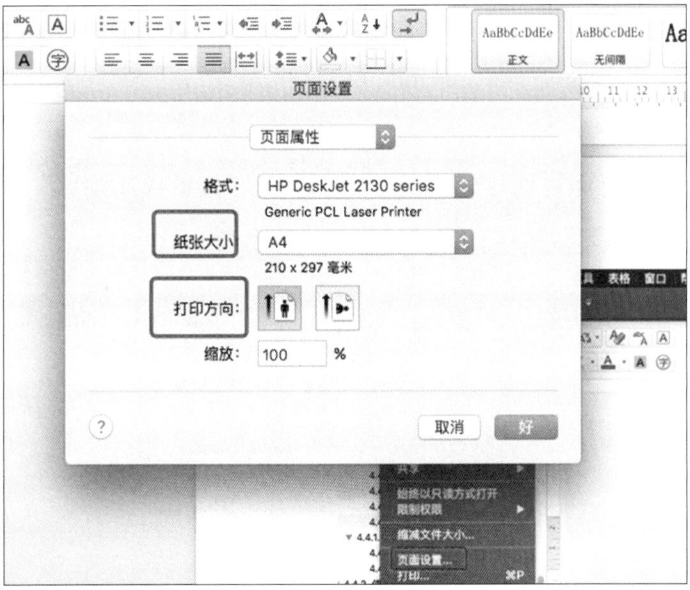

图 133　设置打印纸张大小第二步

3.6.4 选择打印机

单击“打印机”下拉按钮，从展开的列表中选择用于打印文档的打印机（图 134）。

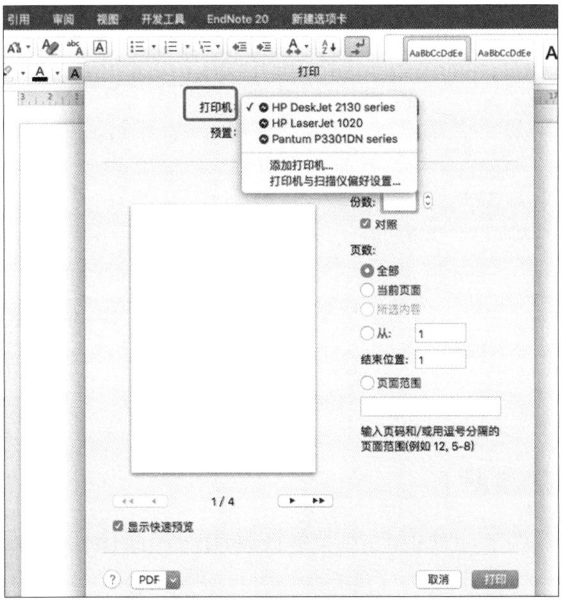

图 134　选择打印机

3.6.5 打印预览与打印

在打印文档之前，可以先预览文档的打印效果，下面介绍打印预览和打印文档的操作方法。

在打开的“打印”面板的预览区域，勾选“显示快速预览”，如图 135 所示。然后单击“打印”按钮，即可将文档打印出来。

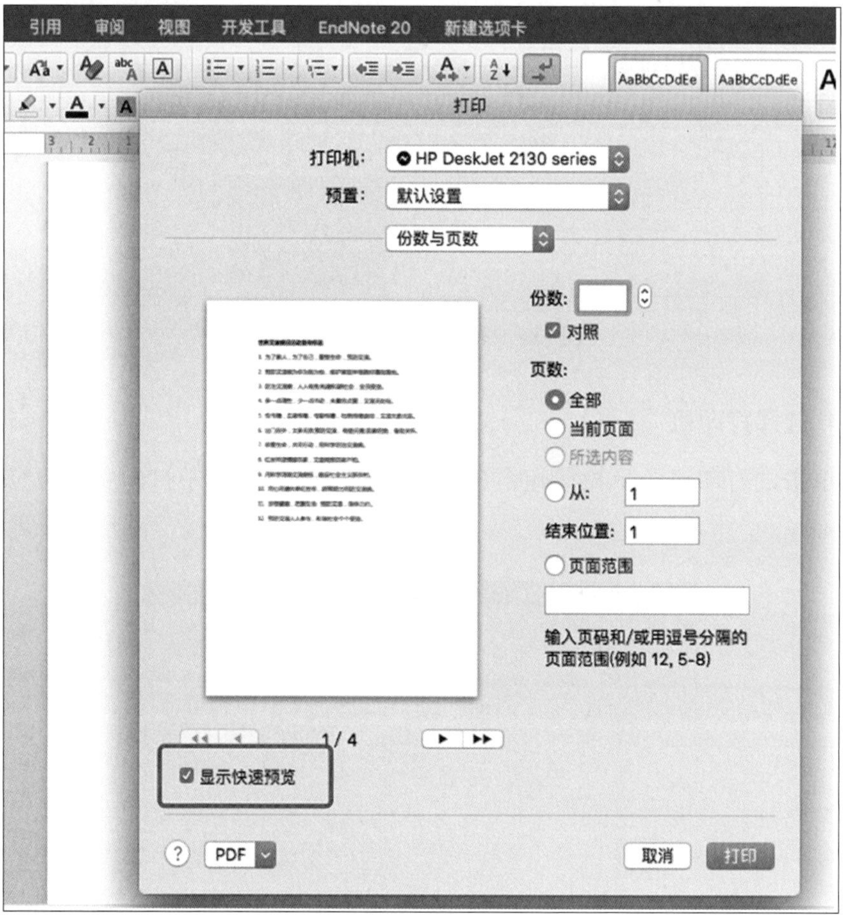

图 135　打印预览

3.7 Word 常用快捷键

为了提高工作效率，我们有必要掌握常用的快捷操作。

3.7.1 文档操作快捷键（表 1）

表 1　文档操作快捷键

快捷键	作用	快捷键	作用
Ctrl +N	新建空白文档	Ctrl + O	打开
Ctrl +W	关闭文档	Ctrl + S	保存
F12	另存为	Ctrl + F12	调出“打开”对话框
Shift + F12	打印	F1	打开“帮助”
Ctrl + P	直接打印	Alt + Ctrl + I	打印预览
Esc	取消	Ctrl + Z	撤销上一步操作
Ctrl + Y	恢复或重复	Delete	删除

3.7.2 文档编辑快捷键（表 2）

表 2　文档编辑快捷键

快捷键	作用	快捷键	作用
Alt + Ctrl + V	选择性粘贴	Ctrl + V	粘贴
Ctrl + X	剪切	Ctrl + F3	剪切图文
Ctrl + C	复制	Ctrl + Shift + C	格式复制

3.7.3 查找、替换和浏览快捷键（表 3）

表 3　查找、替换和浏览快捷键

快捷键	作用	快捷键	作用
Ctrl + F	打开“查找”	Ctrl + H	替换文字
Alt + Ctrl +Y	重复查找	Ctrl + G	剪切到图库
Shift + F4	查找或定位		

3.7.4 字体格式设置快捷键（表 4）

表 4　字体格式设置快捷键

快捷键	作用	快捷键	作用
Ctrl+ Shift + F	复制	Ctrl+Shift + >	字号增大一号
Ctrl+ Shift + <	字号减小一号	Ctrl + 】	逐级增大字号
Ctrl+【	逐级减小字号	Ctrl + B	字体加粗
Ctrl+ U	添加下划线	Ctrl +D	打开“字体”对话框
Ctrl+ I	字体倾斜	Ctrl + =	添加下标
Ctrl+ Shift ++	添加上标	Ctrl +Shift+ A	所有字母设为大写
Ctrl+ F3	切换字母大小写	Ctrl + Shift+D	添加双下划线

3.7.5 段落格式设置快捷键（表 5）

表 5　段落格式设置快捷键

快捷键	作用	快捷键	作用
Enter	分段	Ctrl + L	段落左对齐
Ctrl + E	段落居中对齐	Ctrl + R	段落右对齐
Ctrl + J	段落两端对齐	Ctrl+Shift + J	段落分散对齐
Ctrl + T	悬挂缩进	Ctrl +T	缩小悬挂缩进
Ctrl + M	左侧段落缩进	Ctrl + 空格	删除段落

3.7.6 插入特殊字符快捷键（表 6）

表 6　插入特殊字符快捷键

快捷键	作用	快捷键	作用
Ctrl+ F9	域	Shift+Enter	换行符
Ctrl + Enter	分页符	Ctrl+Shift + Enter	分栏符
Alt+Ctrl+_	长破折号	Alt +Ctrl + C	版权符号
Alt+Ctrl +R	注册商标符号	Alt +Ctrl + T	商标符号
Ctrl+Shift+ 空格	不间断空格	Ctrl+ _	短破折号

3.7.7 应用样式设置快捷键（表 7）

表 7　应用样式设置快捷键

快捷键	作用	快捷键	作用
Ctrl+ Shift+S	打开“应用样式”	Alt+Ctrl+ Shift+S	打开“样式”
Alt+Ctrl+K	启动“自动套用”	Ctrl+ Shift+N	应用“正文”

3.7.8 大纲视图中操作快捷键（表 8）

表 8　大纲视图快捷键

快捷键	作用	快捷键	作用
Alt+ Shift+ ←	提升段落级别	Alt+ Shift+ →	降低段落级别
Alt+ Shift+N	降级为正文	Alt+ Shift+ ↑	上移所选段落
Alt+ Shift+ ↓	下移所选段落	Alt+ Shift++	扩展文本
Alt+ Shift+_	折叠标题下的文本	Alt+ Shift+A	扩展或折叠所有文本或标题
Alt+ Shift+L	只显示首行正文或全部正文	Alt+ Shift+1	显示“标题 1”标题

3.7.9 审阅和修订快捷键（表 9）

表 9　审阅和修订快捷键

快捷键	作用	快捷键	作用
F7	文档拼写检查	Ctrl+Shift+G	打开“字数统计”
Ctrl+Alt+M	插入批注	Home	定位批注开始
End	定位批注结尾	Alt+Shift+C	关闭“审阅”

4 EpiData 应用基础*

4.1 EpiData 的主要功能

EpiData 软件是专为流行病学调查而设计的，是用于简单程序化的数据录入和管理的一款软件，可用于各类问卷的录入。支持包括中文在内的多种语言，可直接从官方网站进行免费下载。在 PMTCT 流调工作中发放大量纸质调查问卷需要录入数据时，EpiData 可以帮助我们规范、准确地建立数据库，并实时核查录入数据是否正确，从而保证数据录入的质量，降低后期大量整理数据的工作量。同时，EpiData 数据转换能力强，可以导出其他格式数据文档以供统计分析软件（如 SAS、SPSS 等）分析数据。其软件文件的组成包括调查表文件（.qes）、数据文件（.rec）、核查文件（.chk）。

4.2 EpiData 的基本操作

（1）EpiData 的安装

EpiData 中文安装版本为 EpiData version 3.1 版，官方网站免费下载地址：http://www.epidata.dk/download.php，具体步骤如下。

第一步：在打开的网站下载界面选择图 136 中方框所示的版本进行安装。

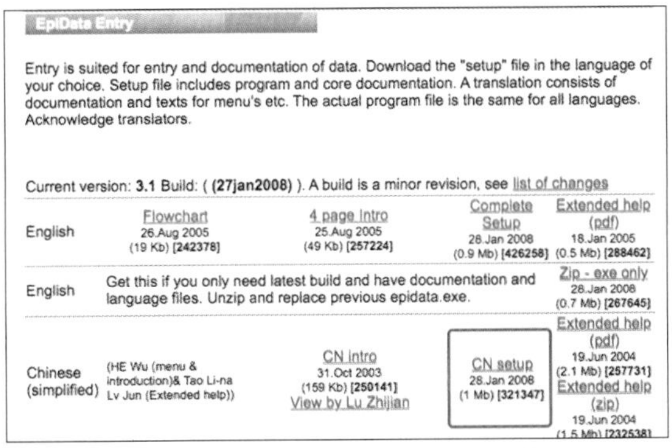

图 136　安装 EpiData 第一步

---

* 本章节讲解使用的软件为：EpiData version 3.1 版。

第二步：弹出对话框后，双击“setup_epidata_cn.exe”，点击“运行”（图 137）。

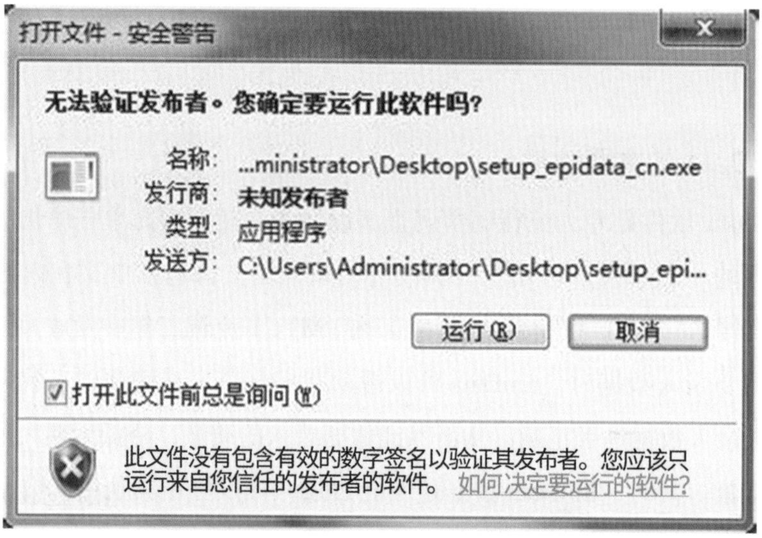

图 137　安装 EpiData 第二步

第三步：点击“下一步”（图 138）。

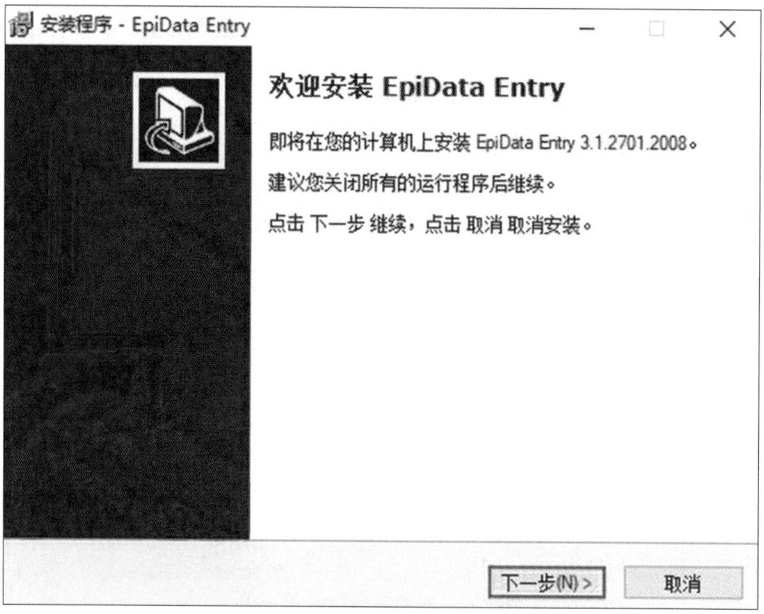

图 138　安装 EpiData 第三步

第四步：选择“我同意”，点击“下一步”（图 139）。

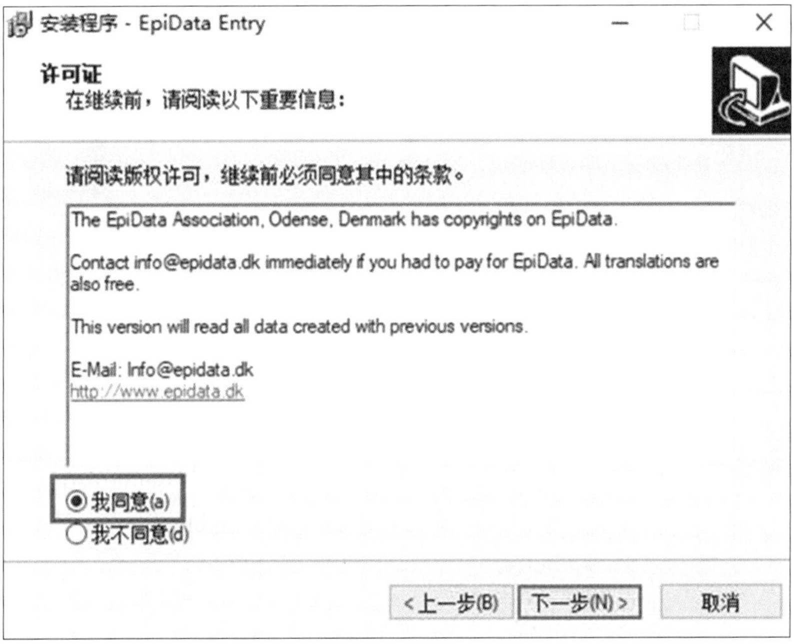

图 139 安装 EpiData 第四步

第五步：选择安装文件夹（图 140）。

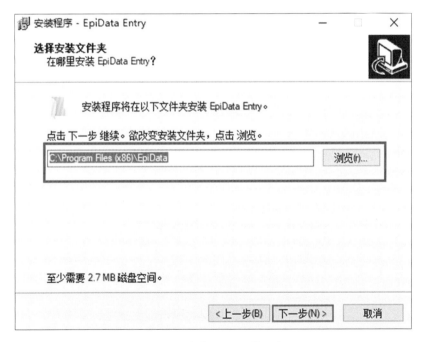

图 140 安装 EpiData 第五步

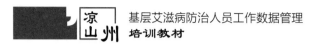

第六步：命名文件名，点击“下一步”（图 141）。

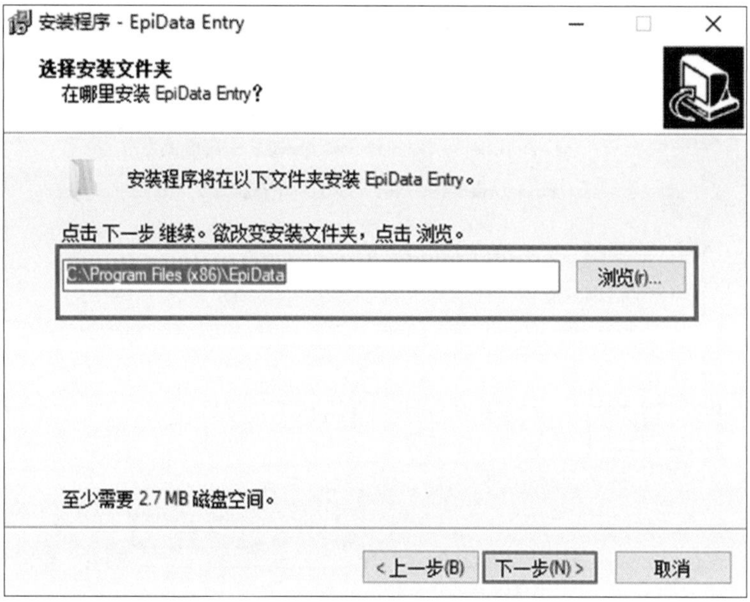

图 141　安装 EpiData 第六步

第七步：点击“下一步”（图 142）。

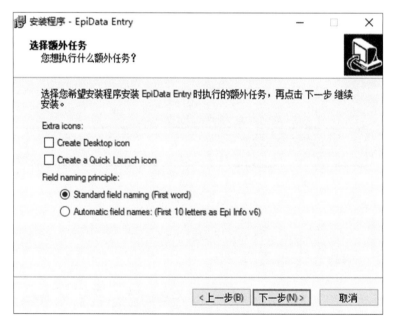

图 142　安装 EpiData 第七步

第八步：点击“安装”（图 143）。

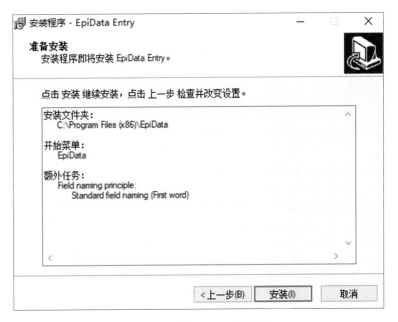

图 143 安装 EpiData 第八步

第九步：点击“下一步”（图 144）。

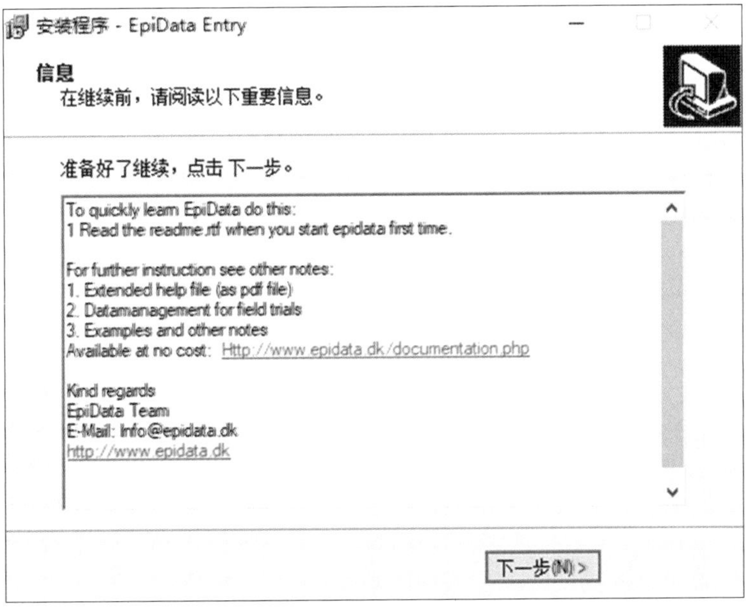

图 144 安装 EpiData 第九步

第十步：点击“完成”，软件安装完毕（图 145）。

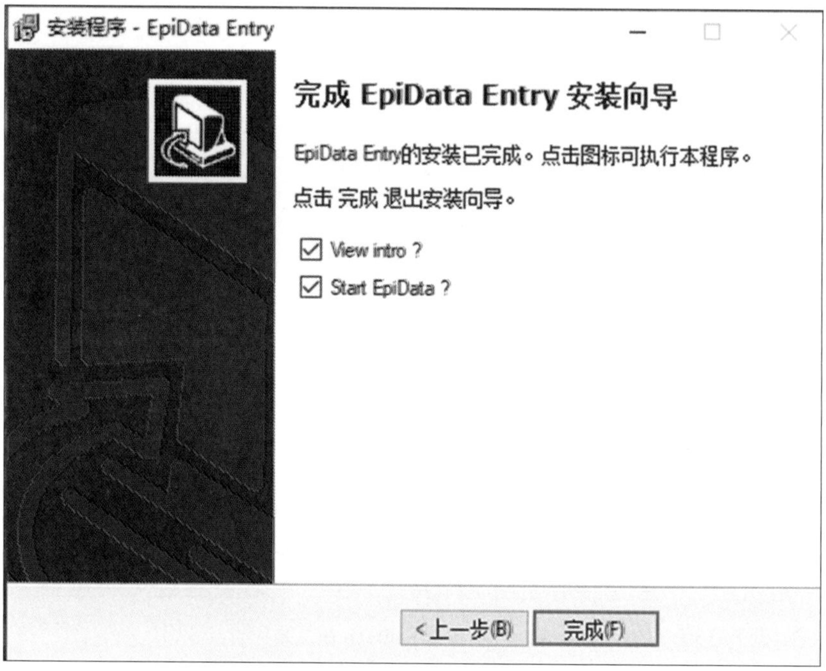

图 145　安装 EpiData 最后一步

打开 EpiData 的软件，点击左上角“打开文件”，可以显示所有 EpiData 生成的文件（图 146）。

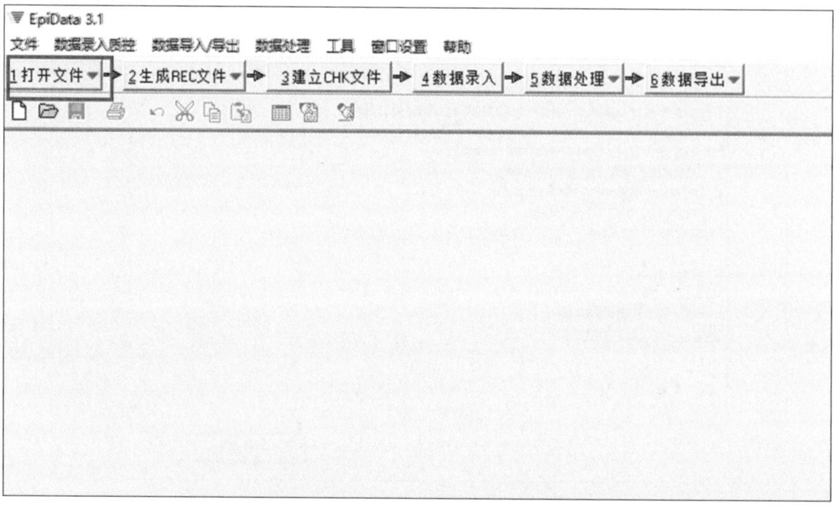

图 146　查看所有 EpiData 生成的文件

（2）EpiData 数据管理

1）新建 QES 文件

使用 EpiData 录入数据的第一步，是新建数据库，即建立 QES 文件，就好比我们开始调查前需要着手写的草稿问卷。操作步骤如下。

在“文件”目录下拉菜单中点击“生成调查表文件（QES 文件）”（图 147）。

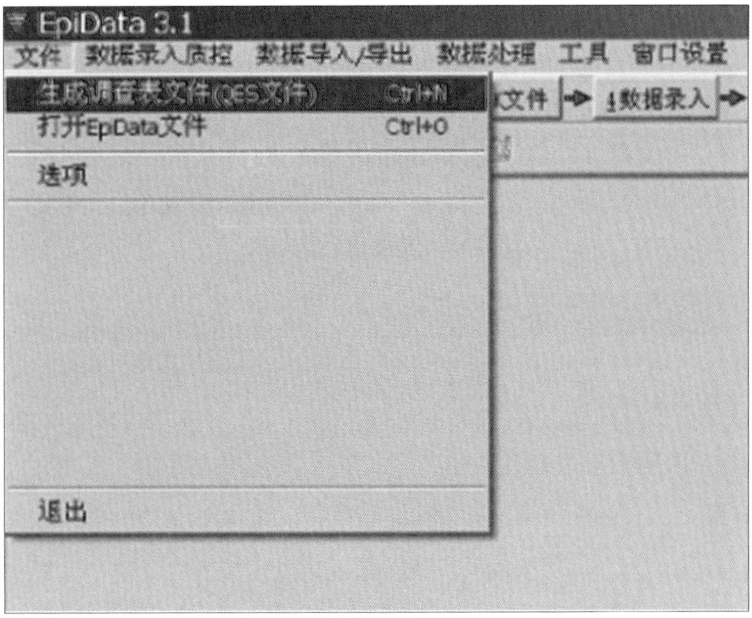

图 147 生成 QES 文件

问卷中采集的信息类型，如姓名、性别、年龄等指标数据称为 QES 文件中的字段。例如，姓名是文本类字段，年龄是数字类字段，日期是日期类字段。

输入问卷的内容，在需要填写姓名的位置点击“字段编辑器”图标，设置字段为“文本”类型，长度选“8”，即最多可以输 4 个汉字（1 个汉字默认为 2 个字段）（图 148）。

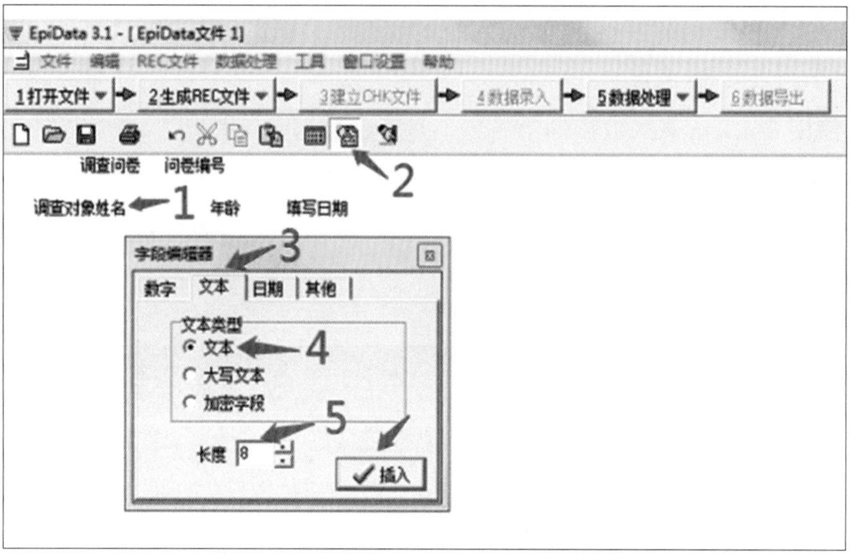

图 148　设置文本类字段

年龄，设置字段为“数字”类字段，位数最多可填“3”（图 149）。

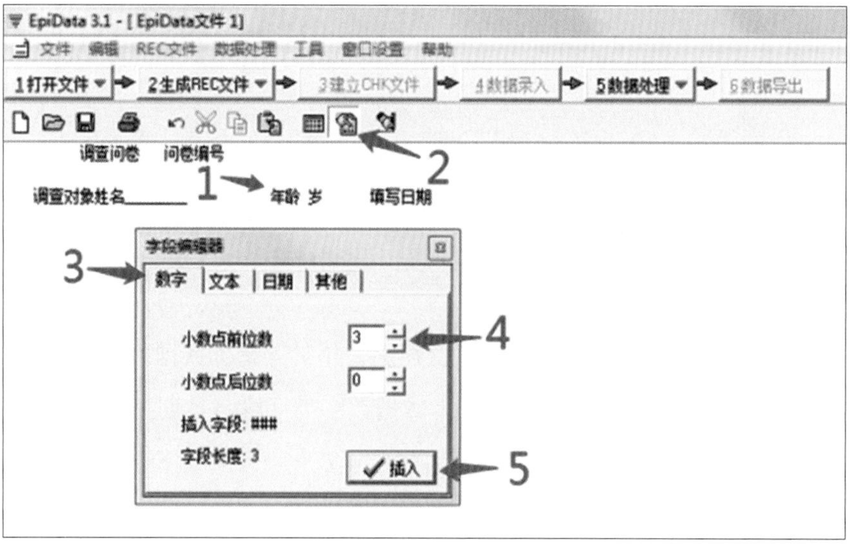

图 149　设置数字类字段

填写日期，设置为“日期”类字段，选择日期的格式（图 150）。

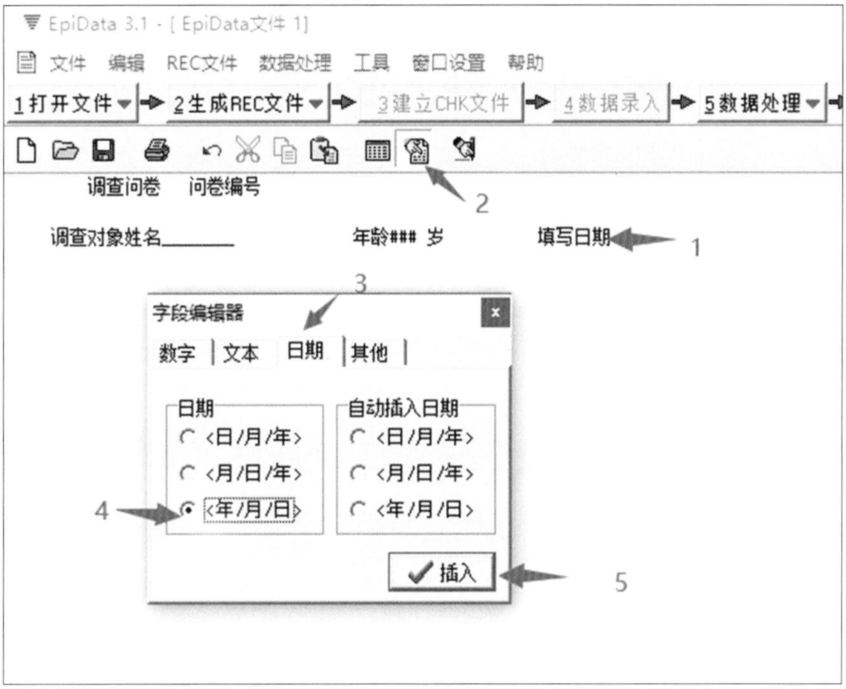

图 150　设置日期类字段

编辑好后，点击“REC 文件预览”的按钮，可以预览问卷（图 151）。

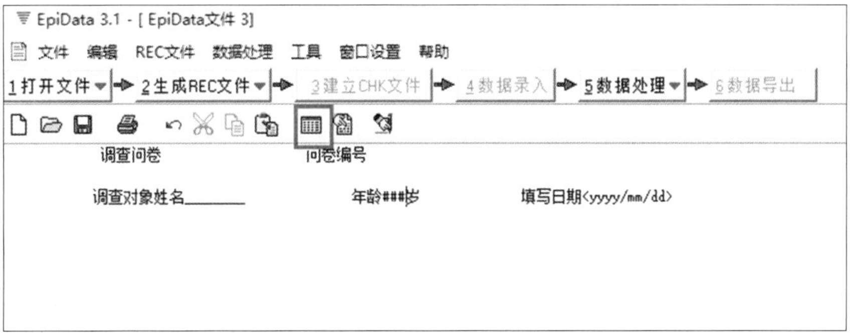

图 151　预览问卷

点击左下角“EpiDate 文件 .qes ”，返回文件界面（图 152）。

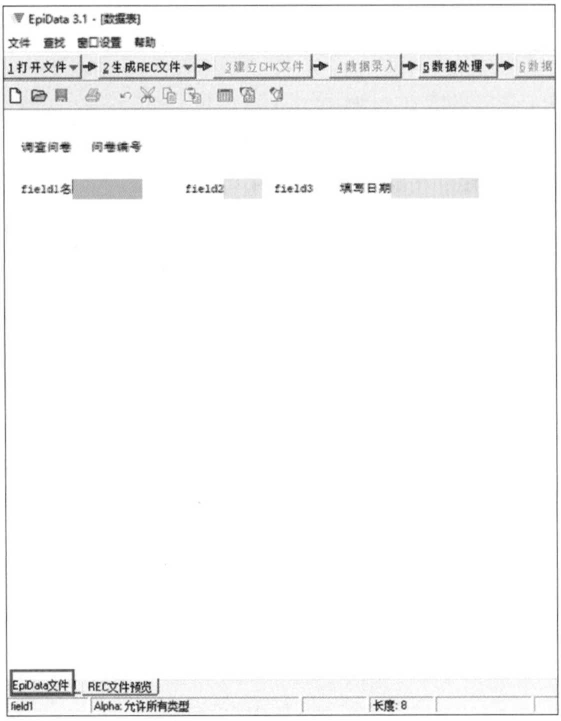

图 152　返回 QES 文件界面

点击“保存”按钮，保存 QES 文件到桌面（图 153）。

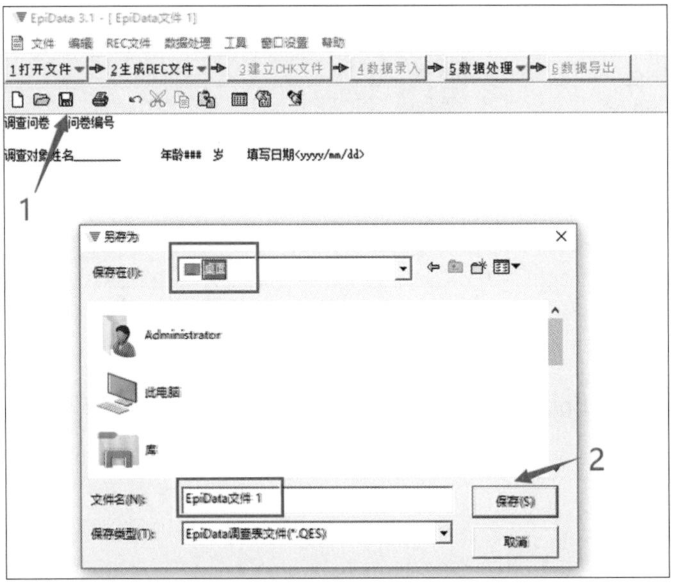

图 153　保存 QES 文件到桌面

2）生成 REC 文件

REC 文件类似成品的问卷，用来录入、保存收集到的问卷数据。操作方法：点击“生成 REC 文件”的按钮，如图 154 所示。

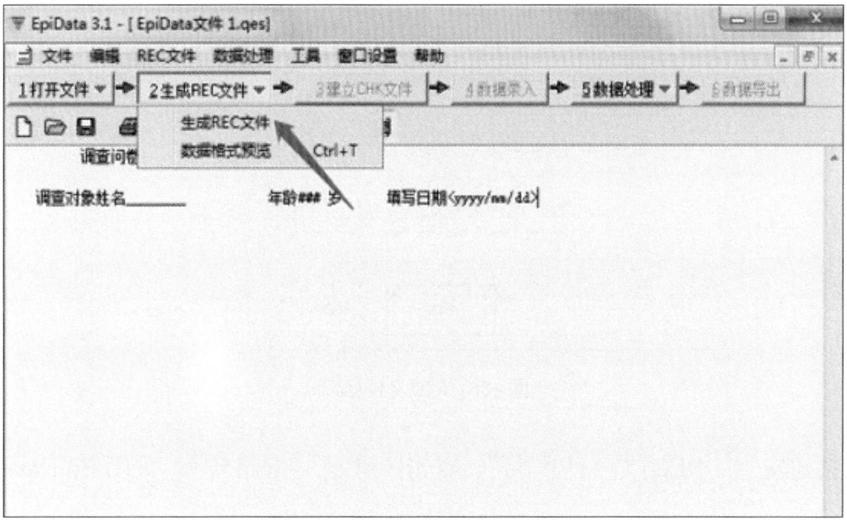

图 154　生成 REC 文件

选择草稿问卷 QES 文件，选择保存地址“桌面”，点击“确定”（图 155）。

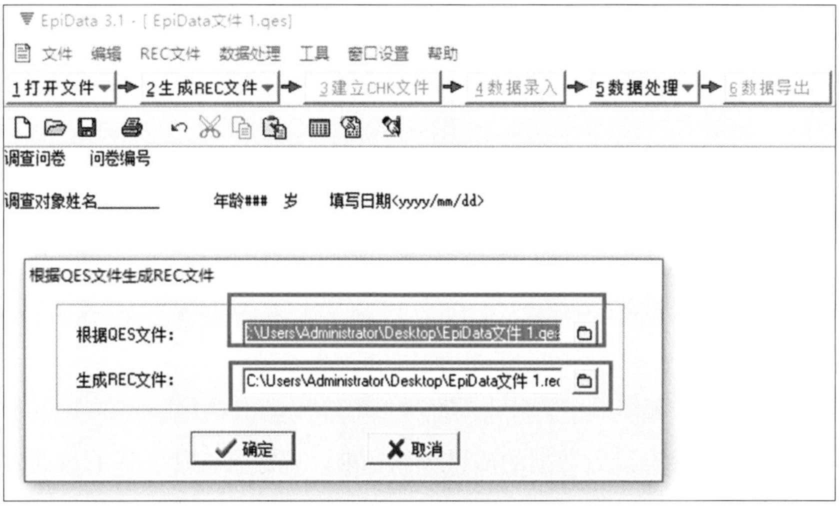

图 155　根据 QES 文件生成 REC 文件

省略文件标记，点击“确定”（图 156）。

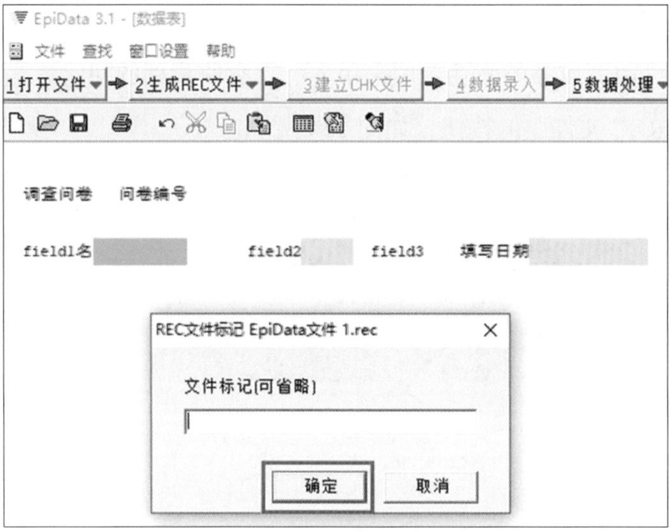

图 156　REC 文件标记

接着提示“REC 文件已生成”，点击“确定”（图 157）。关闭 EpiData。

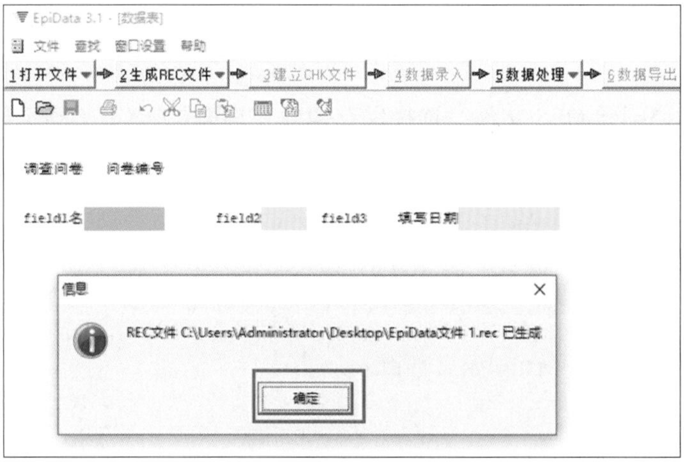

图 157　REC 文件生成

3）生成 CHK 文件

CHK 文件是核查录入数据的质量控制标准，规定录入什么样的数据才是符合要求的。CHK 文件就像质量检测员。

重新打开 EpiData 界面，点击“建立 CKH 文件”，在弹出的对话框中，地址栏选“桌面”，找到刚才保存的成品问卷 REC 文件，“打开”REC 文件（图 158）。

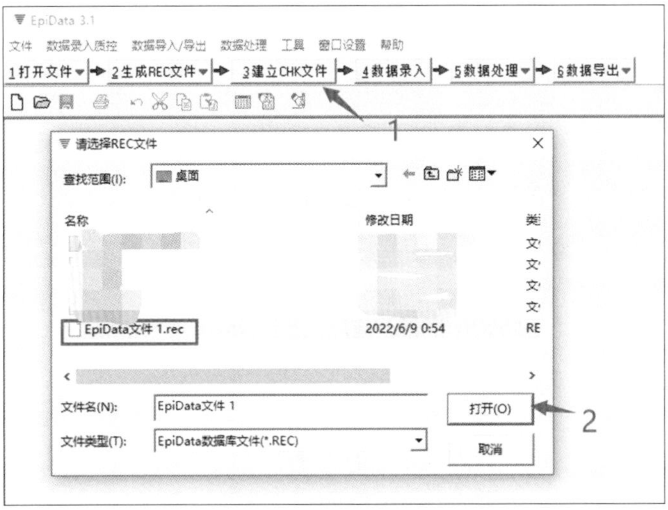

图 158　新建 CHK 文件

给文本类字段“姓名”设定录入的规则（图 159）。

“Must enter”项选“Yes”，表示姓名这个字段是必填项，填完才能录入下一个字段。

设置好后点“存盘”保存设置。

如果不录入姓名这一项，是无法往下填年龄、日期空格的。

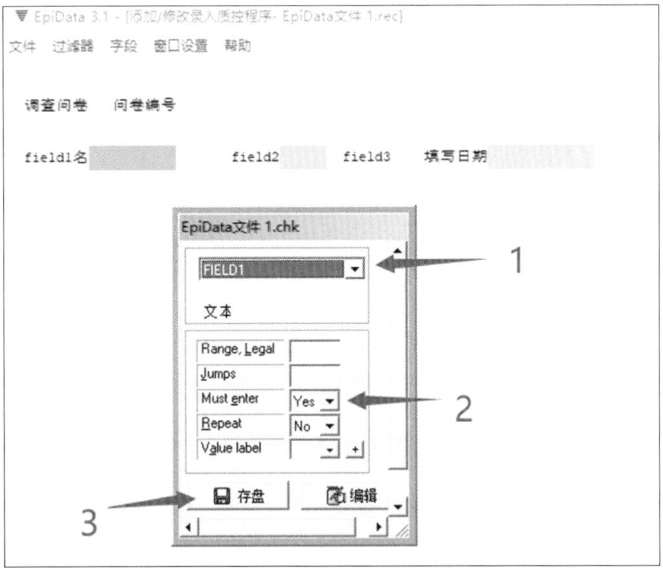

图 159　给文本类字段设定录入的规则

给数值类字段“年龄”设定录入的要求（图160）。

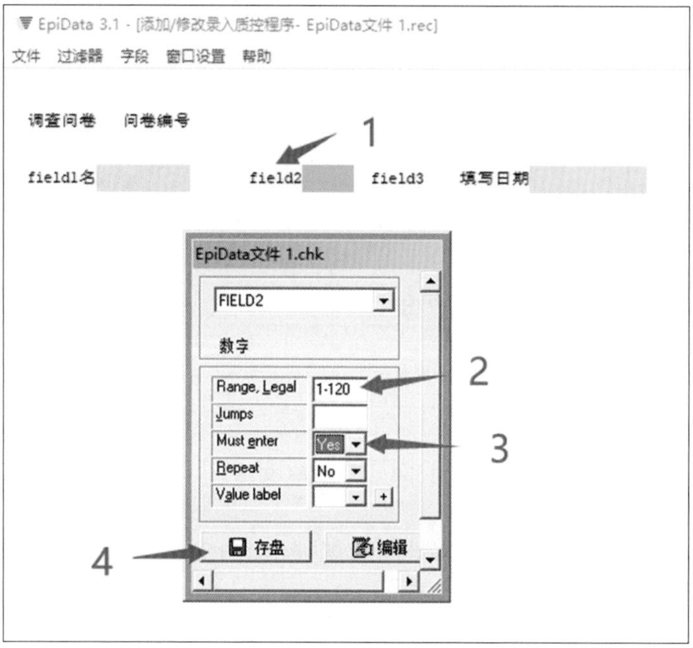

图160　给数值类字段设定录入要求

“Range”为数值的范围，设定为“1-120”，“Must enter”设为“Yes”。

设置好后点“存盘”保存设置。

如果录入年龄为200岁，质量检测员CKH文件会向录入者提醒“非法录入”，录入“1-105”的数值才是符合规则的。

给日期类字段“日期”设定录入的要求（图161）。

“Must enter”项选“Yes”。

设置好后点“存盘”保存设置。

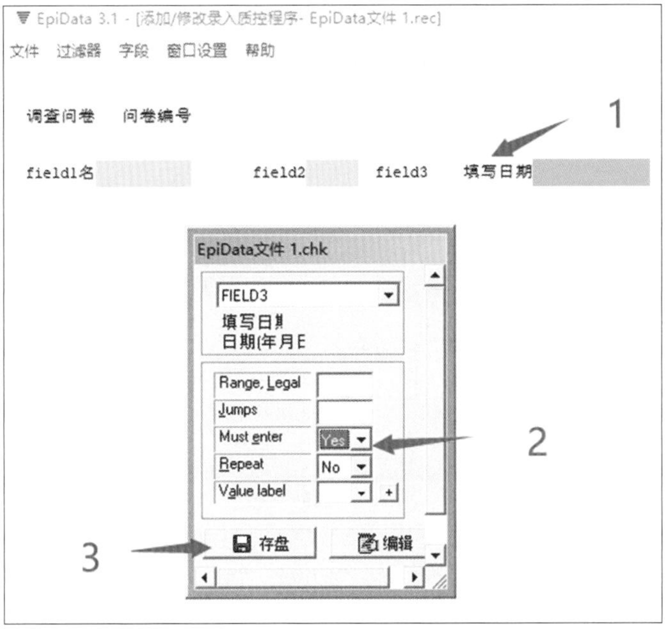

图 161 给日期类字段设定录入要求

如果录入的日期位数超过 8 位，质量检测员 CKH 文件会向录入者提醒“录入了非法日期”，要录入正确的日期。

每个字段都设置好规则、存盘后，桌面上就会生成“CHK 文件”。

至此，我们在电脑桌面可以找到 3 个必备文件：草稿问卷 QES 文件、成品问卷 REC 文件、质量检测员 CKH 文件（图 162）。

关闭 EpiData。

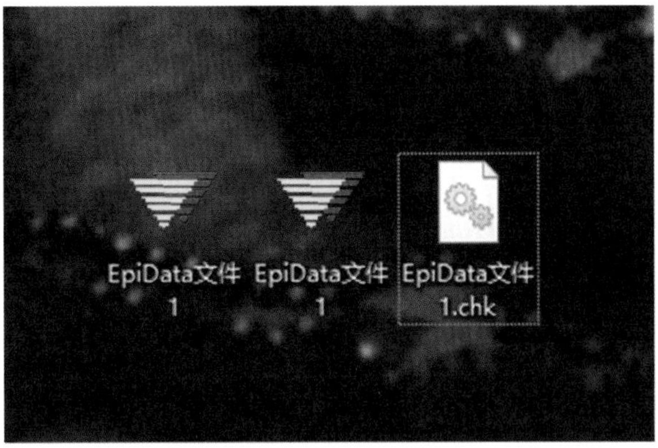

图 162 3 个必备文件

4）录入问卷

重新打开EpiData，点击“数据录入”，打开桌面上的成品问卷REC文件。将收集到的问卷每一条数据依次录入到REC文件中（图163）。

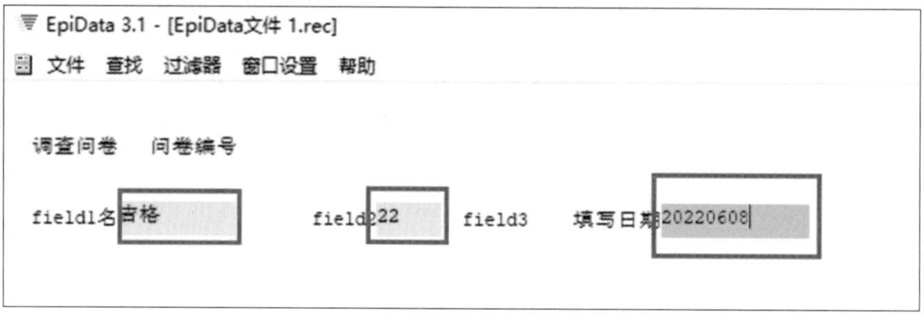

图163 数据录入

录入好一份问卷数据后，按键盘“Enter”键，会提示“是否将记录存盘”，点击“是”（图164）。

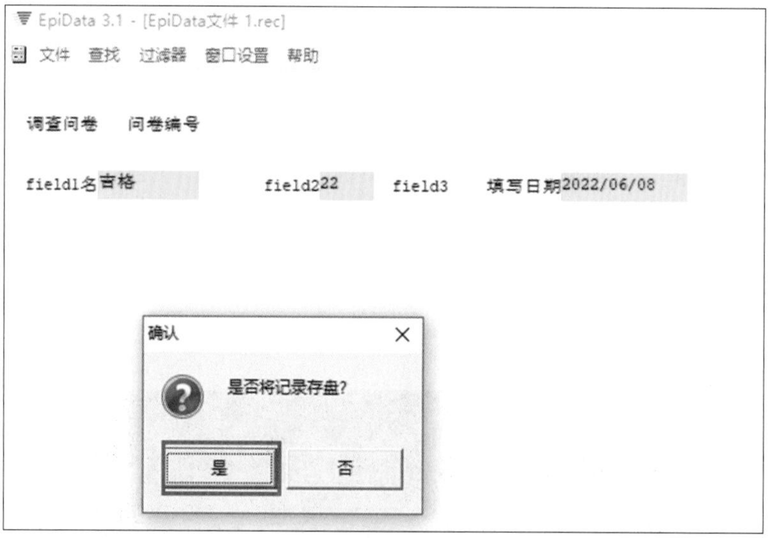

图164 存盘步骤

存盘后，可以看到左下角变成“新/1”，表示已经录入保存了一份（图165）。

重复录入每一份问卷之后点“存盘”，这样所有收集到的问卷数据都保存在REC文件里了。

关闭EpiData。

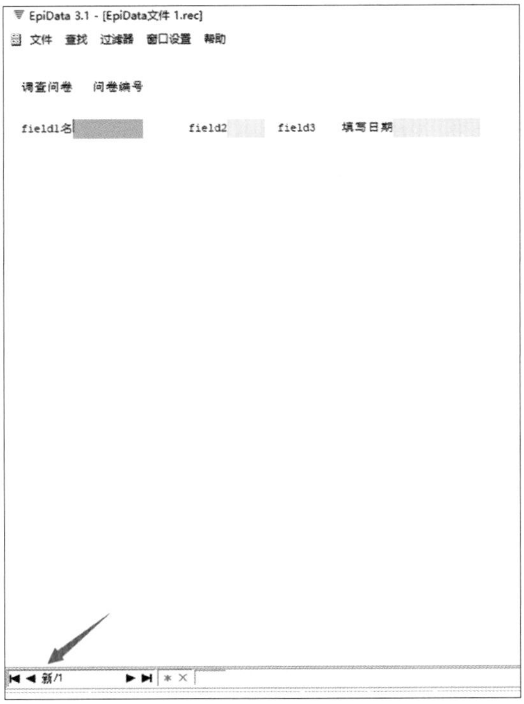

图 165　重新录入

5）查看数据

重新打开 EpiData，点击“数据处理”→“数据一览表”。

在桌面找到存有问卷数据的 REC 文件，点击“打开”（图 166）。

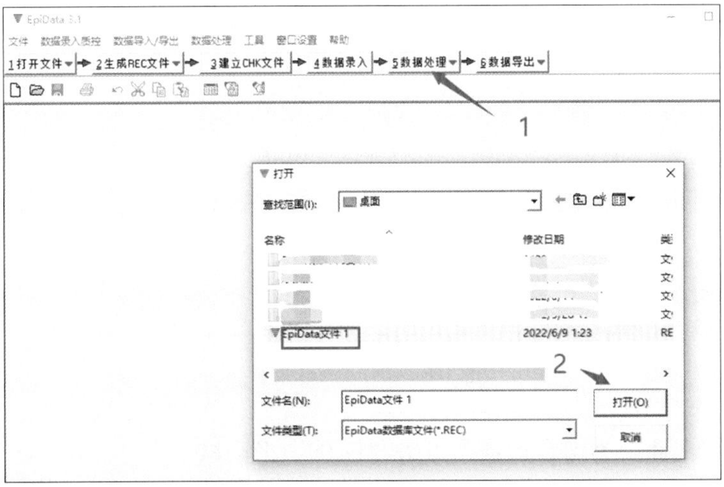

图 166　打开 REC 文件

可以看到已经录入的 2 条问卷数据（图 167）。

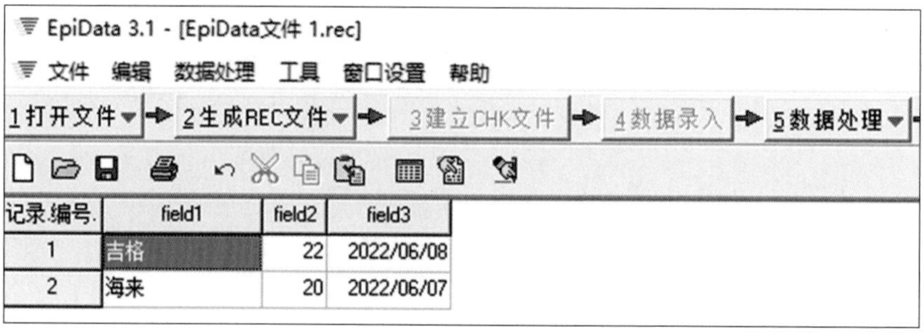

图 167　2 条问卷数据

6）导出数据

前面的几个步骤我们已经把纸质问卷收集到的数据存到了电脑上的 REC 文件中，实现了数据录入与管理，但还缺乏数据的统计分析功能。因此，我们需要将 REC 文件里的数据导出转换为数据分析软件中可以使用的文件类型，如 Excel、SPSS、SAS、Stata 等。

举例：导出为 Excel 文件（图 168）。

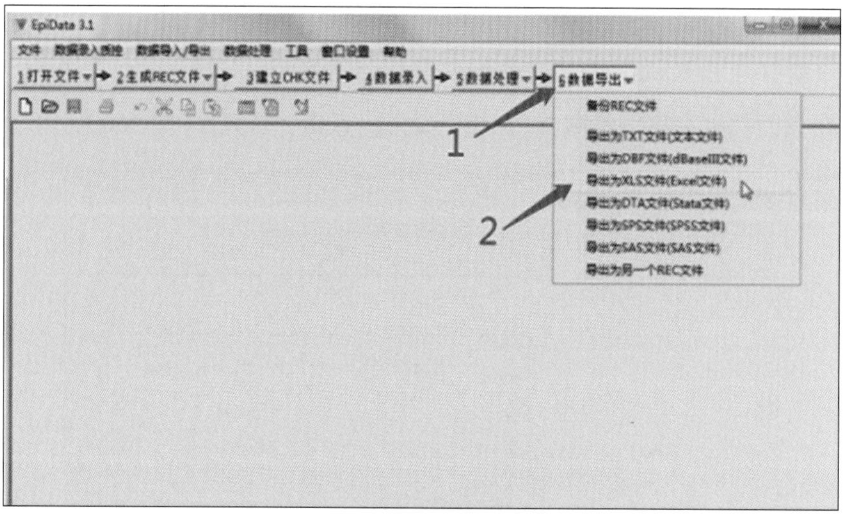

图 168　导出 Excel 文件

点击“桌面”为保存地址，点击“打开”（图 169）。

在弹框中默认系统的选项即可点击“确定”（图 170）。

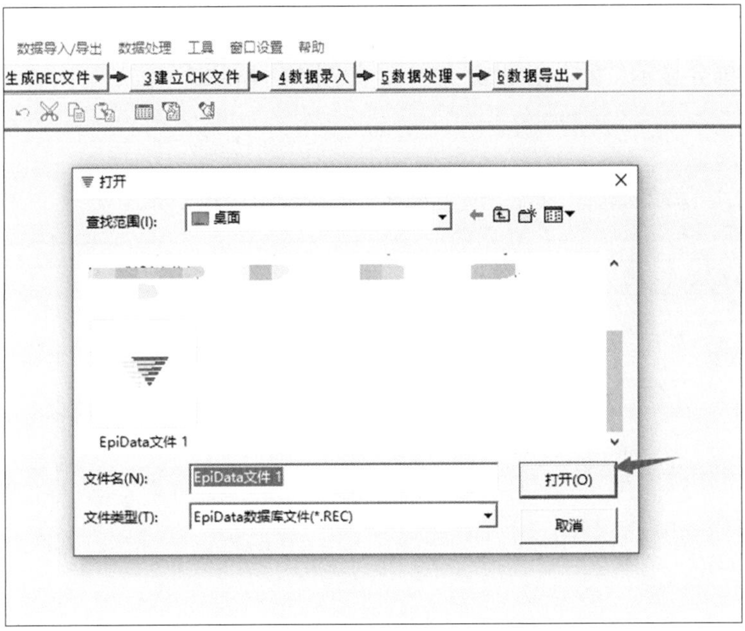

图 169　保存文件

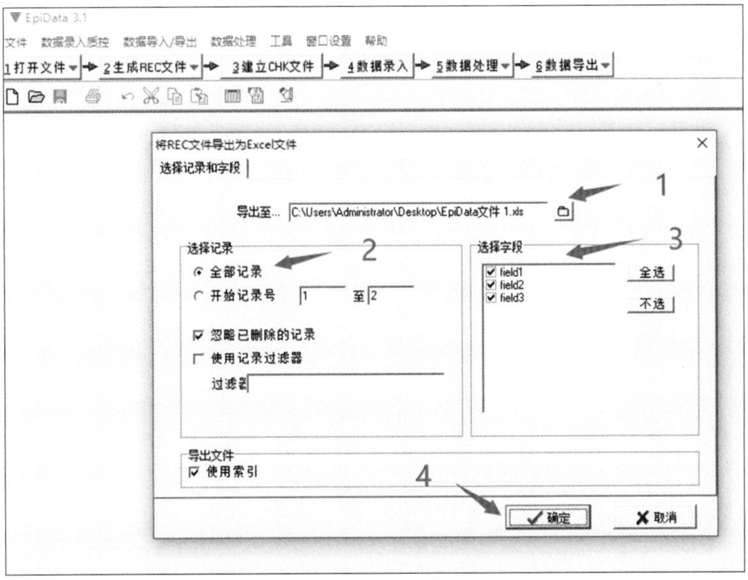

图 170　将 REC 文件导出为 Excel 文件

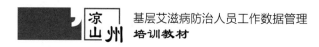

有弹框提示记录已经被导出，我们在电脑桌面也找到了导出的 Excel 文件。弹出对话框会显示“2 条记录被导出”，如图 171 所示。

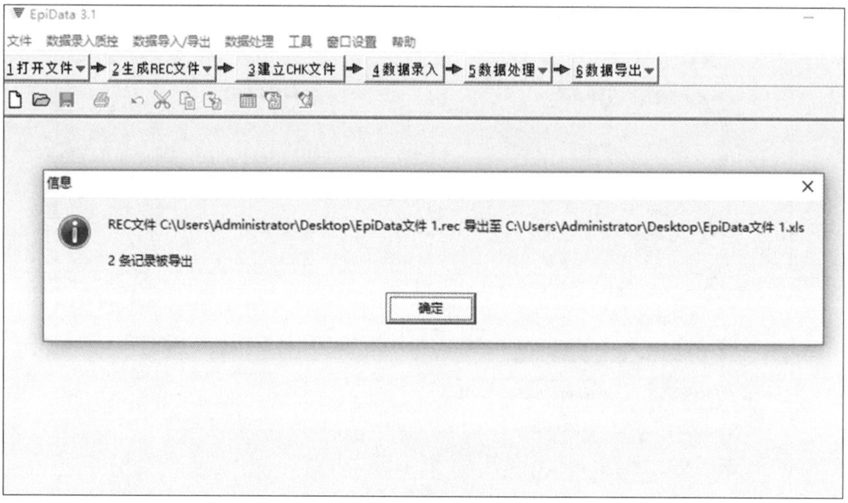

图 171　2 条记录被导出

5 SPSS 应用基础*

5.1 简介及主要功能

SPSS（Statistical Product and Service Solution）全称是社会科学统计软件包，一直是国际上最流行并具有权威性的统计分析软件之一。SPSS 功能强大，其最显著的特点是具有完整的数据输入、编辑、管理和统计分析等功能，可以提供多种类型的统计指标和绘图功能，如条形图、折线图、箱图、直方图、散点图等，以对数据进行全面直观的展示。其兼容性好，能够读取及输出不同格式的文件，如 Excel、Word、PDF、文本等。同时，SPSS 界面简洁，菜单一目了然，操作更加省时省力。对 PMTCT 工作中医学数据信息的采集、存储、整理和统计分析非常重要。

5.2 基本原理

SPSS 数据管理是进行统计分析前必不可少的步骤。SPSS 软件具有强大的数据管理功能。数据管理包括数据文件的建立、调取、保存、核对和整理工作。先通过直接读取或录入数据，建立数据文件；其次，根据研究者设计和统计分析需要，对数据进行整理，包括逻辑校对、修改、建立新变量、变量编码和数据转换及数据库连接等。SPSS 软件的数据管理主要借助于数据管理窗口和主窗口的“File”“Data”等菜单完成。

通过两种方式可以建立数据文件：一是通过数据编辑器录入数据，新建数据文件；二是打开已经存在的数据文件。

数据文件包括“数据视图”“变量视图”2 个界面，软件打开后左下角展示了“数据视图”“变量视图”及其对应的“观测数据”3 个部分。每一行定义的是数据视图界面的变量类型；每一列则为定义该类型的详细参数。“变量视图”

---

* 本章节讲解使用的软件为：IBM SPSS Statistics 26。

主要展示变量的属性，如变量名称、类型、宽度、小数、标签等。图172将展示数据分析中各属性栏的具体含义及设置要求。

属性栏	具体含义	设置必要性	备注
名称	变量的名称	必须	①具有唯一性 ②可以是字母或汉字 ③不区分大小写 ④下划线、圆点不能作为变量名称
类型	包括数值、日期、字符串等	必须	字符串、日期均不能进行分析运算
宽度	变量的存储宽度	默认	
小数	变量的小数位数	必须	
标签	对变量的概括或说明，可与"名称"保持一致	默认	
值	变量为分类变量或等级变量时，用数值来代表不同分类或不同等级	计量资料可不设置，计数和等级资料必须设置	
缺失	变量若存在缺失，可进行相应勾选设置	默认	
列	变量列在数据视图中的宽度	随意	
对齐	变量列在数据视图中的左、中、右的对齐显示方式	随意	
测量	表示变量的不同类型	最好设置	包括"度量""有序""名义"三类
角色		默认	

图172 变量视图属性设置

5.3 数据管理

5.3.1 直接录入

医学数据首先定义变量属性，已知变量包括性别、年龄、血糖、尿酸、甘油三酯共5个变量，需要理清每个变量的所属变量类型。

第一步：切换至"变量视图"界面，在"名称"栏输入"性别"，点开"类型"属性栏，勾选"数字"，"宽度"默认设置为"8"，这里"性别"用整数给予相应赋值，"小数位"设置为"0"，点击"确定"，如图173所示。

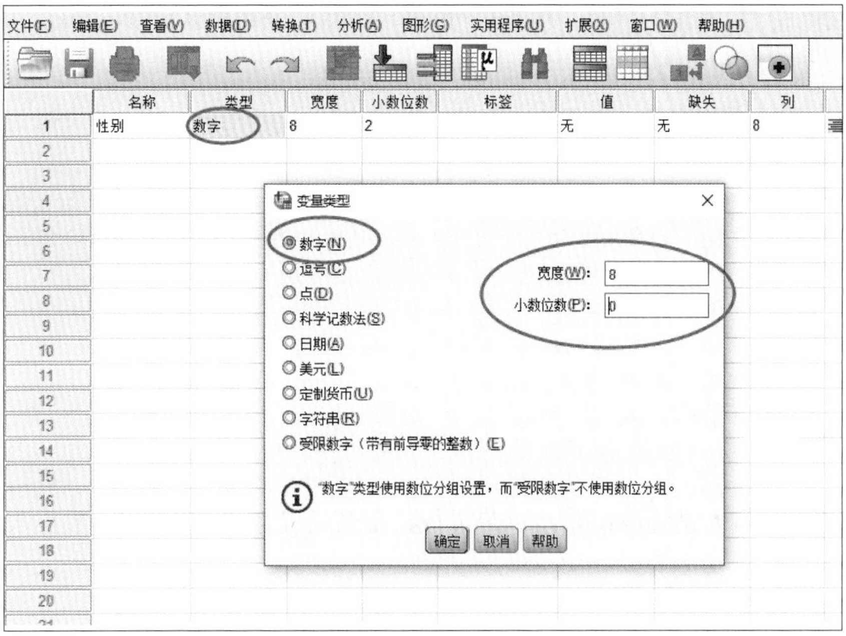

图 173　变量类型界面

第二步："标签"属性栏输入"性别"，"值"属性栏分别赋值"1 男 2 女"，点击"确定"，如图 174 所示。

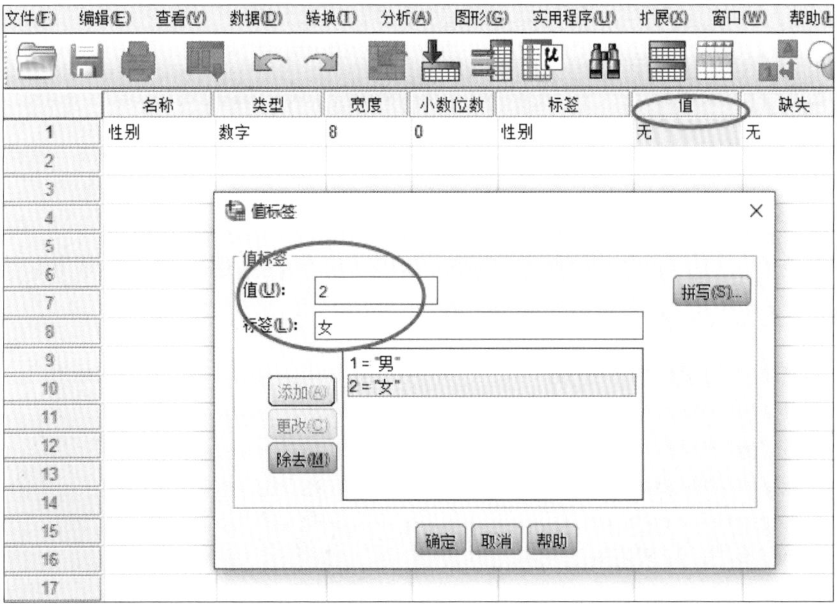

图 174　值标签界面

第三步："缺失""列""对齐""角色"栏均可采用默认设置，"测量"栏选择"名义"，如图 175 所示。

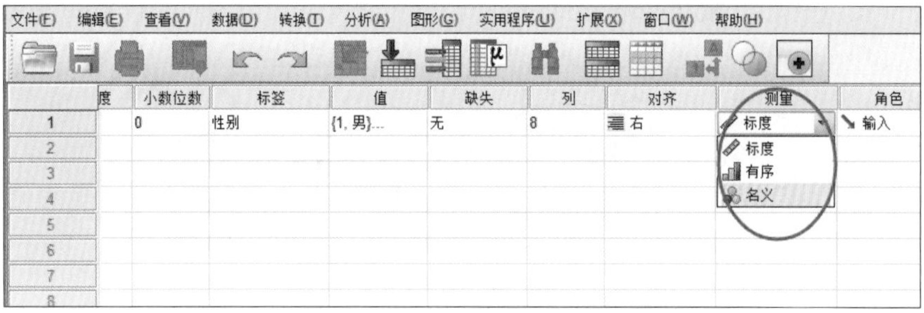

图 175 "缺失""列"等栏设置

其他变量的设置均按照此思路进行，得到设置好变量的 SPSS 数据表，如图 176 所示。

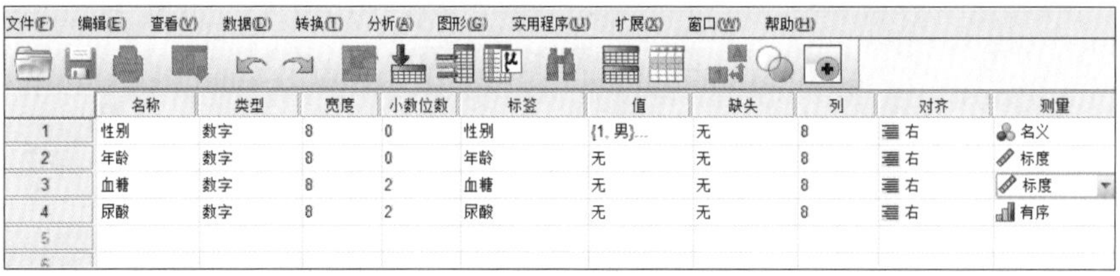

图 176 设置好变量的 SPSS 数据表

逐个样本录入或逐个变量录入，得到相应的录入数据表。

5.3.2 数据导入

以 Excel 数据格式的导入进行说明：

第一步：打开 Excel 数据表，将分类和等级变量的观察值替换成相应数字，保证样本涉及的因素都为数值形式。

第二步：打开 SPSS 软件，依次点击"文件"→"打开"→"数据"，如图 177 所示。

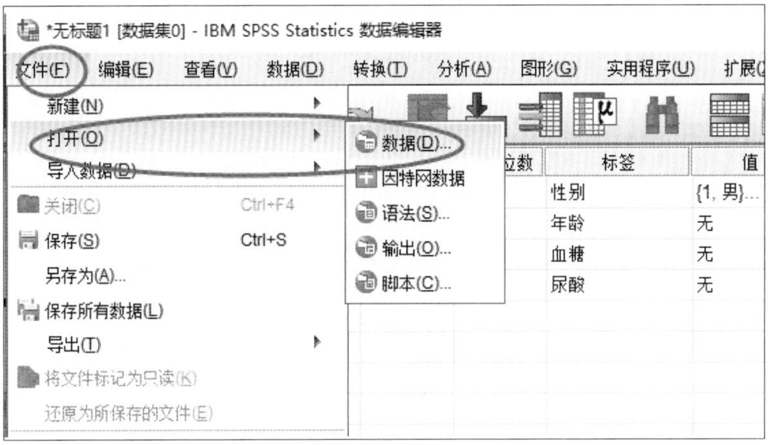

图 177　数据导入第二步

第三步：出现“打开数据”对话框，找到文件所在位置，在打开“文件类型”下拉框中选择“Excel”，点击“打开”，如图 178 所示。

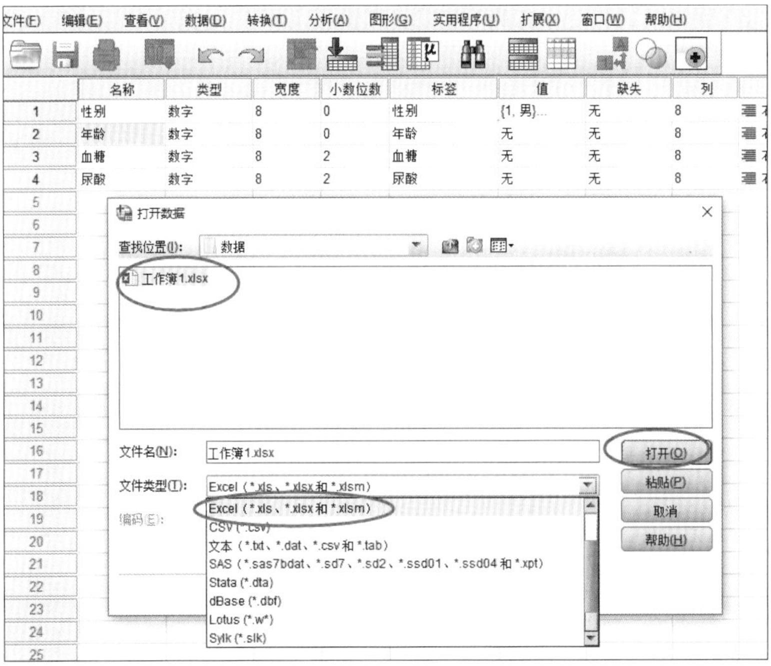

图 178　数据导入第三步

第四步：出现“打开 Excel 数据源”的窗口，勾选“从第一行数据中读取变量名称”，选择所要导入数据的 Sheet，点击“确定”，如图 179 所示。

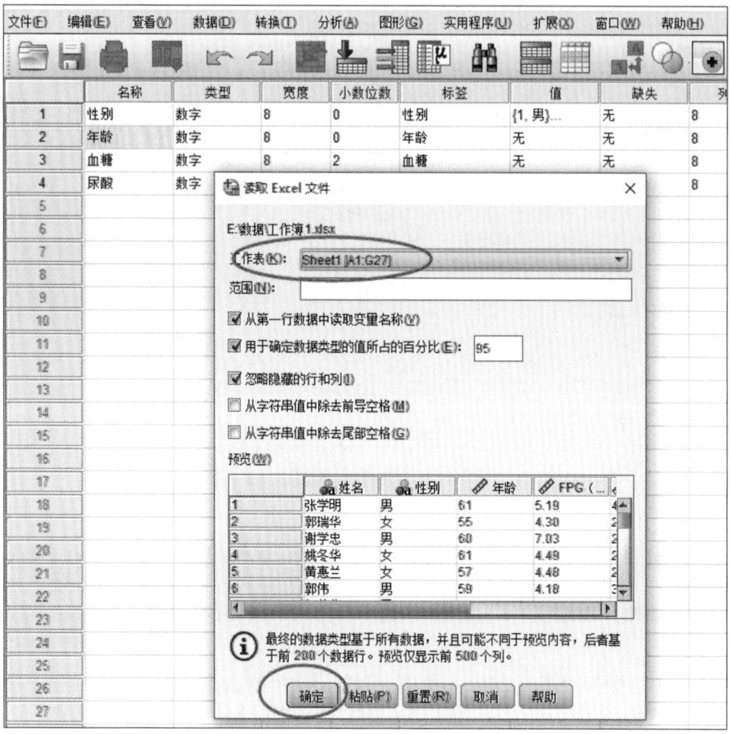

图 179　数据导入第四步

第五步：得到下面导入的变量表（图 180）。

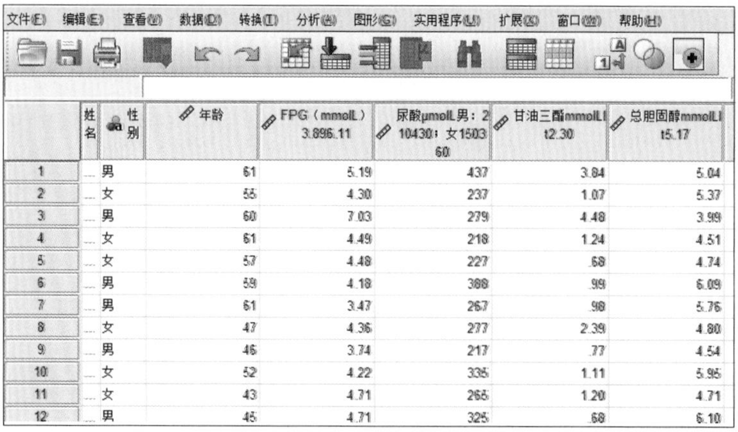

图 180　数据导入第五步

第六步：切换到“变量视图”，对于分类变量“性别”和等级变量“血糖”需要进行相应赋值，并对值标签、变量类型等信息进行一一设置，如图 181 所示。

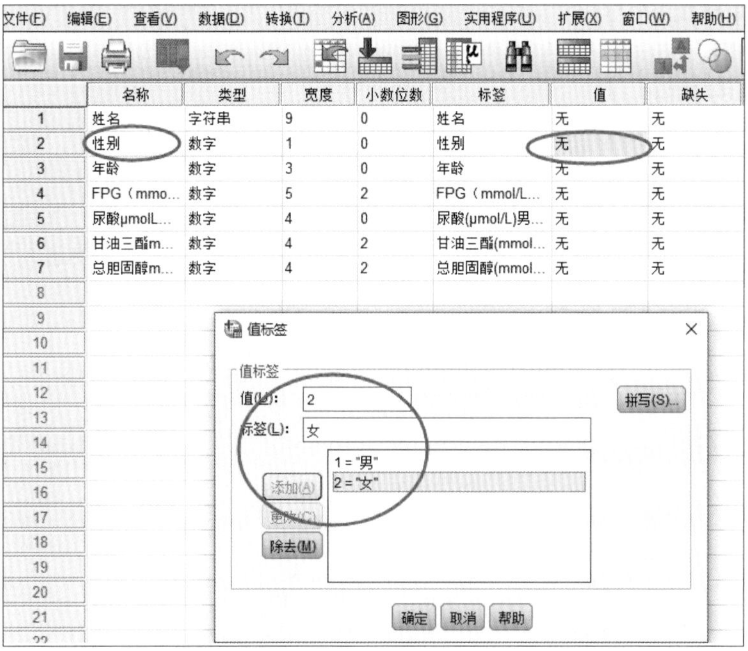

图 181　数据导入第六步

第七步：点击“保存”，至此，数据已完成导入，如图 182 所示。

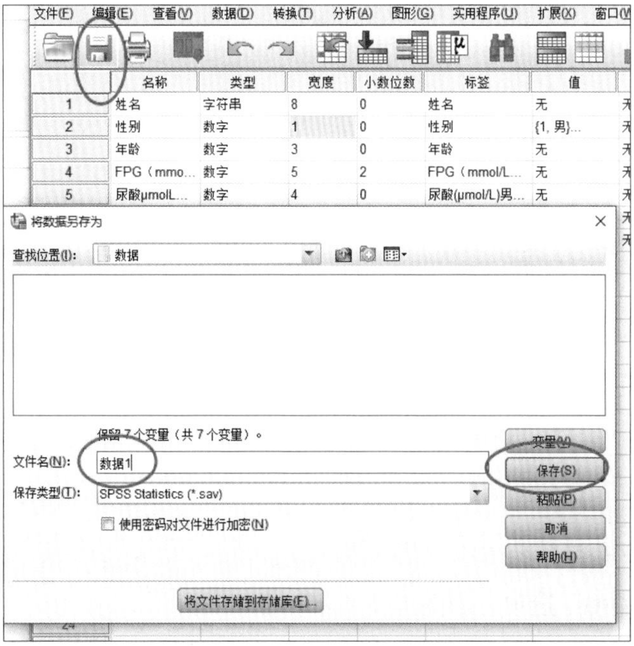

图 182　数据导入完成

5.4 统计分析

5.4.1 频数分析

频数分析用于了解变量的取值情况，把握数据的分布特征。频数分析有2个基本任务：编制频数分析表和绘制统计图。

第一步：打开SPSS软件，在菜单栏中单击文件，找到想要进行频数分析的数据集，如图183所示。

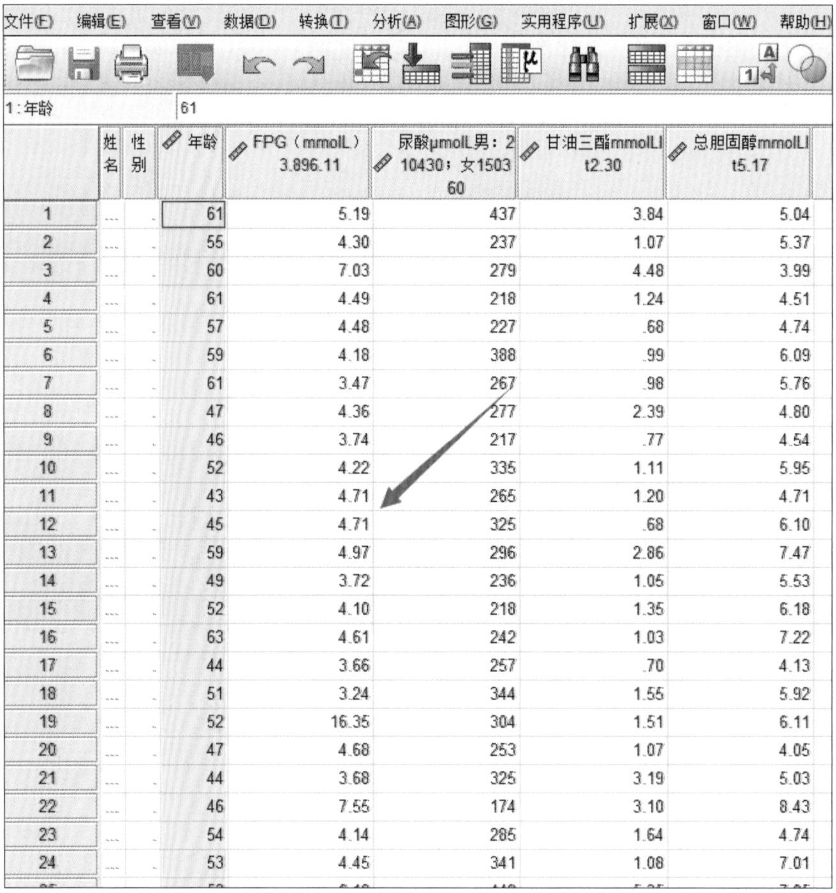

	姓名	性别	年龄	FPG（mmolL）3.896.11	尿酸μmolL男：210430；女150360	甘油三酯mmolLt2.30	总胆固醇mmolLt5.17
1	...	.	61	5.19	437	3.84	5.04
2	...	.	55	4.30	237	1.07	5.37
3	...	.	60	7.03	279	4.48	3.99
4	...	.	61	4.49	218	1.24	4.51
5	...	.	57	4.48	227	.68	4.74
6	...	.	59	4.18	388	.99	6.09
7	...	.	61	3.47	267	.98	5.76
8	...	.	47	4.36	277	2.39	4.80
9	...	.	46	3.74	217	.77	4.54
10	...	.	52	4.22	335	1.11	5.95
11	...	.	43	4.71	265	1.20	4.71
12	...	.	45	4.71	325	.68	6.10
13	...	.	59	4.97	296	2.86	7.47
14	...	.	49	3.72	236	1.05	5.53
15	...	.	52	4.10	218	1.35	6.18
16	...	.	63	4.61	242	1.03	7.22
17	...	.	44	3.66	257	.70	4.13
18	...	.	51	3.24	344	1.55	5.92
19	...	.	52	16.35	304	1.51	6.11
20	...	.	47	4.68	253	1.07	4.05
21	...	.	44	3.68	325	3.19	5.03
22	...	.	46	7.55	174	3.10	8.43
23	...	.	54	4.14	285	1.64	4.74
24	...	.	53	4.45	341	1.08	7.01

图183　找出要进行分析的数据集

第二步：鼠标移动至上方的菜单栏，找到“分析”选项，选择“描述统计”，点击“频率”选项，如图184所示。

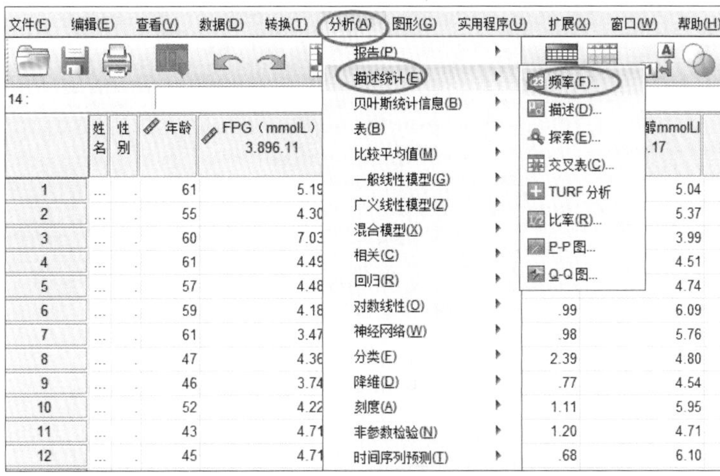

图 184　找到“分析”选项，选择“描述统计”，点击“频率”选项

第三步：在“频率”对话框中，可以将想要进行频数分析的变量移动至右侧的变量框中，选择“显示频率表”，如图 185 所示。

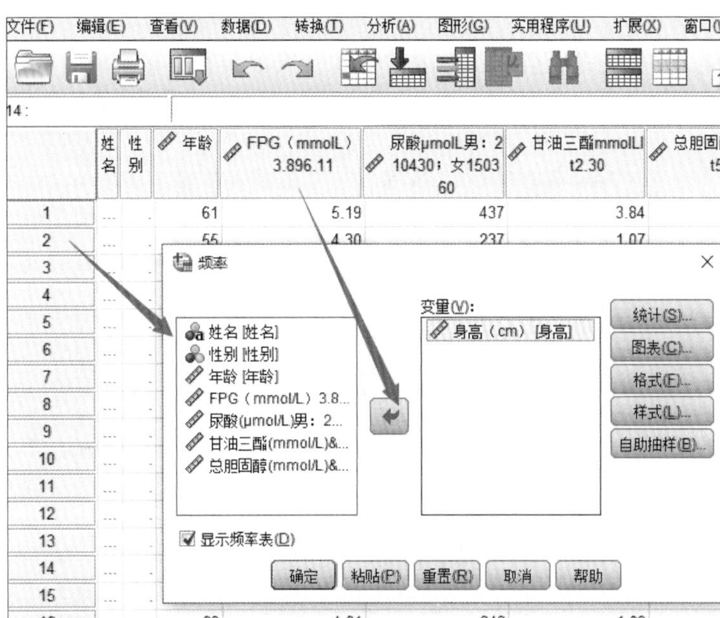

图 185　频率对话框

第四步：单击对话框右侧的“统计”选项，在这里可以对“百分位值”“集中趋势”“离散”“表示后验分布”等进行相应的勾选，如图 186 所示。

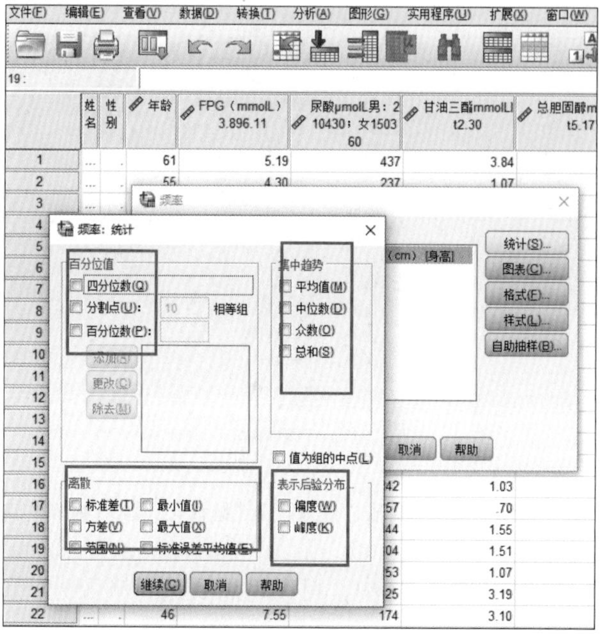

图 186 “统计”选项

第五步：选择完成后点击下方的“继续”选项，然后点击“确定”进行相应的图标查看，如图 187 所示。

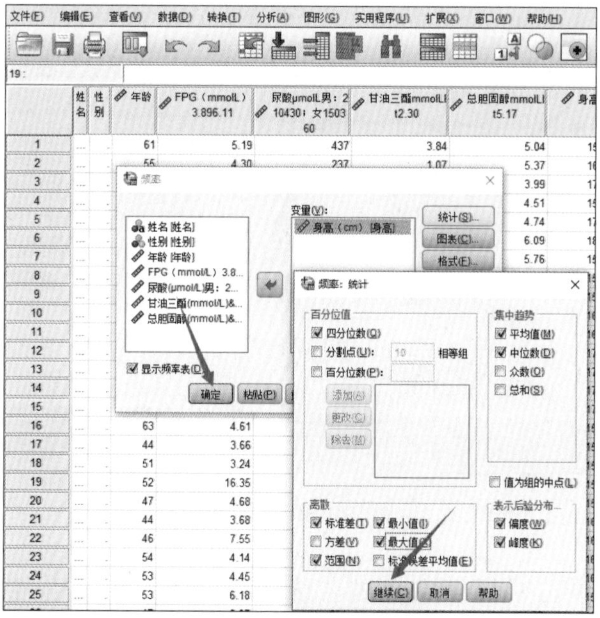

图 187 “继续”“确定”选项

第六步：确定完成后，进入 SPSS 查看器，在这里我们可以看到选择的身高的频数分析，如图 188 所示。

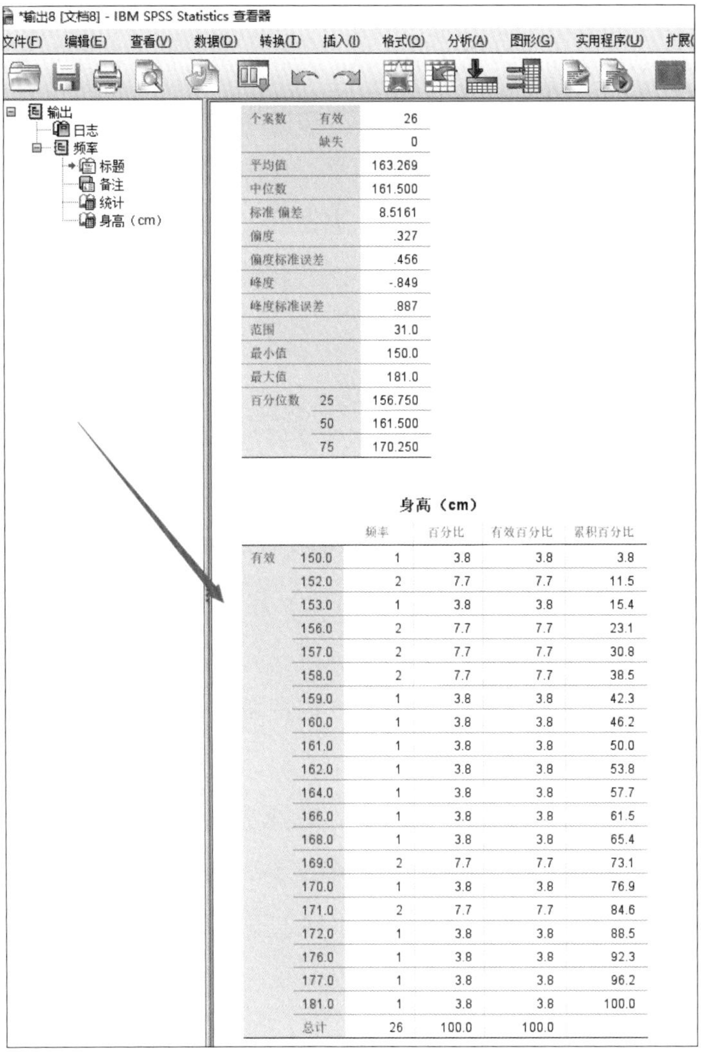

个案数	有效	26
	缺失	0
平均值		163.269
中位数		161.500
标准 偏差		8.5161
偏度		.327
偏度标准误差		.456
峰度		-.849
峰度标准误差		.887
范围		31.0
最小值		150.0
最大值		181.0
百分位数	25	156.750
	50	161.500
	75	170.250

身高（cm）

		频率	百分比	有效百分比	累积百分比
有效	150.0	1	3.8	3.8	3.8
	152.0	2	7.7	7.7	11.5
	153.0	1	3.8	3.8	15.4
	156.0	2	7.7	7.7	23.1
	157.0	2	7.7	7.7	30.8
	158.0	2	7.7	7.7	38.5
	159.0	1	3.8	3.8	42.3
	160.0	1	3.8	3.8	46.2
	161.0	1	3.8	3.8	50.0
	162.0	1	3.8	3.8	53.8
	164.0	1	3.8	3.8	57.7
	166.0	1	3.8	3.8	61.5
	168.0	1	3.8	3.8	65.4
	169.0	2	7.7	7.7	73.1
	170.0	1	3.8	3.8	76.9
	171.0	2	7.7	7.7	84.6
	172.0	1	3.8	3.8	88.5
	176.0	1	3.8	3.8	92.3
	177.0	1	3.8	3.8	96.2
	181.0	1	3.8	3.8	100.0
	总计	26	100.0	100.0	

图 188 身高的频数分析

5.4.2 描述统计

常见的基本描述统计量大致可分为 3 类。

第一，刻画集中趋势的描述统计量。集中趋势是指一组数据向某一中心值靠拢的倾向，在数据分析中，我们常用均值描述数据的集中趋势。

第二，刻画离散程度的描述统计量。离散程度是指一组数据远离其中心值的程度，常见的刻画离散程度的描述统计量有：样本标准差、样本方差、全距。

第三，刻画分布形态的描述统计量。分布形态指数据的分布是否对称，偏斜程度如何，陡缓程度如何。刻画分布形态的描述统计量主要有偏度系数和峰度系数。偏度系数是描述变量取值分布形态对称性的统计量。峰度系数是描述变量取值分布形态陡缓程度的统计量，数据分布与标准正态分布的陡缓程度相比，当两者相同时，峰度值等于0；更陡峭则峰度值大于0，称为尖峰分布；更平缓则峰度值小于0，称为平峰分布。

（1）操作步骤

第一步：导入测试数据。依次点击“文件”→“数据”。

第二步：然后在弹出的“打开数据”对话框中点击需要导入的数据（此处注意，打开的是Excel数据，需要在图示的文件类型红框内选择Excel）。

第三步：数据导进Excel后，依次点击“分析”→“描述统计”→“描述”。

第四步：在弹出的“描述性”对话框内把需要描述统计的变量从左侧拖往右侧。

第五步：然后单击图示的“选项”，在弹出的“描述：选项”对话框内，勾选需要的选项。例如，勾选“均值”“标准差”“最大值”。

第六步：最后点击继续，即可在输出日志里面看懂需要的描述统计量。

（2）常用描述集中趋势的统计量（表10）

表10 常用集中趋势描述统计量

中文名	SPSS中表示	数学含义
均值	Mean	表示某变量的所有变量值的集中趋势或平均水平
中位数	Median	一组数据中恰好使累积概率取1/2的变量值
众数	Mode	一组数据中出现频数最多的变量值
和	Sum	表示某变量的所有变量值的和

5.4.3 探索性分析

通过分析可检查数据是否有错误，对样本分布特征及样本分布规律做初步了解，并剔除奇异值和错误数据。探索性分析过程将提供在分组和不分组的情况下常用的统计量和图形。

（1）数据操作

举例：对 30 名 10 岁少儿（男 15 名，女 15 名）的身高（cm）进行探索性分析（图 189）。

注意：录入数据时，对不同分组需要定义新的组值，这里，“0”代表男孩，“1”代表女孩。探索性分析操作步骤同前频数分析图示，各项变量值的具体含义如图 190 至图 193 所示标注。点击“统计”，出现如图 191 的对话框。

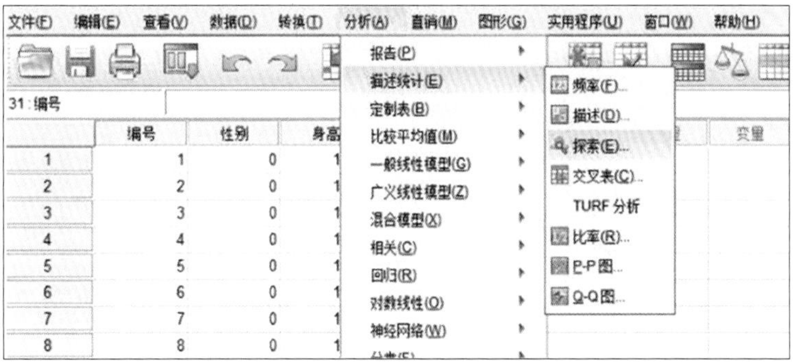

图 189　探索性分析

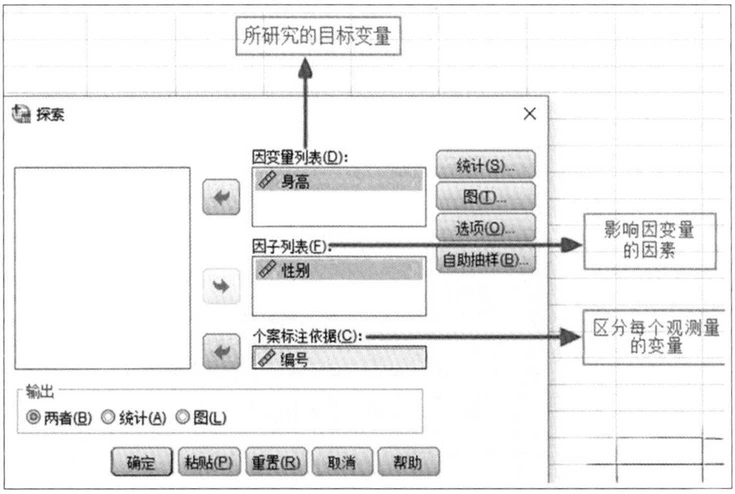

图 190　设置探索性分析变量值

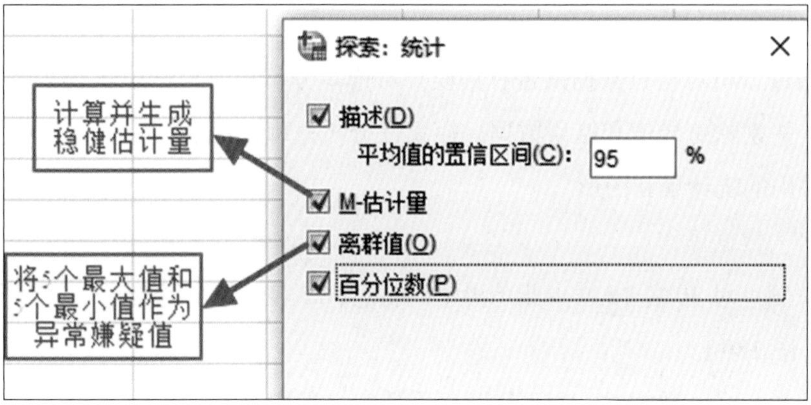

图 191 “统计”对话框

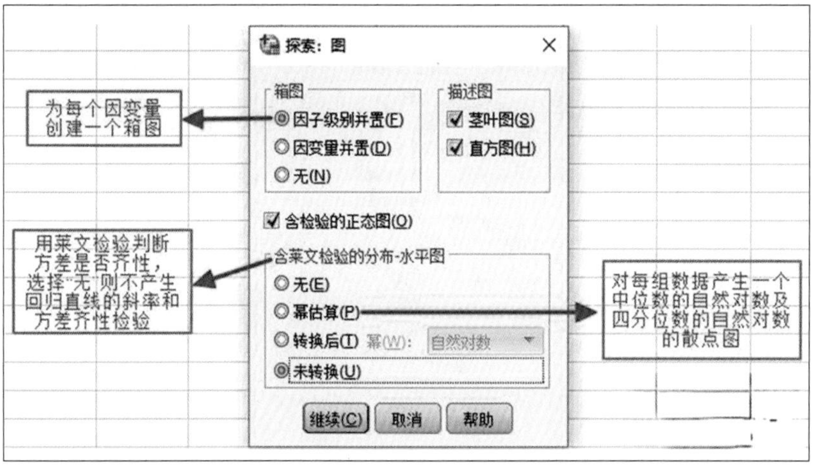

图 192 “图”对话框

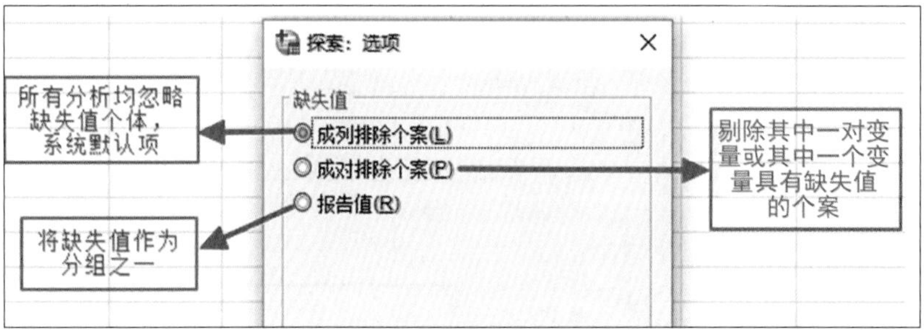

图 193 “选项”对话框

（2）输出结果

1）个案处理摘要：由图 194 可以看出不同性别的有效个案数、缺失个案数和总计个案数。

		个案					
		有效		缺失		总计	
	性别	个案数	百分比	个案数	百分比	个案数	百分比
身高	0	15	100%	0	0	15	100%
	1	15	100%	0	0	15	

图 194　个案处理摘要

2）图 195 中包含了所有的描述性统计指标。

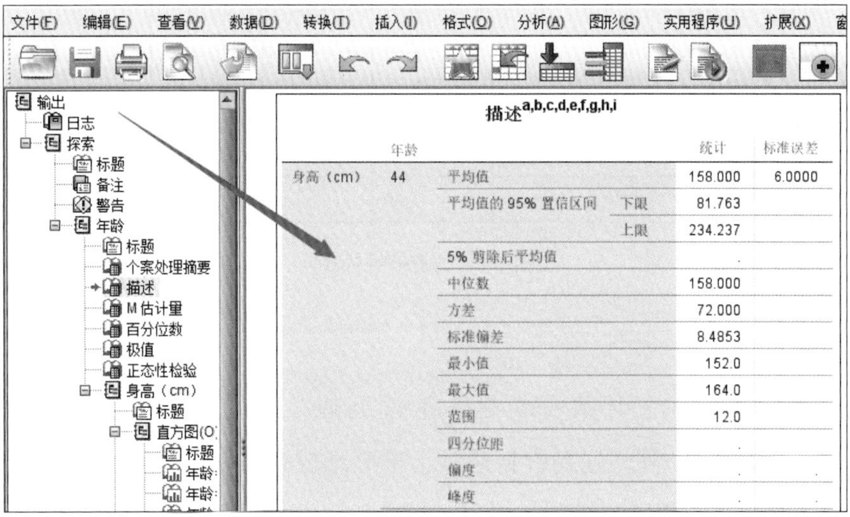

图 195　输出结果描述分析

3）数据输出结果的描述性统计：百分位数，如图 196 所示。

			百分位数						
		性别	5	10	25	50	75	90	95
加权平均（定义 1）	身高	0	122.400	126.540	129.400	132.500	136.700	141.140	.
		1	120.900	122.760	130.500	135.200	138.600	140.680	.
图基枢纽	身高	0			129.500	132.500	136.100		
		1			131.600	135.200	138.600		

图 196　百分位数

4）数据输出结果的描述性统计：正态性检验，如图 197 所示。

	性别	柯尔莫戈洛夫-斯米诺夫（KS）[a]			夏皮洛-威尔克（SW）		
		统计	自由度	显著性	统计	自由度	显著性
身高	0	0.151	15	0.200*	0.963	15	0.748
	1	0.154	15	0.200*	0.905	15	0.115

*. 这是真显著性的下限。

a. 里利氏显著性修正。

图 197　正态性检验

数据分析输出结果显示出 KS 和 SW 2 种正态检验方法的结果，P 值均大于 0.05，因此认为数据服从正态分布。

5）方差齐性检验如图 198 所示。

		莱文统计	自由度1	自由度2	显著性
身高	基于平均值	.630	1	28	.434
	基于中位数	.369	1	28	.548
	基于中位数并具有调整后自由度	.369	1	26.165	.549
	基于剪除后平均值	.522	1	26	.546

图 198　方差齐性检验

5.4.4 列联表分析

在医学统计中，计数资料是非常常见的，如“患病、未患病”“男、女”“有效、无效”等，这类资料通常会被整理成列联表的形式，我们平常接触到的列联表多数都是二维的（$R \times C$ 列联表）。根据变量是否有序，又分为单向有序、双向有序属性相同、双向有序属性不同列联表，不同的列联表所用统计方法是不一样的。在后续定性资料统计推断中我们会一一介绍其操作步骤，这节先通过 1 个例子看一下简单的 2 × 2 列联表的卡方检验（反映理论频数和实际频数的差异大小）过程。

举例：为了探讨吸烟与慢性支气管炎有无关系，调查了 339 人，结果如图 199 所示。

	患慢性支气管炎	未患慢性支气管炎
吸烟	43人	162人
不吸烟	13人	121人

图 199　调查结果

第一步：数据录入。

注意数据的录入方式，给不同变量的不同分类定义新的标签值，这里，变量 x 代表是否吸烟："0" 代表吸烟，"1" 代表不吸烟；变量 y 代表是否患病："0" 代表患病，"1" 代表不患病，如图 200 所示。

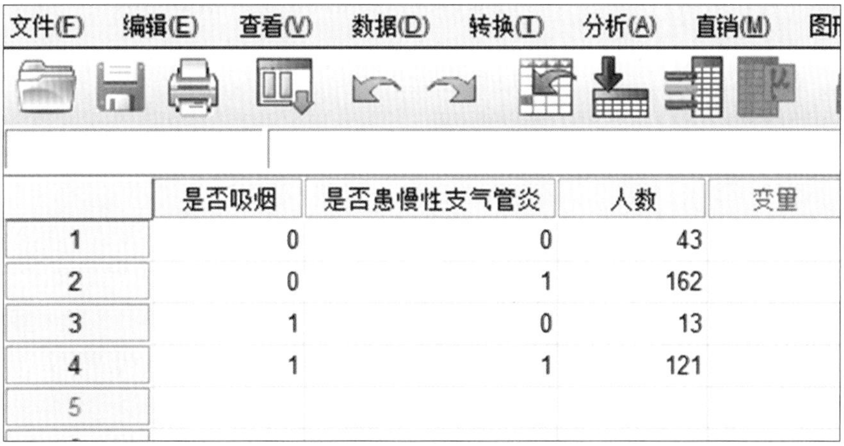
文件(F)
编辑(E)
查看(V)
数据(D)
转换(T)
分析(A)
直销(M)
是否吸烟
是否患慢性支气管炎
人数
变量
1 0 0 43
2 0 1 162
3 1 0 13
4 1 1 121
5

图 200　数据录入

第二步：数据加权，如图 201 所示。

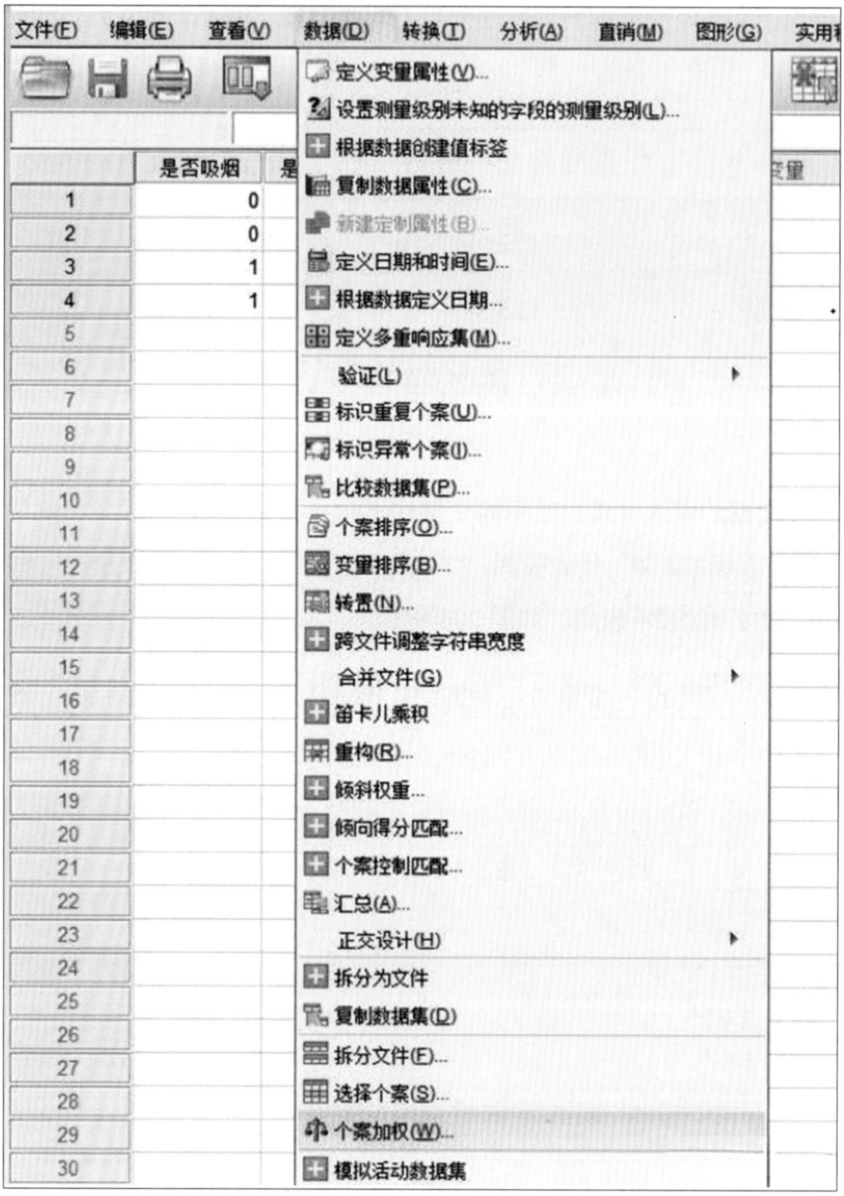

图 201　数据加权

弹出“个案加权”对话框后，选择“个案加权系数”，激活频率变量，将“人数”放入“频率变量”栏中，点击“确定”，如图 202 所示。

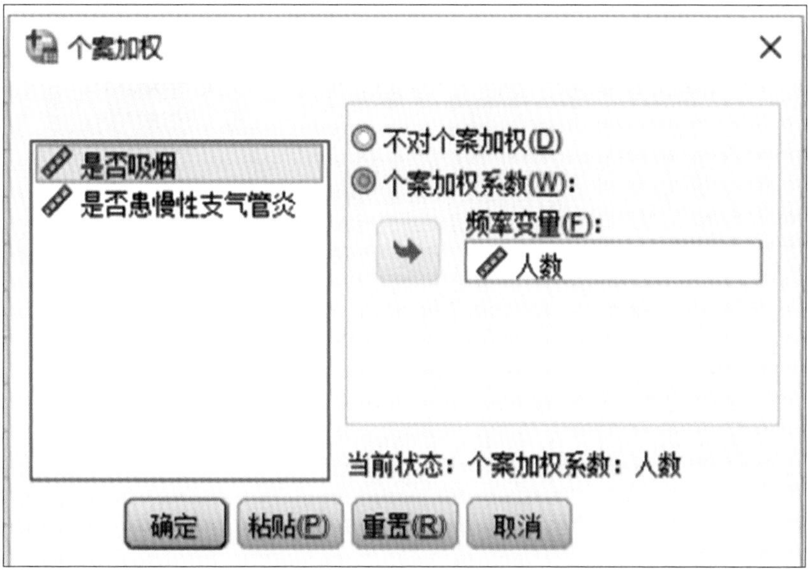

图 202 “个案加权”对话框

第三步：卡方检验和费希尔（Fisher）精确检验。在点击“描述统计”→“交叉表”后弹出的对话框中选择进行，如图 203 所示。

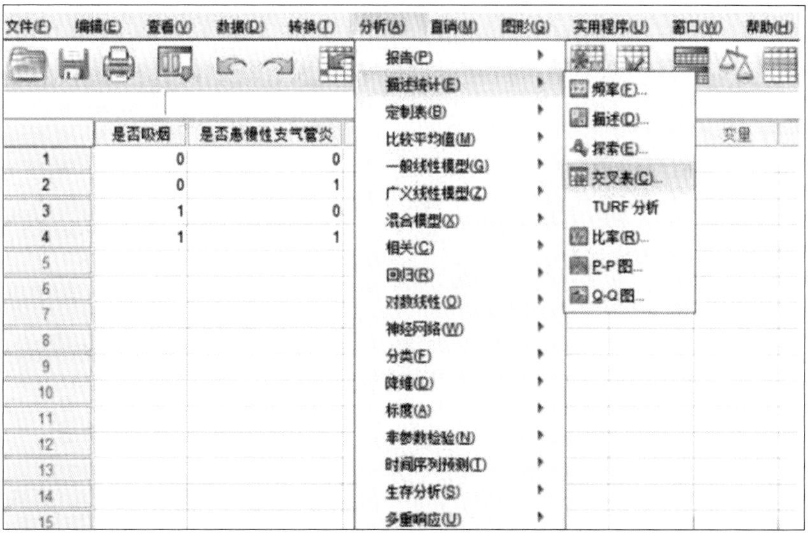

图 203 交叉表对话框

将“是否吸烟”选入行，“是否患慢性支气管炎”选入列（结局变量放入列），如图 204 所示。

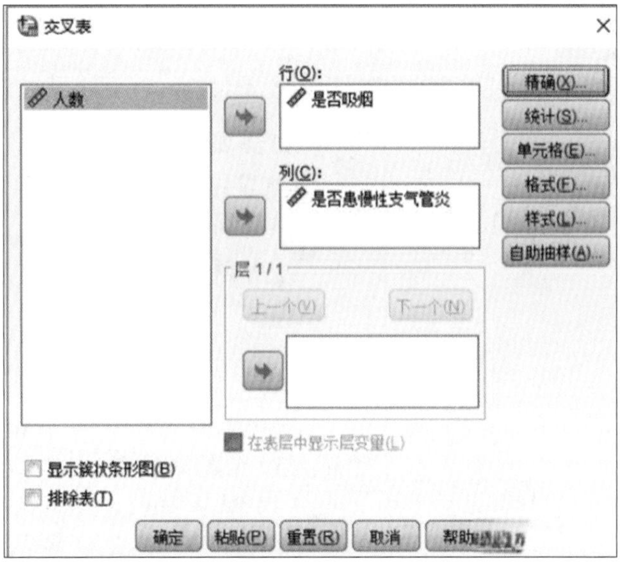

图 204　交叉表

点击“精确”，在弹出的对话框中选择“卡方”，如图 205 所示。

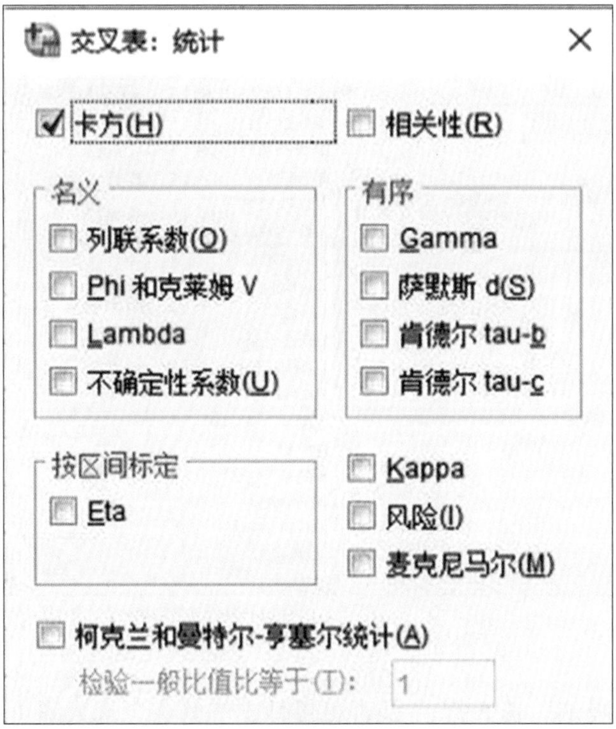

图 205　选择“卡方”

点击“格式”，在“计数”框中选择“实测”“期望”，在“百分比”框中选择“列”，如图 206 所示。

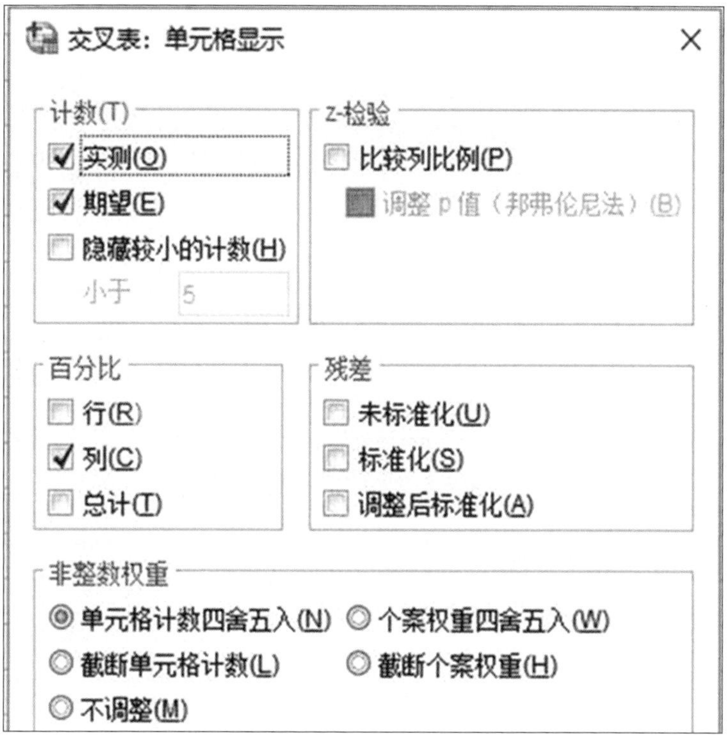

图 206　选择“实测”“期望”“列”

结果解读：表中可以看出有效个案数、缺失个案数和总计个案数，如图 207 所示。

	个案					
	有效		缺失		总计	
	N	百分比	N	百分比	N	百分比
是否吸烟 * 是否患慢性支气管炎	339	100.0%	0	0.0%	339	100.0%

N= 个案数。

图 207　个案处理摘要

交叉表：由于使用卡方检验要求每个单元格频数不少于 5，当条件不满足时，应当用 Fisher 精确检验。由表格可以看出期望计数的最小值为 22.1，大于

5，所以可以直接采用卡方检验，如图 208 所示。

			是否患慢性支气管炎		
			0	1	总计
是否吸烟	0	计数	43	162	205
		期望计数	33.9	171.1	205
		占是否患慢性支气管炎的百分比	76.8	57.2	60.5
	1	计数	13	121	134
		期望计数	22.1	111.9	134
		占是否患慢性支气管炎的百分比	23.2	42.8	39.5
总计		计数	56	283	339
		期望计数	56	283	339
		占是否患慢性支气管炎的百分比	100		

图 208　是否吸烟、是否患慢性支气管炎交叉表

卡方检验，如图 209 所示。

	值	自由度	渐进显著性（双侧）	精确显著性（双侧）	精确显著性（单侧）
皮尔逊卡方	7.469[a]	1	.006		
连续性修正[b]	6.674	1	.010		
似然比	7.925	1	.005		
费希尔精确检验				.007	.004
线性关联	7.447	1	.006		
有效个案数	339				

a. 0 个单元格 (0.0%) 的期望计数小于 5。最小期望计数为 22.14。

b. 仅针对 2x2 表进行计算

图 209　卡方检验

由结果得 $\chi^2=7.469$，$P=0.006 < 0.05$，所以应该拒绝原假设，认为患慢性支气管炎与吸烟之间不是相互独立的。研究问题时，当任何一个期望计数小于 5 时，便不再使用卡方检验，而是采用 Fisher 精确检验，由表格可以看出，本题的 Fisher 尔精确检验的双侧 P 值为 0.007。

6 数据可视化地图应用基础

艾滋病的传播数据是有时空特性的、蕴含流行病学特性的数据集合体。地图作为呈现数据空间分布特征的典型可视化方法，通常被用于表达传染病的空间分布、空间传播路径，以及传播媒介的空间移动模式等。地理空间位置数据具有多样性和多粒度的特征，既有通过记录病例点坐标形成的离散数据，还有通过统计病例所在地区形成的区域数据。数据可视化地图可以最直观地表达出数据之间的空间地理关系，有利于快速理解当地传染病传播过程和发展规律，为当地防控提供科学依据。现在有非常多的工具都可以制作数据可视化地图，下文将向大家简要介绍几种绘制可视化地图的工具。

6.1 Power Map 的应用

Power Map 是 Excel 2013 软件中的一个三维数据可视化插件工具。安装方法为：在百度中搜索“Power Map for Excel 2013 官方版”。安装后，打开 Excel 点击工具栏“插入”，会看到多了一个“地图”按钮，如图 210 所示。

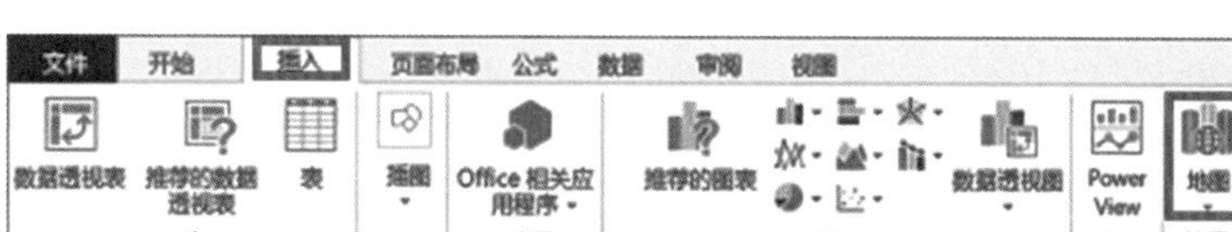

图 210　Excel 中的地图应用

将 Excel 表格数据选中，选项卡里选择“插入”，点击“地图”，就生成了一个可以全方位拖拽 / 缩放的地球。再点击上方的三维地图，就进入了地图可视化编辑界面，如图 211 所示。根据工作需求，我们可以在对应地区位置生成堆积柱形图、气泡图、热度图、区域图，让可视化效果更加丰富！

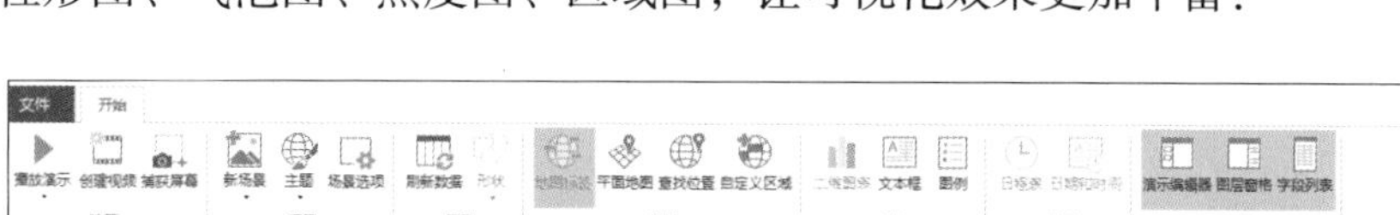

图 211　可视化编辑界面

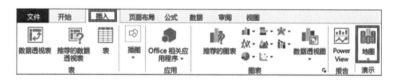

6.2 百度地图的应用

浏览器打开网址：https://map.baidu.com 。搜索栏输入地址后，在工具箱选中“标记”，对位置进行标记，如图 212 所示。

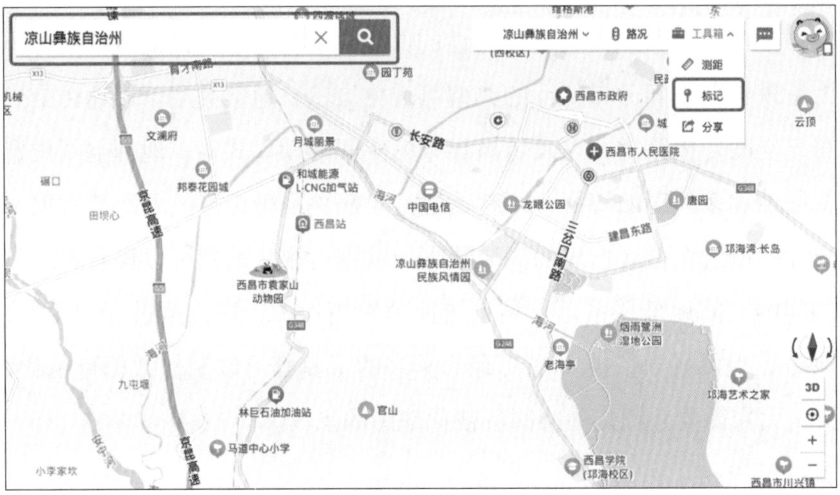

图 212　输入地址，选中“标记”

6.3 ArcGIS 的应用

第一步：打开 ArcGIS 然后导入一副地图（这里需要自己导入地图），如图 213 所示。

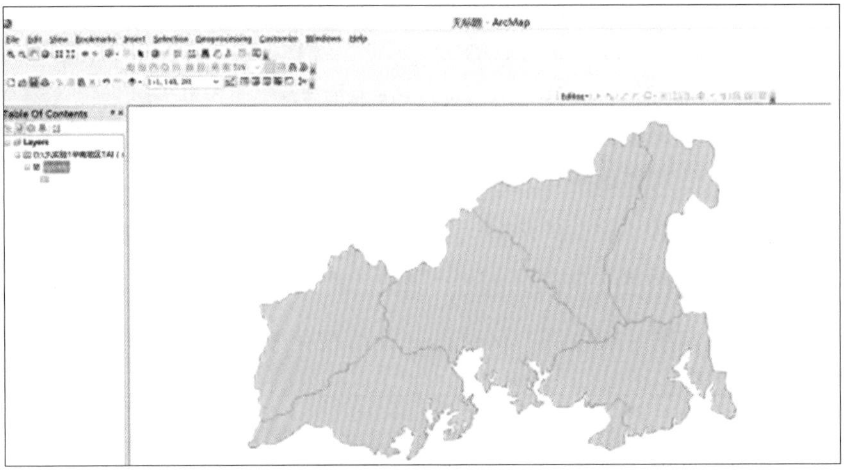

图 213　导入地图

第二步：点击左下角“Layout View”按钮，进入制作页面，如图 214 所示。

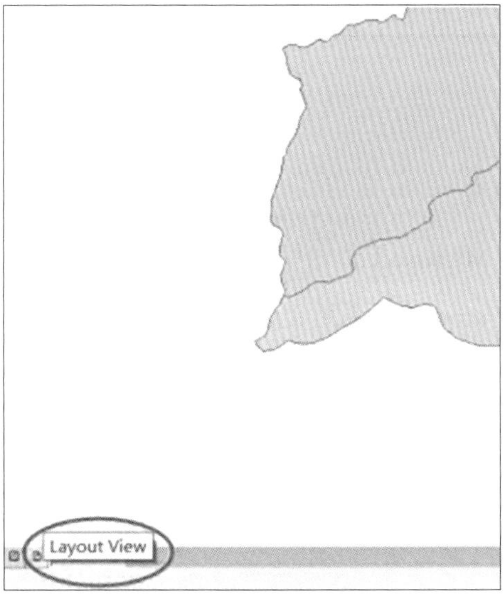

图 214　进入制作页面

第三步：在最上面一栏，选择“Insert”就可以根据需求编辑制图，如图 215 所示。

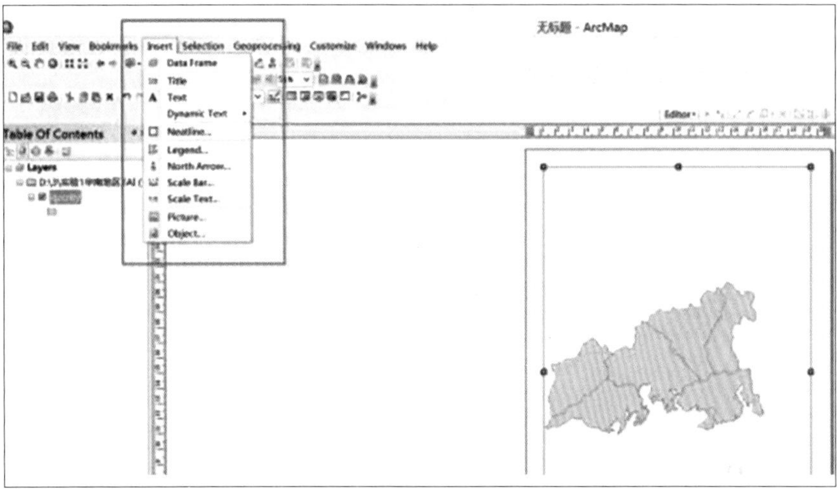

图 215　选择“Insert”

7 PowerPoint 应用基础

7.1 PowerPoint 简介

PowerPoint 是由 Microsoft 公司推出的 Office 办公软件之一，用于制作和演示幻灯片。用 PowerPoint 做出来的文件叫演示文稿，演示文稿中的每一页即幻灯片。PowerPoint 可将文字、图片、声音、视频等多媒体元素组合于一体，根据用户自己所要表达的信息组织制作一套图文并茂的演示文稿。制作好的演示文稿通过计算机屏幕、投影机进行现场或远程播放，也可打印出来制作纸质版材料，广泛用于教师授课、学术报告、产品演示、广告宣传等领域。

在凉山州艾滋病防治工作中，需要定期对州 / 县的疾控、定点医院、妇计中心等工作人员进行关于综合干预、抗病毒治疗、母婴阻断等内容的传达与培训。除此之外，还需要对当地居民进行健康教育，因此有必要将这些内容呈现在 PowerPoint 上，既直观又清晰易懂。本文用于演示的 PowerPoint 版本为 PowerPoint 2016 for Mac。

7.2 PowerPoint 的主要功能

7.2.1 PowerPoint 文字录入和编辑

双击图 216 箭头所示的 PowerPoint 文件打开，进入 PowerPoint 制作界面，如图 217 所示。其中黄色框内为 PowerPoint 的选项卡，绿色框内为 PowerPoint 的命令栏，红色框内为 PowerPoint 的视图切换窗格，蓝色框内为 PowerPoint 的编辑区。

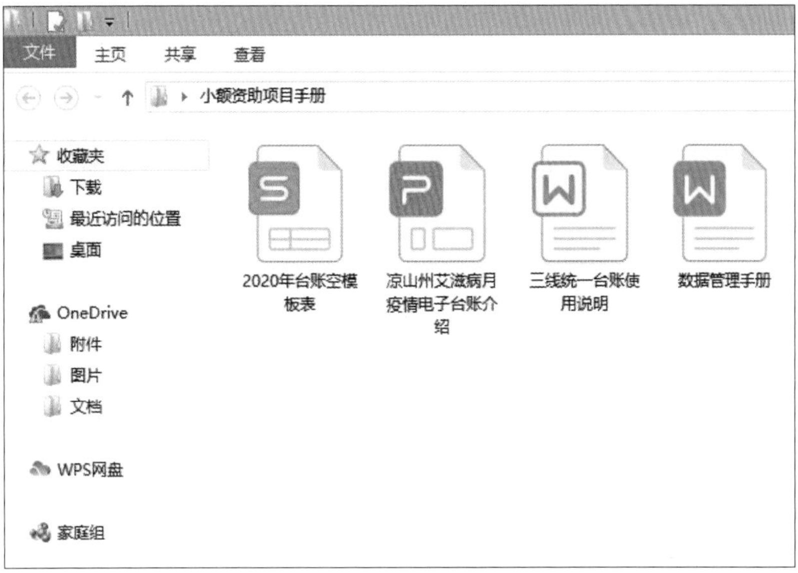

图 216　PowerPoint 标识

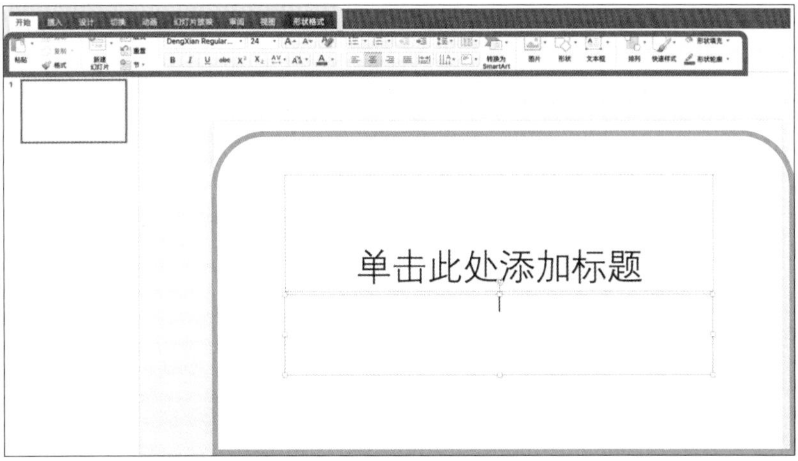

图 217　PowerPoint 主界面

PowerPoint 的文字录入有以下 2 种常用方式：①点击图 217 蓝色框内 PowerPoint 编辑区“单击此处添加标题”文本框，框内文字便消失，在光标处即可输入需要的文字。②单击图 217 中黄色框内的选项卡“插入”，在命令栏中选择“文本框”，如图 218 所示。在下拉框中根据需要点击“绘制横排文本框”或“竖排文本框”。

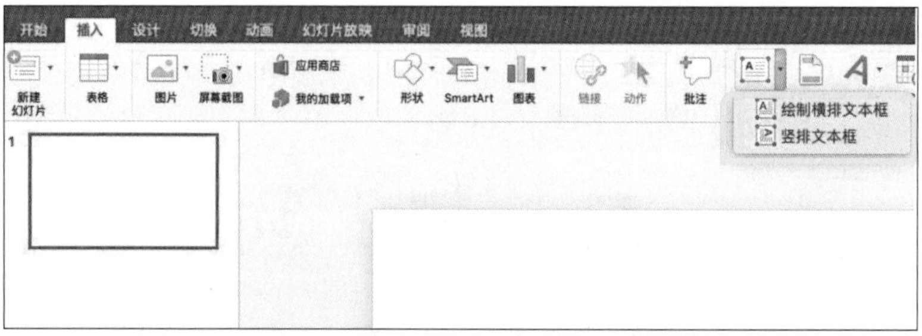

图 218　插入文本框示意

将鼠标置于 PowerPoint 的编辑区，此时鼠标光标会变成一个十字，按住鼠标左键向右下移动，就可以出现一个文本框，如图 219 黄色箭头所指。在文本框的光标处即可录入文字，如图 220 所示。

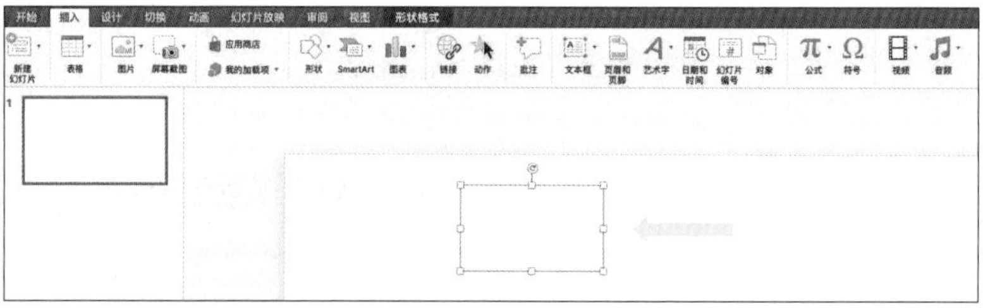

图 219　插入横排文本框示意

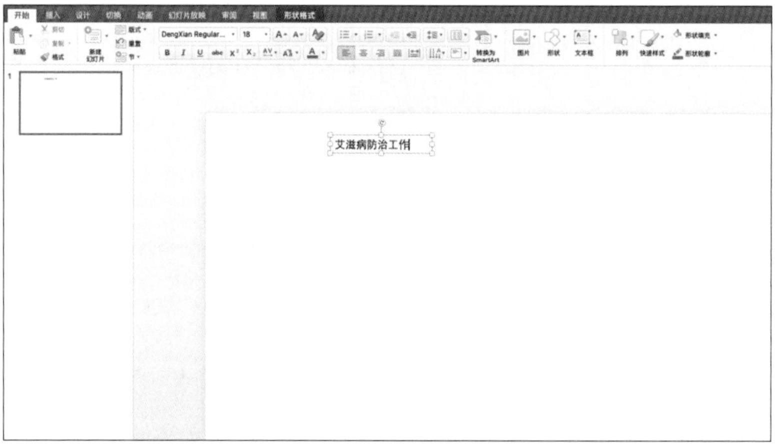

图 220　在文本框内输入文字

PowerPoint 的编辑区内可以在不同区域绘制多个文本框，也可以绘制一个文本框进行所有文字内容的编辑。

（1）PowerPoint 字体及字号调整

PowerPoint 文本框内的内容是可以调整字体及字号的。一个文本框内的文字可以部分调整，也可以作为一个整体同时调整。若仅调整部分文字，用鼠标选中需要调整的内容后，可看到被选中的内容背景色变为蓝色，然后点击命令栏中的字体下拉框，如图 221 所示。

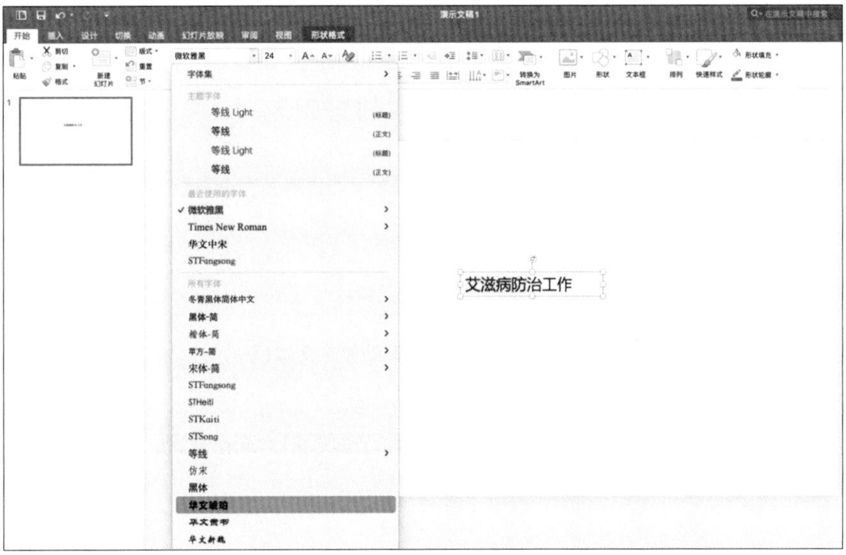

图 221　选中文本框内的部分内容，选择“华文琥珀”字体

在字体下拉框中选择相应的字体，即可看到调整后的效果，如图 222 所示。

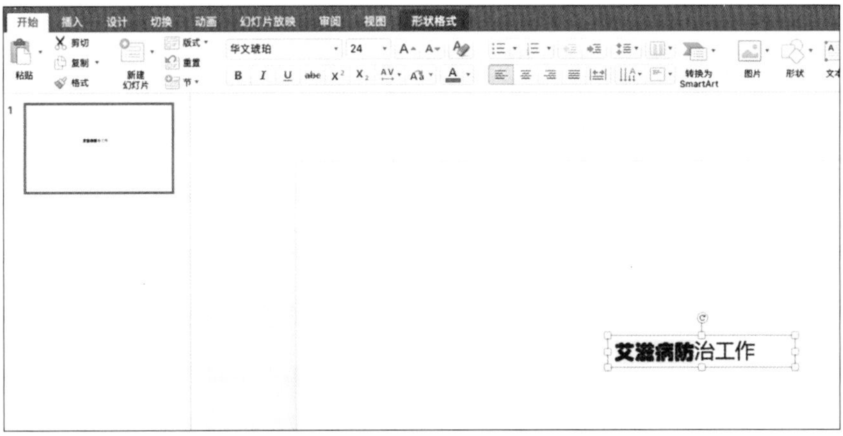

图 222　选中的内容调整为“华文琥珀”字体后

若调整整个文本框的内容，鼠标直接选中文本框，如图 223 所示。点击命令栏中的字体下拉框选择相应的字体，即可看到调整后的效果，如图 224 所示。

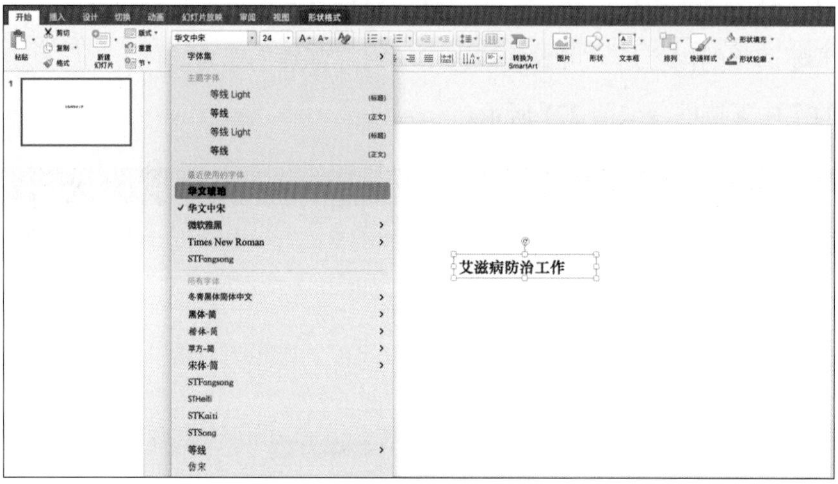

图 223　选中需要调整的整个文本框

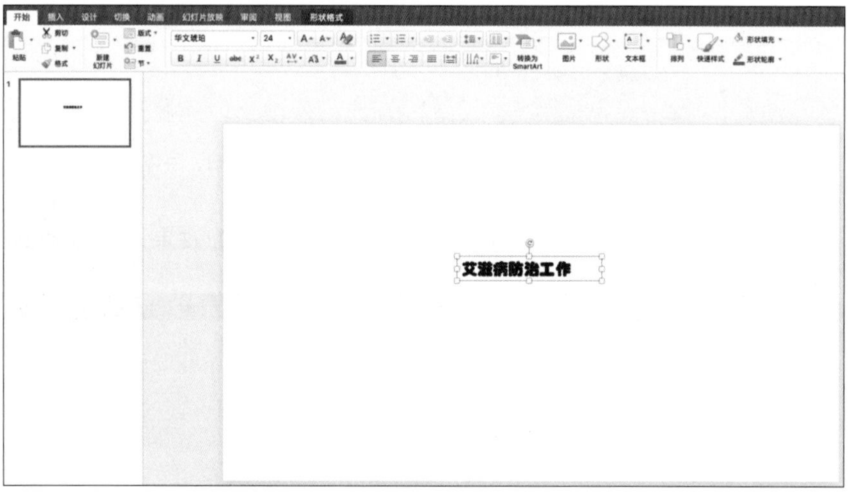

图 224　选中的内容调整为“华文琥珀”字体后

若 PowerPoint 编辑区内有多个文本框，需要调整多个文本框的字体，可同时选中需要调整字体的多个文本框。具体方法：先用鼠标左键点击其中一个文本框的外框线，按住 Ctrl 键，然后用鼠标左键依次点击其他需要调整的文本框；在 PowerPoint 命令栏中选择“华文琥珀”字体，如图 225 所示；可见 3 个文本框的字体全部变成华文琥珀，如图 226 所示。

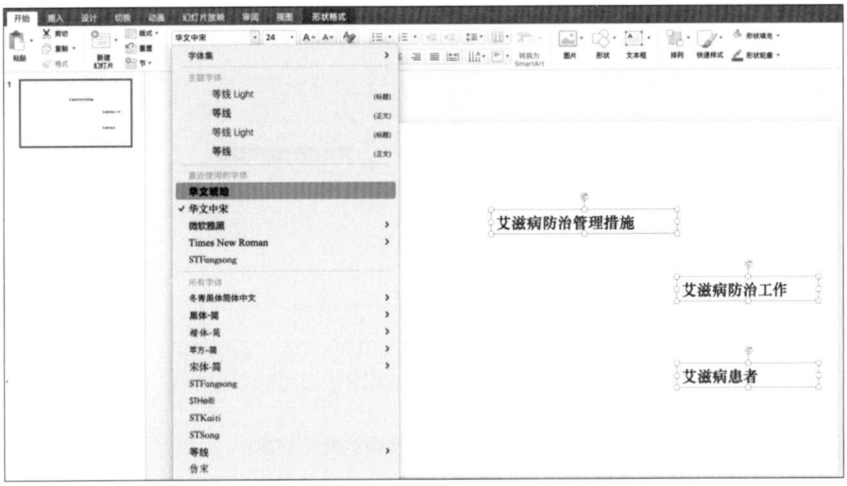

图 225　同时选中 3 个文本框，选择“华文琥珀”字体

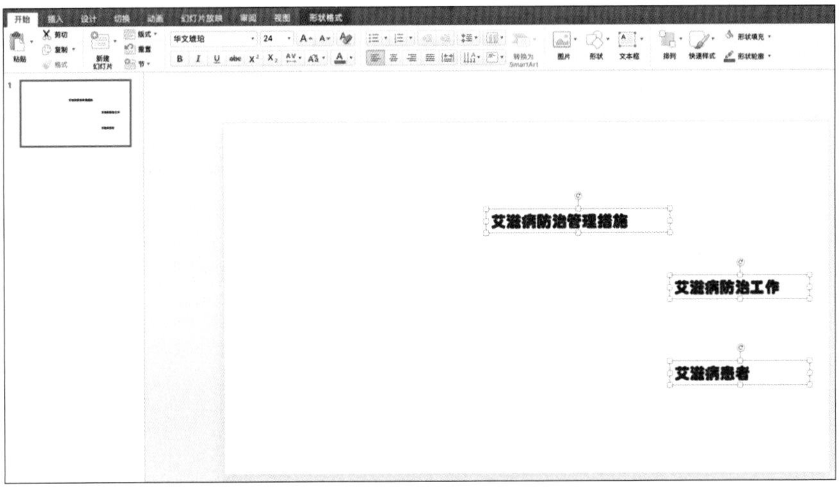

图 226　选中的内容调整为“华文琥珀”字体后

在 PowerPoint 中字号的调整方式与字体调整类似，选中需要调整的内容，点击命令栏中的字号，即可调整为相应的字体大小，如图 227、图 228 所示。

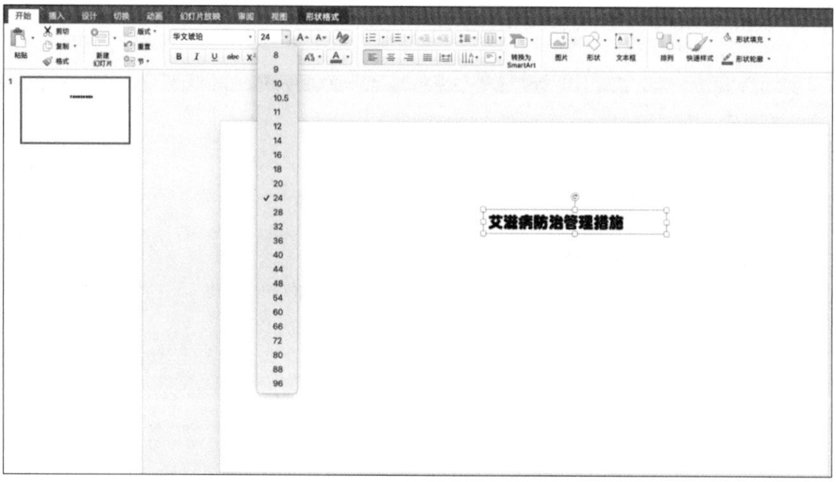

图 227　选中需要调整字号的整个文本框

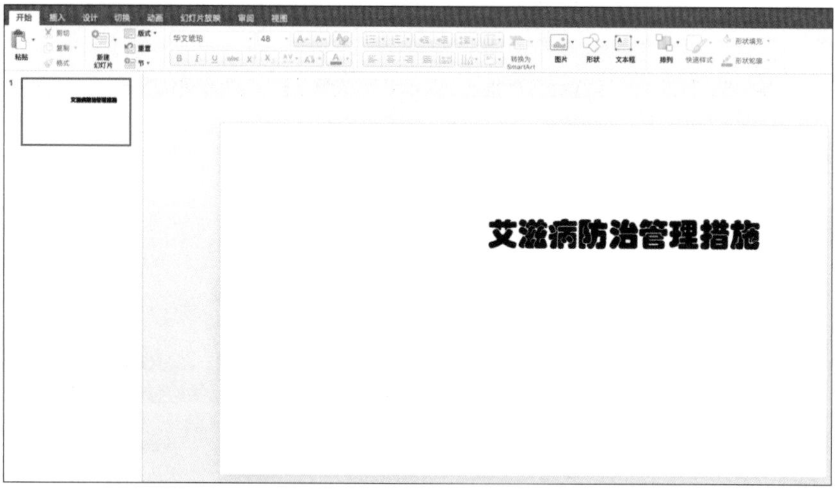

图 228　调整字号后的文本框内容

（2）PowerPoint 标题层次设置

标题层次是内容结构的体现，常根据展示的内容分量轻重来设计，要求层次设计严谨、脉络清晰、紧凑及合乎逻辑，方便观众或读者直观地了解内容结构。在具体操作过程中，需要考虑对各级标题的切入点、概念外延及上下级关系等进行设计。

PowerPoint 标题层次的体现可以有多种方式，常用的包括以下 2 种。

第 1 种，添加不同种类的项目符号。将鼠标置于需要设置项目符号的文字前，待光标闪烁后，在命令栏中选择“项目符号”，可见常用的 7 种项目符号，如图 229 所示。

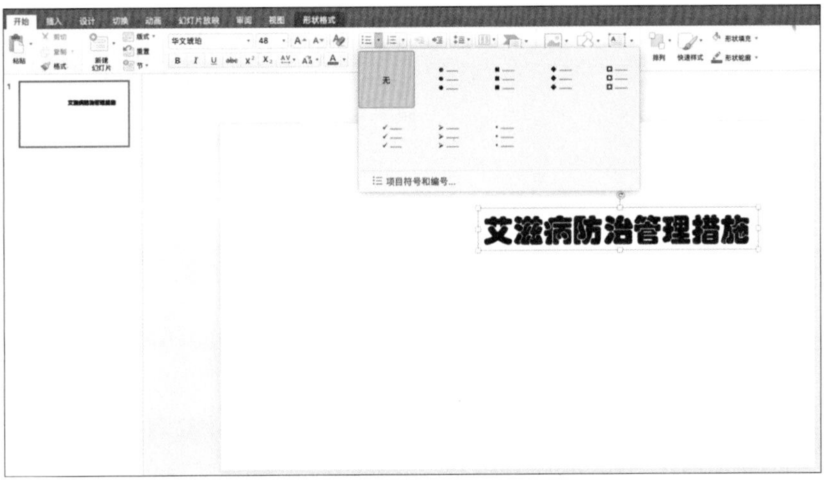

图 229　命令栏中的“项目符号”

操作者可根据自己的喜好选择合适的项目符号，即可在该行文字前显示所选的项目符号，如图 230 所示。一般来讲，在同一页幻灯片中项目符号的种类最好不超过 2 种，否则容易在视觉上出现层级结构不清晰的感受。因此，用项目符号的方式来体现标题层次，建议控制在 2 级标题以内，如图 231 所示。

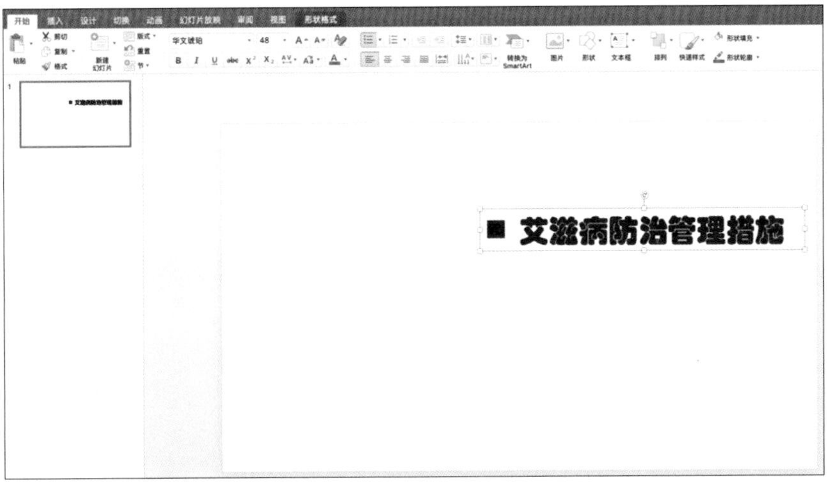

图 230　项目符号设置后效果

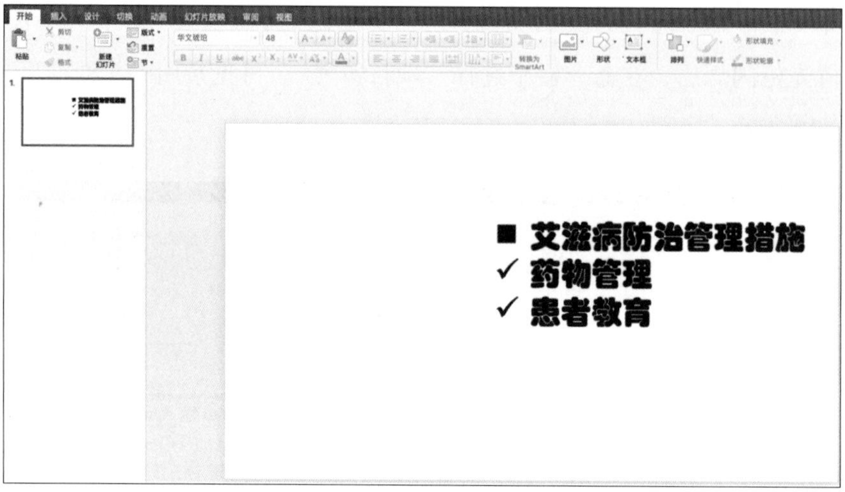

图 231　用项目符号设置二级标题层次

第 2 种，用项目编号的方式来体现标题层次。有以下 2 种设置方式。

1）在命令栏中点击“项目符号”，如图 229 所示，在弹出的下拉框中选择最底部的“项目符号和编号”，即可看到如图 232 所示的新的弹框。点击新弹框顶部的“编号”，可选择其中不同层级的数字编号，点击右下角的“确定”，效果如图 233 所示。同理可设置二级、三级标题。

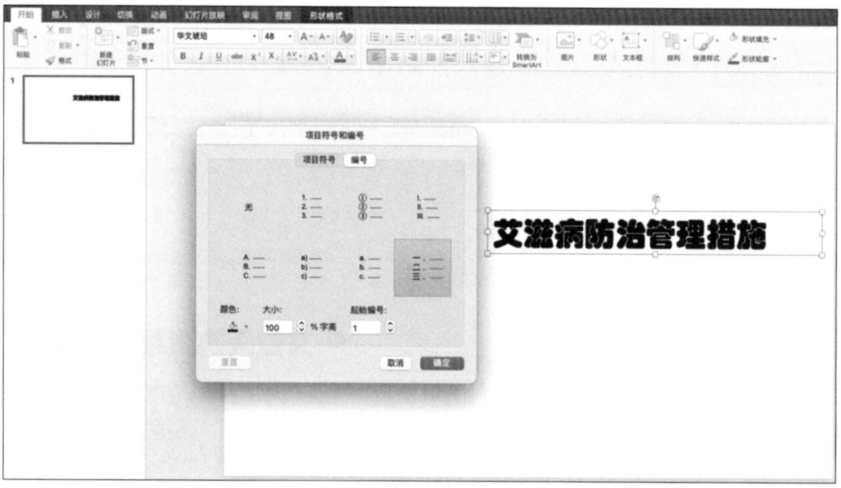

图 232　项目编号的选择

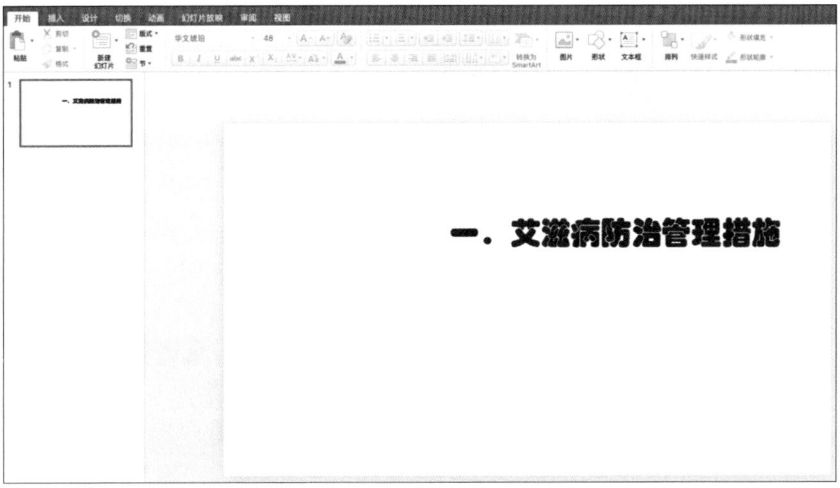

图 233　项目编号所示的一级标题

2）项目编号的设置也可直接在命令栏中的“项目编号”快捷键里选择，效果相同，如图 234 所示。

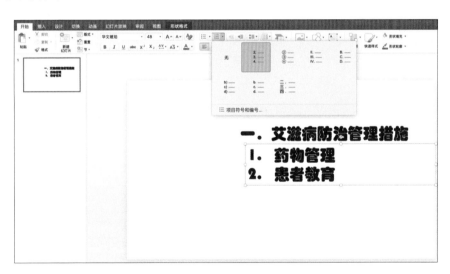

图 234　命令栏快捷键设置“项目编号”

7.2.2 新建幻灯片

当一页幻灯片制作完成后，我们常常需要新增一页幻灯片继续添加内容，新建幻灯片操作较为简单，常通过以下 3 种方式进行。

第 1 种，选中幻灯片左侧的视图切换窗格（红色框），点击鼠标右键，就会看到如图 235 所示的弹出框，选择“新建幻灯片”，即可在该页幻灯片的后面出现新增的幻灯片页面，如图 236 所示。

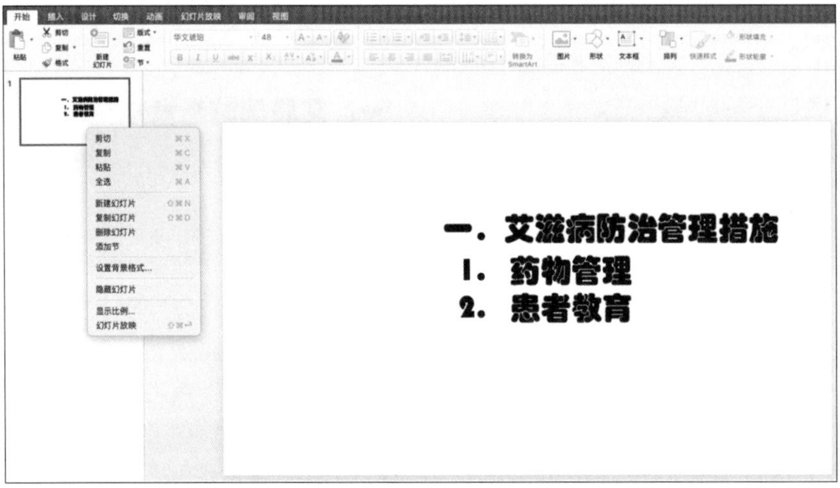

图 235　在视图切换窗格点击鼠标右键后的弹出框

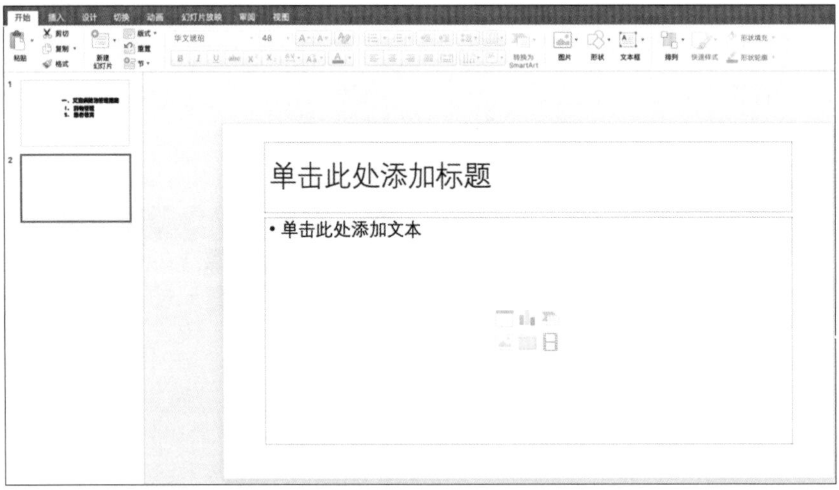

图 236　新建幻灯片页面（红色框）

第 2 种，在 PowerPoint 命令栏中点击“新建幻灯片”，如图 237，在弹出框中根据需要选择不同版式的新建幻灯片（图 238），也可达到图 236 的效果。

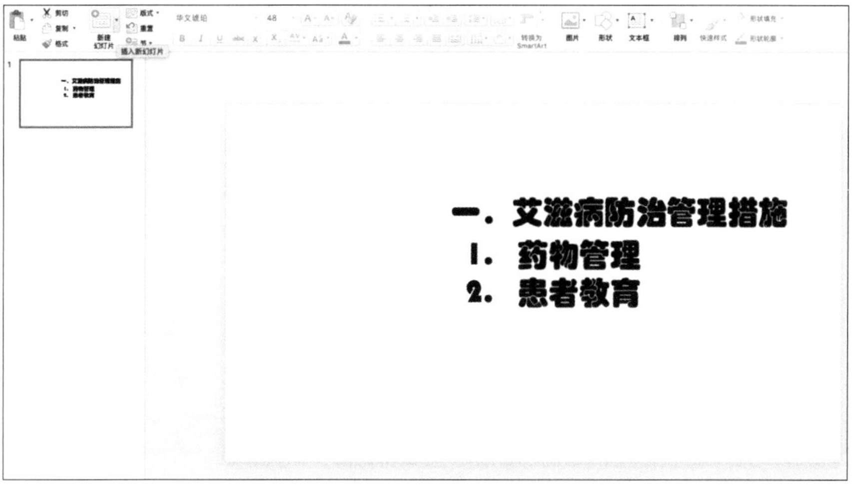

图 237　点击命令栏中的“新建幻灯片”

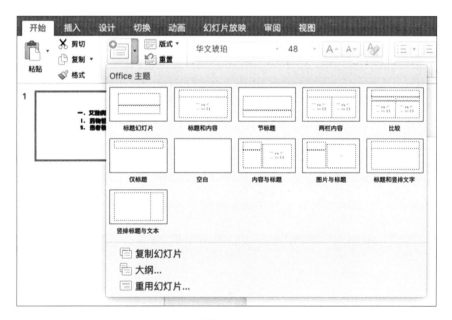

图 238　选择“标题幻灯片”

第 3 种，如果新建的幻灯片格式与前一张幻灯片类似，可通过复制的方式来新建幻灯片，在复制的幻灯片上做内容修改，如图 239 所示。

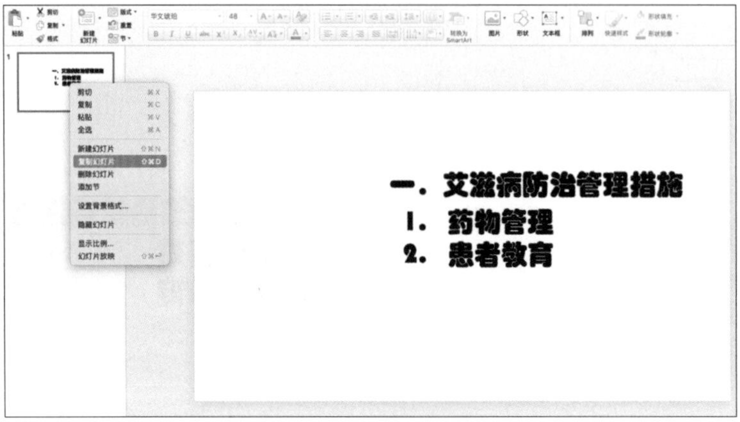

图 239　复制幻灯片

7.2.3 PowerPoint 图片插入及编辑

在幻灯片中插入图片可使幻灯片更加美观，起到图文并茂、直观易懂的效果。尤其适用艾防人员进行患者教育，即使面对不识字的群众，也可以用图片来清晰直观地表达和传递内容。

（1）PowerPoint 图片插入

图片插入方法操作简单，点击 PowerPoint 选项卡中的“插入”，在命令栏中点击“图片”，如图 240 所示。在下拉框中选择“来自文件的图片”，这里一般是指选择本地图片，也就是来自已经存储在电脑里的图片。选中图片后，点击右下角“插入”，即可在幻灯片中显示增加的图片，如图 241、图 242 所示。

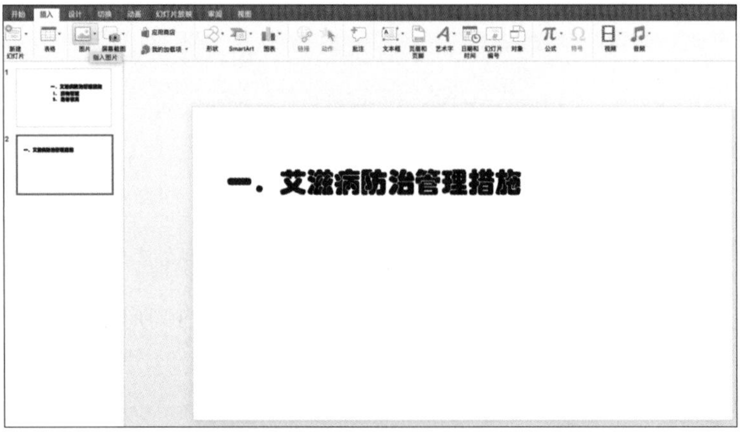

图 240　插入来自文件的图片

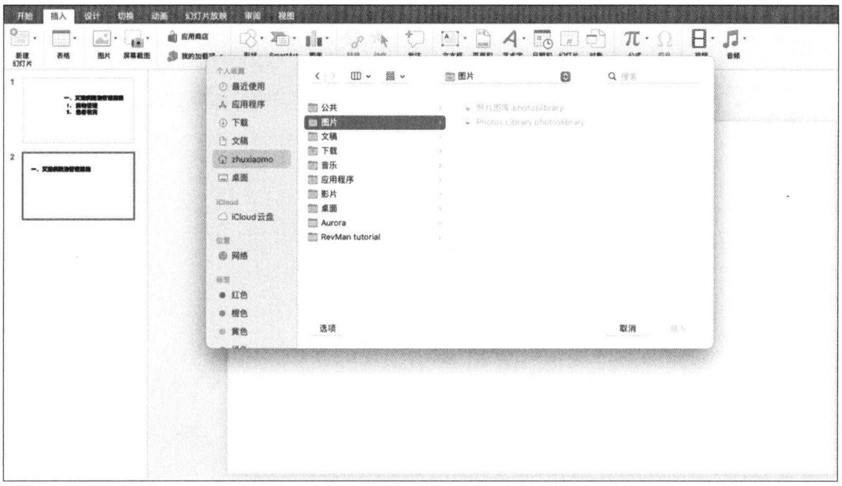

图 241　选择本地文件中已经存在的图片

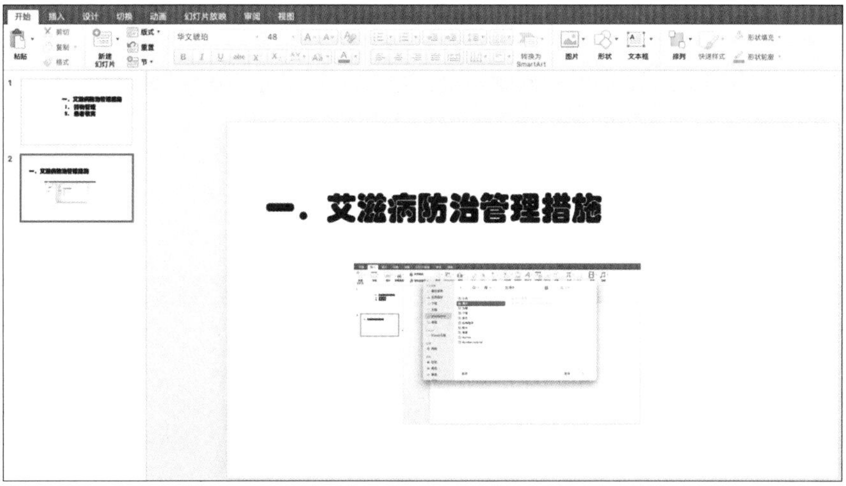

图 242　在幻灯片中插入图片后的效果

此外，还可通过更快捷的方式在幻灯片中插入图片。具体操作如下。

1）打开图片所在的文件夹，找到需要插入的图片，鼠标右键点击图片，即可在下拉框中看到“拷贝”图片的选项，选中“拷贝”，图片便被复制，如图 243 所示。

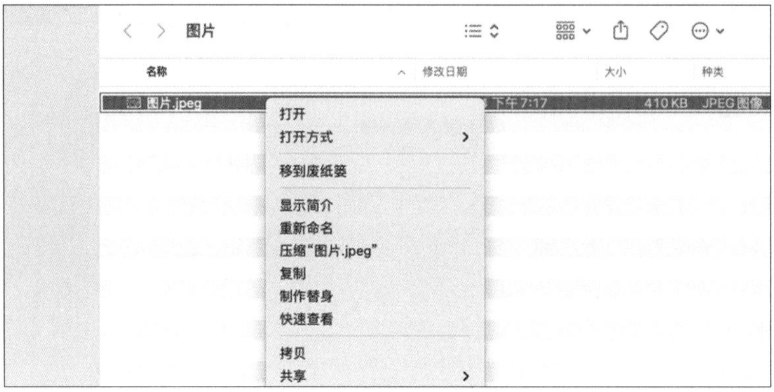

图 243　鼠标右键点击需要插入幻灯片的图片

2）打开幻灯片，点击需要插入图片的页面，在空白处点击鼠标右键，选择“粘贴”或直接在键盘上按住 Ctrl+V 快捷键，被复制的图片就会显示在幻灯片页面上，达到插入图片的效果，如图 244 所示。

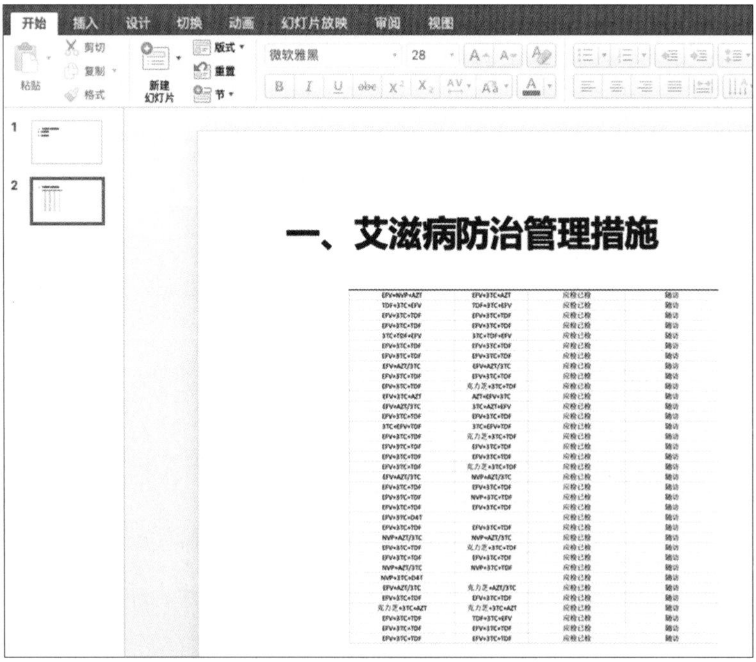

图 244　用快捷方式在幻灯片中插入图片

在一页幻灯片中除了可以插入单张图片，还可以插入多张图片，具体操作方法如下。

1）点击 PowerPoint 选项卡中的“插入”，在命令栏中点击“图片”，如图 240 所示。在下拉框中选择“来自文件的图片”，这里一般是指选择本地图片，也就是来自已经存储在电脑里的图片。

2）同时选中需要插入的图片，鼠标选中其中一张图片后，按住 Ctrl 键，继续选择其他需要的图片，被选择的图片会显示蓝色背景条，如图 245 所示。

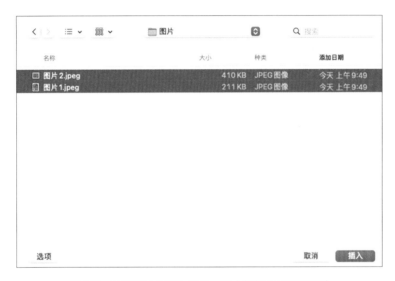

图 245　在幻灯片中插入图片，选中拟插入的多张图片

3）松开 Ctrl 键，点击右下角“插入”，即可在幻灯片中显示增加的图片，如图 246 所示。

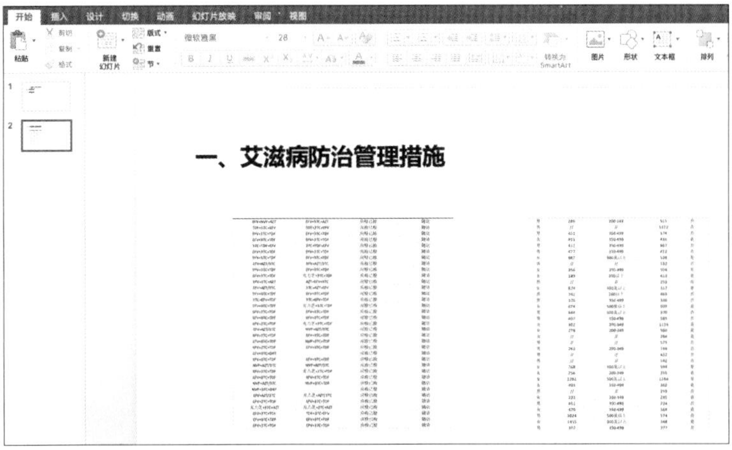

图 246　在幻灯片中插入多张图片

通过第 2 种快捷方式插入多张图片，具体操作如下。

1）打开图片所在的文件夹，找到需要插入的图片，同时选中需要插入的图片，鼠标选中其中一张图片后，按住 Ctrl 键，继续选择其他需要的图片，被选择的图片会显示蓝色背景条，如图 247 所示。

2）鼠标右键点击图片，即可在下拉框中看到“拷贝”图片的选项，选中“拷贝”图片便被复制，如图 247 所示。

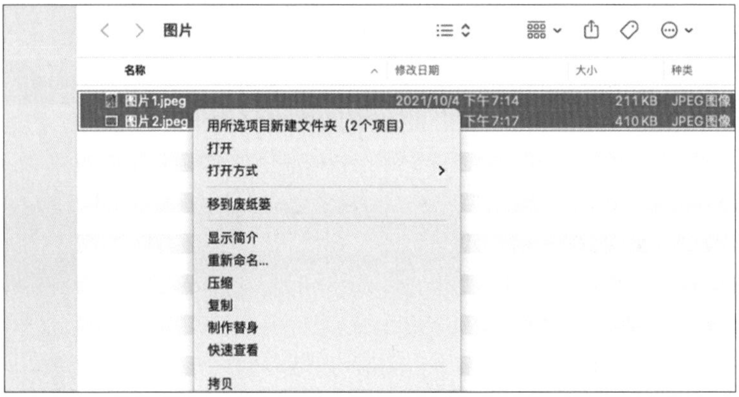

图 247　鼠标右键点击需要插入幻灯片的多张图片

3）打开幻灯片，点击需要插入图片的页面，在空白处点击鼠标右键，选择“粘贴”或直接在键盘上按住 Ctrl+V 快捷键，被复制的图片就会显示在幻灯片页面上，达到插入图片的效果，如图 248 所示。

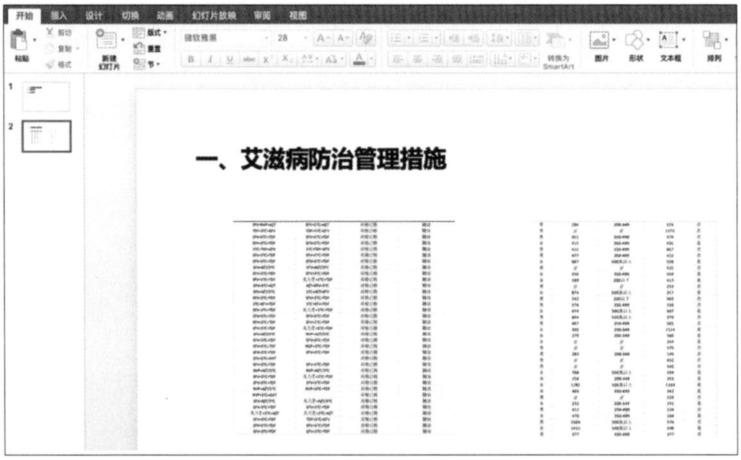

图 248　在幻灯片中插入多张图片的效果

（2）PowerPoint 图片大小的调整

可根据版式设计调整插入图片的显示方向及大小，也可根据所需图片的尺寸进行裁剪。若插入的图片过大，占据幻灯片大部分页面，影响排版，可调整其大小。这里分以下 2 种情况。

第一种，不改变图片本身的内容，保留图片的完整性，仅将图片整体缩小。具体操作如下。

1）选中插入的图片，单击或双击图片任意位置，此时图片 4 个角便出现如图 249 所示的小正方形。

2）将鼠标置于其中一个角的小正方形处，可见光标变成斜箭头的形状。

3）按住鼠标左键，将图片向对角线的方向拖动即可缩小图片，如图 250 所示。

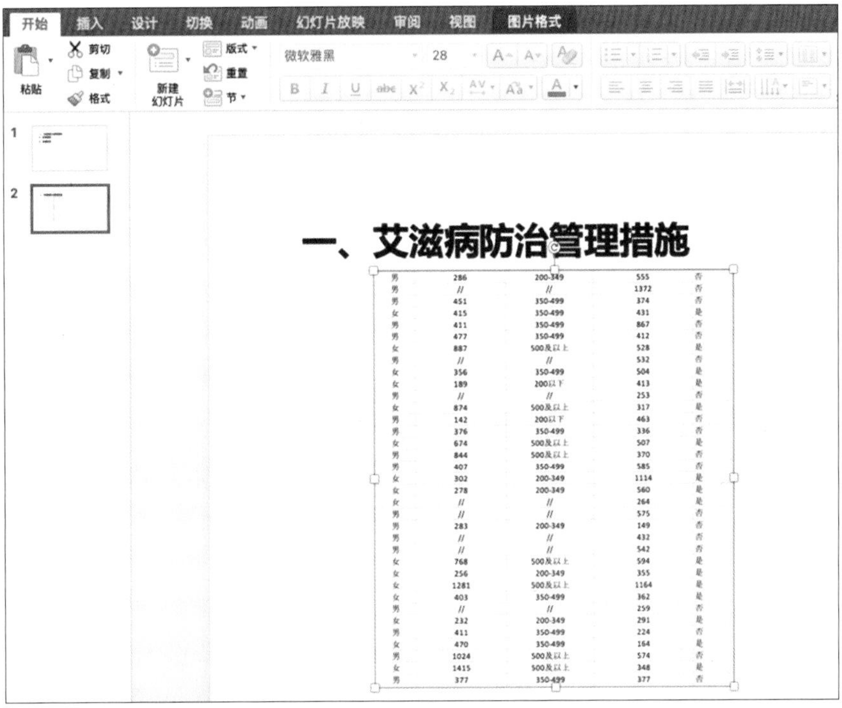

图 249　双击插入幻灯片内的图片

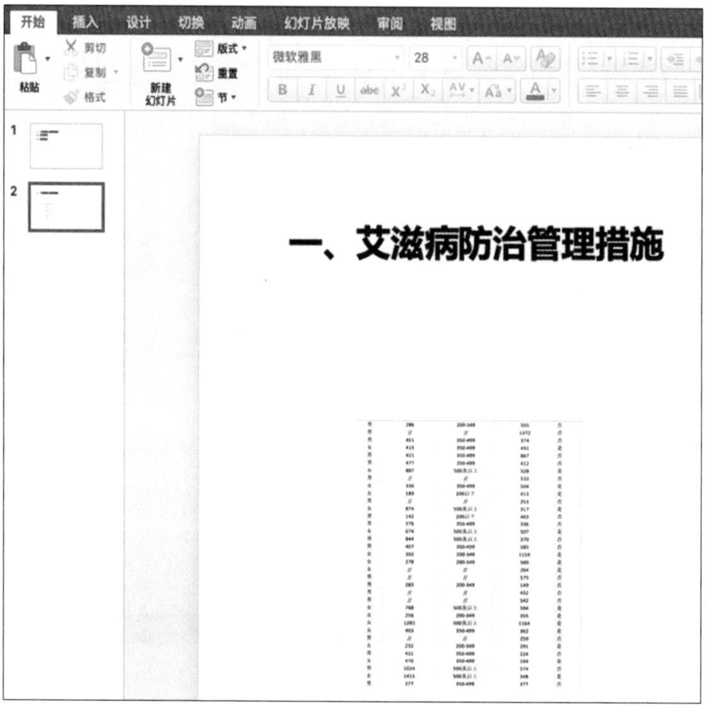

图 250　缩小后的图片

第 2 种，当我们仅需要插入图片的其中一部分内容时，可通过裁剪图片的方式将图片缩小。具体方法如下。

1）单击或双击图片，点击 PowerPoint 选项卡中的“图片格式”（一般情况下点击图片后会自动定位到“图片格式”界面），即可在命令栏中出现图片调整的各种常用命令，如图 251 所示的黄色框内的内容。

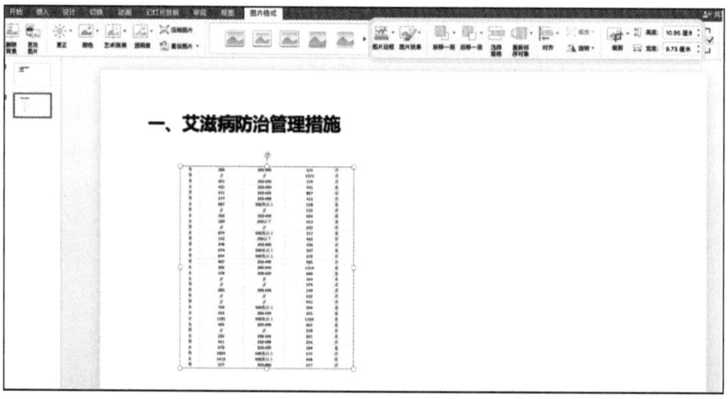

图 251　图片格式选项卡下的命令栏

2）点击其中的“裁剪”命令，被选中的图片 4 个角便由空心小正方形变成如图 252 所示的黑色裁剪线条，将鼠标置于任意一角，持续按住鼠标左键持续向需要裁剪的方向拖动，便可达到缩小图片的目的，如图 253 所示。

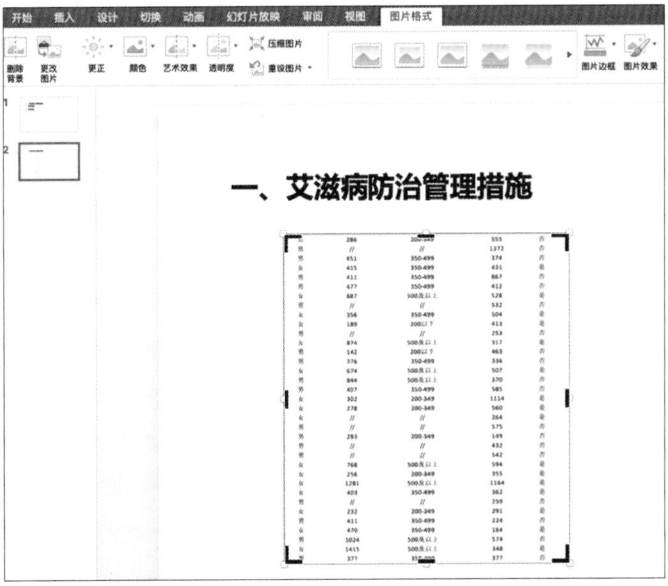

图 252　点击命令栏中的裁剪后，图片四角出现黑色裁剪线条标识

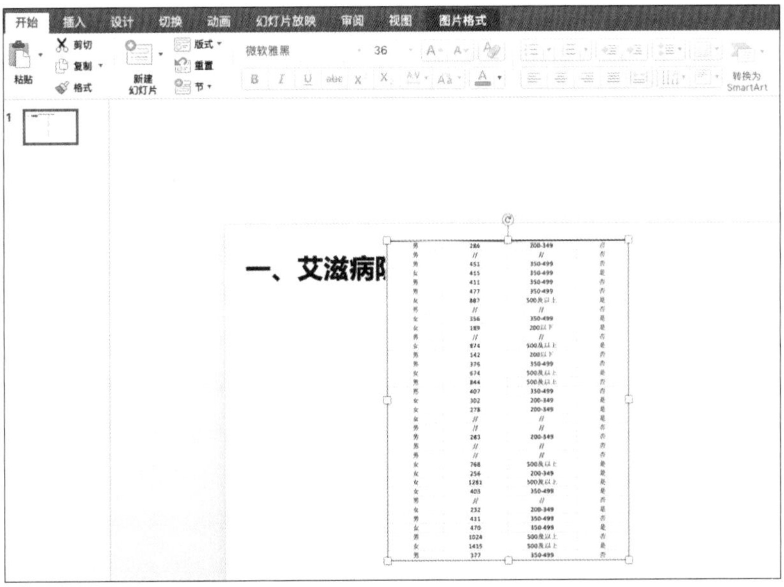

图 253　裁剪后的图片

（3）PowerPoint 图片位置的调整

为了使幻灯片中的图片排列美观，不影响文字视图，实际操作中我们还会经常用到调整图片位置这一功能。如图 253 所示，图片在幻灯片内遮住了文字，调整方式如下：先选中图片，将鼠标移至图片内任意部位，持续按住鼠标左键拖动图片到合适的位置，再放开鼠标，调整后的图片如图 254 所示。

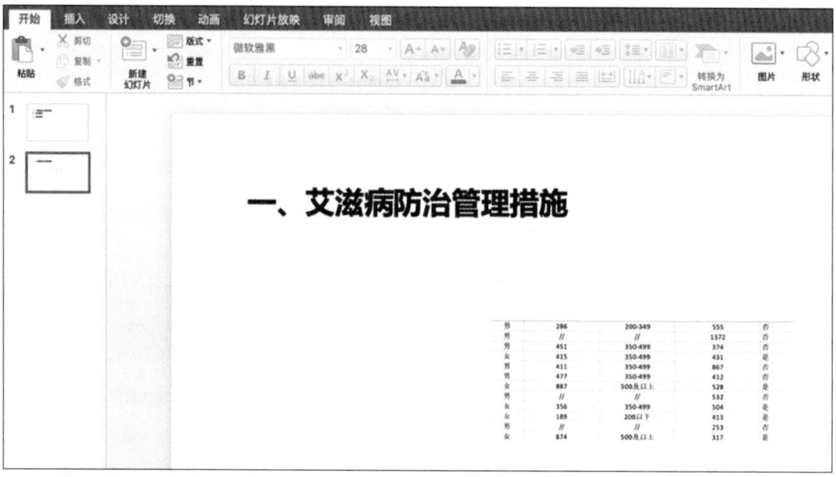

图 254　调整图片位置后的效果

（4）PowerPoint 图片旋转

图片旋转也是常用的功能之一，当幻灯片中图片里的对象不是处于视觉正位时，便可通过旋转图片来校正。如图 255 所示，幻灯片中图片内所有文字都向左旋转了 90°，将其调整至视线的正上方，具体操作如下。

1）双击图片，在 PowerPoint 选项卡中选择“图片格式”，即可在命令栏中看到“旋转”命令。

2）点击“旋转”旁的下拉框，在此命令下包括“向右旋转 90°”“向左旋转 90°”“垂直翻转”“水平翻转”，可根据需要选择相应的旋转模式。

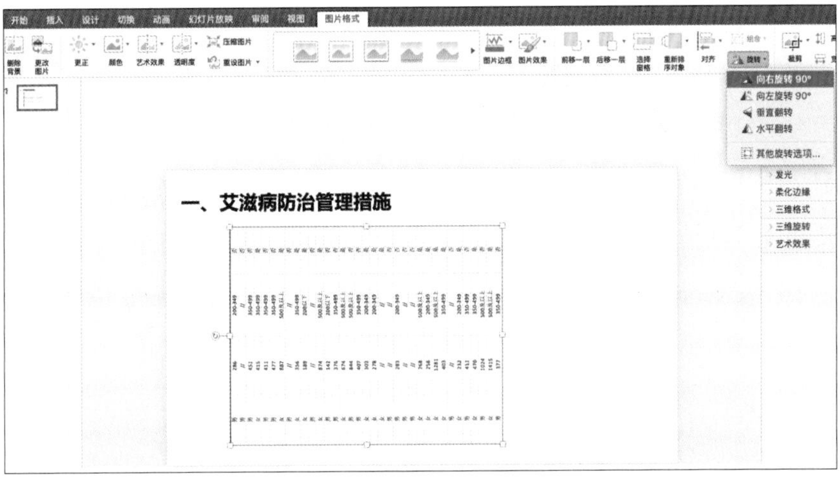

图 255　需要旋转的图片及操作示意

3）图 255 所示的幻灯片内图片，需要将其中的文字调整至视觉正位，点击“向右旋转 90°”即可实现，如图 256 所示。

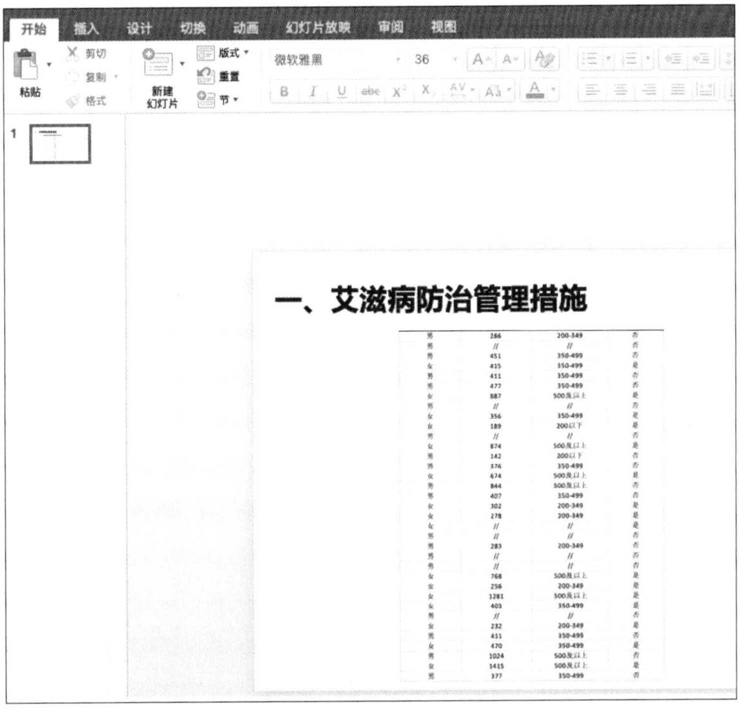

图 256　旋转后的图片

此外，若需要调整方向的图片不能用“向右旋转 90°”“向左旋转 90°”“垂直翻转”“水平翻转”等快捷方式实现，还可选择“其他旋转选项”。点击后在幻灯片右侧界面会显示需要旋转的更多选项，如图 257 所示，这里可以自定义图片旋转的任何角度，也可以调整图片的宽度及高度等参数。我们将图片设置成“旋转 53°”，即可看到如图 258 所示的效果。

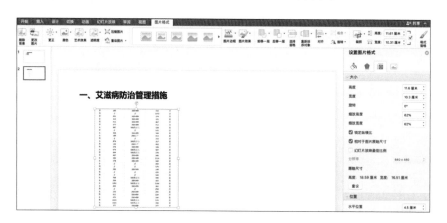

图 257　点击“其他旋转选项”后的界面

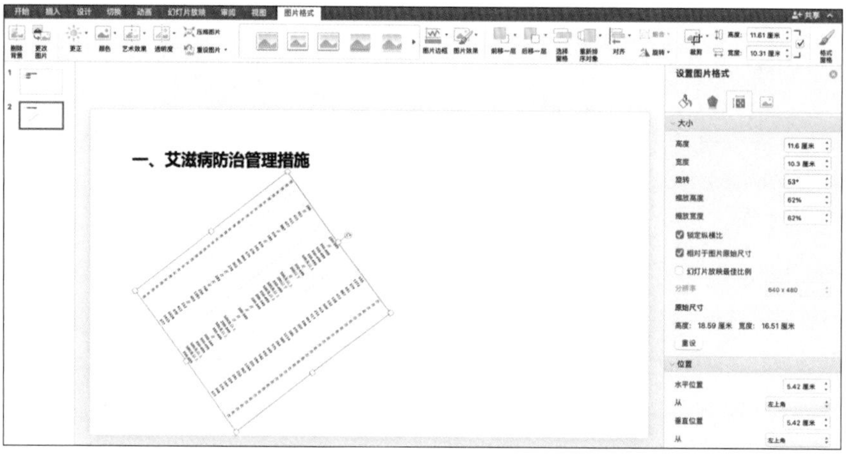

图 258　幻灯片里的图片自定义旋转 53° 后的效果

（5）PowerPoint 图片样式的设置

插入幻灯片里的图片常常是方形的效果。为了使整张幻灯片看起来美观，我们需要用到图片美化这一功能。美化图片可通过设置图片样式来实现，具体通过下列例子来说明。

1）双击选中需要美化的图片，可自动跳转至 PowerPoint 选项卡中的“图片格式”，此时在命令栏中可以看到 5 个图片样式，如图 259 所示。

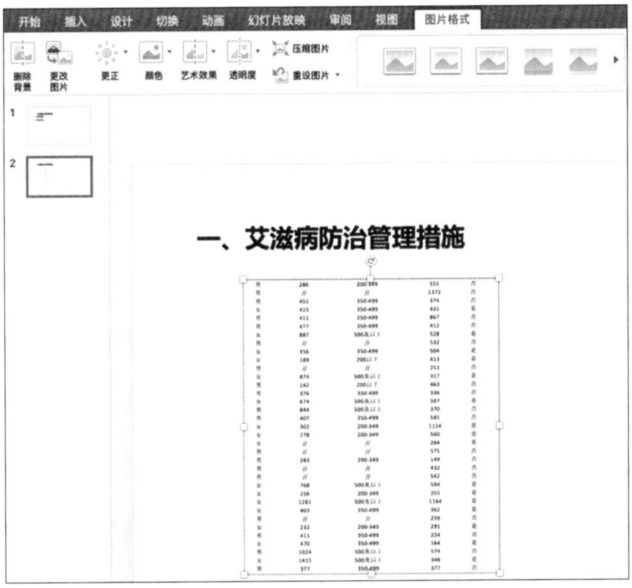

图 259　图片格式选项卡下的 5 个图片样式命令

2）在其右侧和下方分别可见黑色三角形小箭头，点击后可见所有图片样式，可根据需要选择任意样式美化图片，如图 260、图 261 所示。

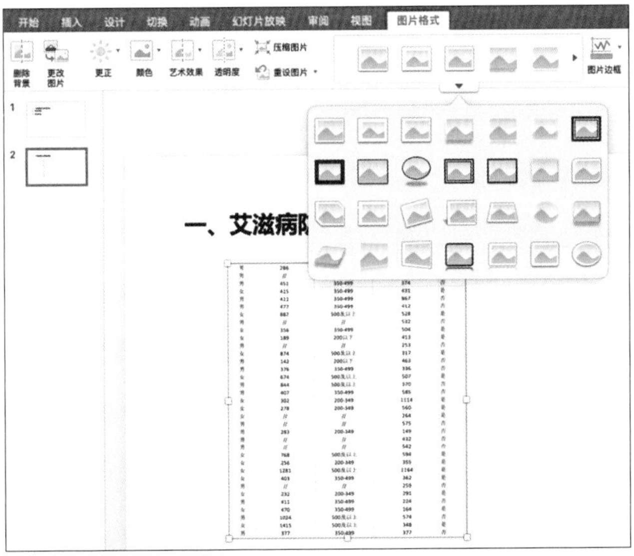

图 260　图片样式的选择

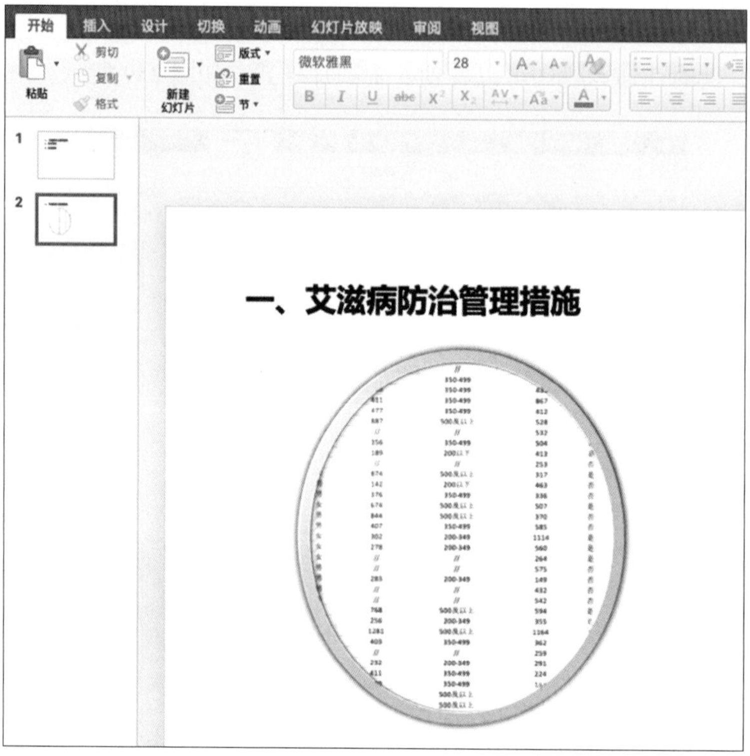

图 261　图片经样式调整后的效果

7.2.4 PowerPoint 形状插入及编辑

在幻灯片制作过程中，除了上述插入文字和图片等操作，我们最常使用的就是插入形状功能了。通过在幻灯片中插入形状，我们可以绘制各种各样的图示，使幻灯片看起来美观、简洁、条理清晰。

（1）PowerPoint 形状插入

点击 PowerPoint 选项卡中的“插入”，在命令栏中点击“形状”，可以看到线条、矩形、基本形状、箭头汇总等多种功能区形状。在下拉框中第一行，PowerPoint 还可将用户最近使用的形状显示出来，方便用户快捷操作，如图 262 所示。

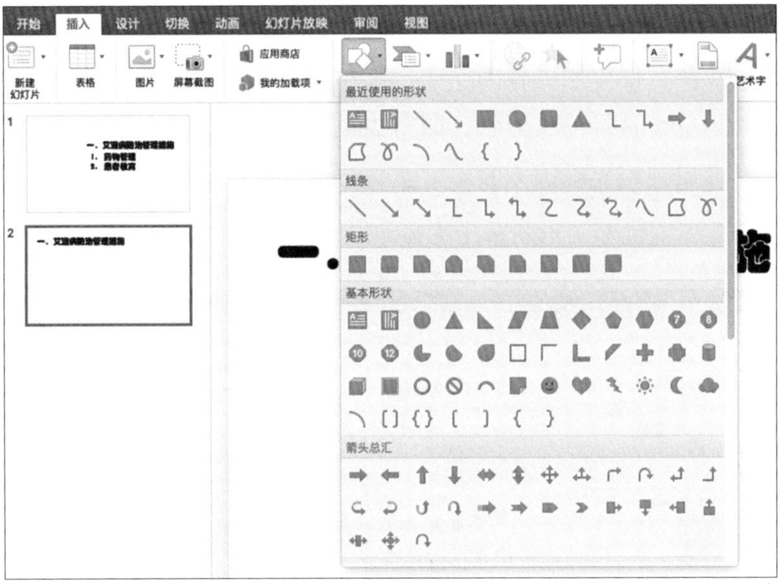

图 262　在幻灯片中插入形状

选择其中一种形状，将鼠标放置在幻灯片页面中的空白处，此时鼠标光标由“箭头”变为“十”字，持续按住鼠标左键向右侧或右下侧拖动，即可将所需的形状画出来显示在幻灯片中，如图 263 所示。形状的大小取决于按住鼠标左键的时长、鼠标移动范围及移动方向，制作人员可根据自身需要画出不同大小的形状。

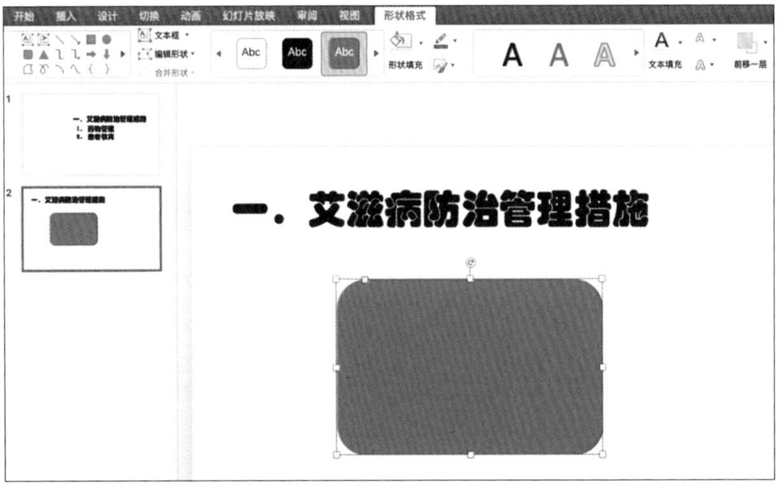

图 263　在幻灯片中插入形状

实际操作过程中，我们还可以通过插入不同的形状制作流程图，甚至绘制各种各样的图示。以绘制流程图为例，首先按照前面的步骤插入如图 263 所示的形状，然后继续选择箭头形状，如图 264 所示，将鼠标放置在幻灯片页面中的空白处，此时鼠标光标由“箭头”变为“十”字，持续按住鼠标左键向右侧移动，即可将所需的箭头形状画出来显示在幻灯片中，完成效果如图 265 所示。

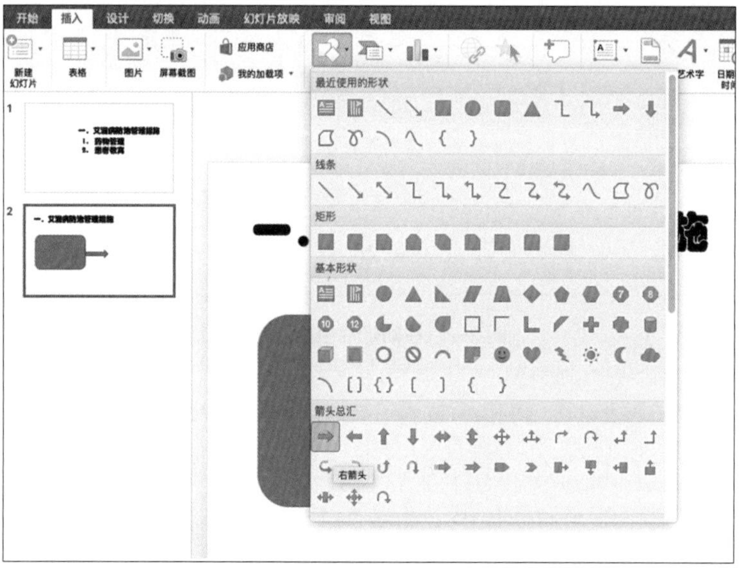

图 264　选择“右箭头”形状

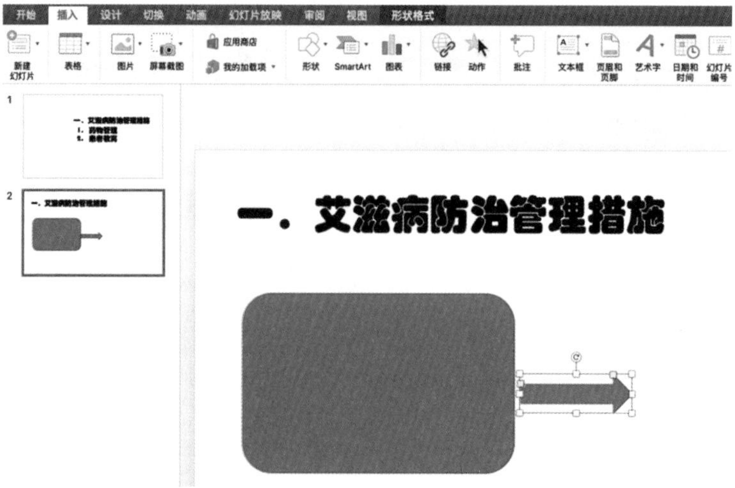

图 265　在幻灯片中插入“右箭头”形状后的效果

同理，可继续在箭头形状后插入方形形状，根据需要的流程图调整形状的数量及大小，如图 266 所示。如果需要增加的形状与已经存在的形状一样，也可以通过复制、粘贴原有形状这种快捷方式来实现。

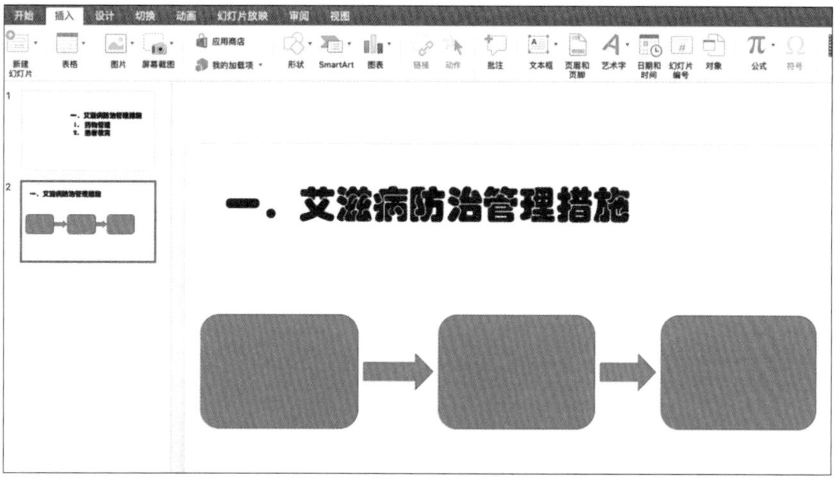

图 266　用插入形状的方式在幻灯片中绘制流程图

在实际操作过程中，对幻灯片中的形状，我们往往会调整它的位置、大小，以便它在幻灯片中看起来更为美观。调整操作非常简单，即用鼠标选中该形状，持续按住鼠标左键拖动，该形状就会随着鼠标的拖动而移动到相应的位置，如图 267 所示。

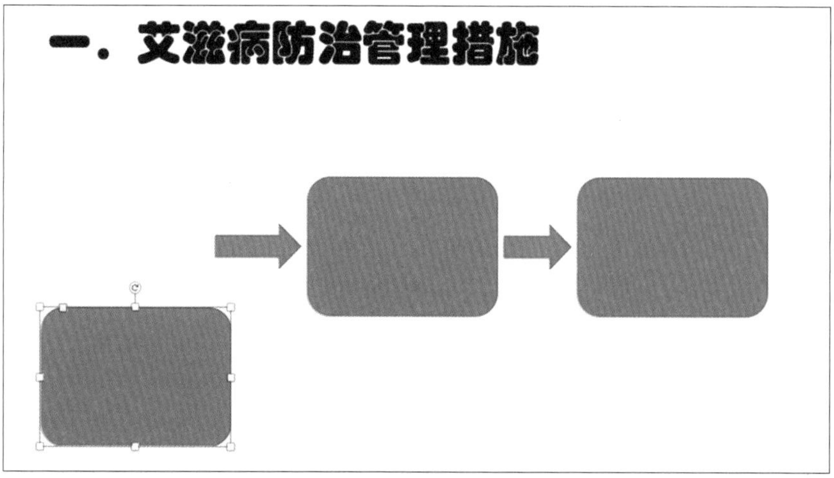

图 267　用鼠标移动幻灯片中的其中一个形状

（2）PowerPoint 形状组合

如前所述，形状组合的目的就是在保证多个形状的位置、大小都不改变的前提下，可以一键整体移动。操作方法如下。

1）同时选中需要组合的所有形状：鼠标点击其中一个形状，持续按下 Ctrl 键，继续用鼠标点击其余形状，被选中的形状四周会出现空心小正方形标识，如图 268 所示。

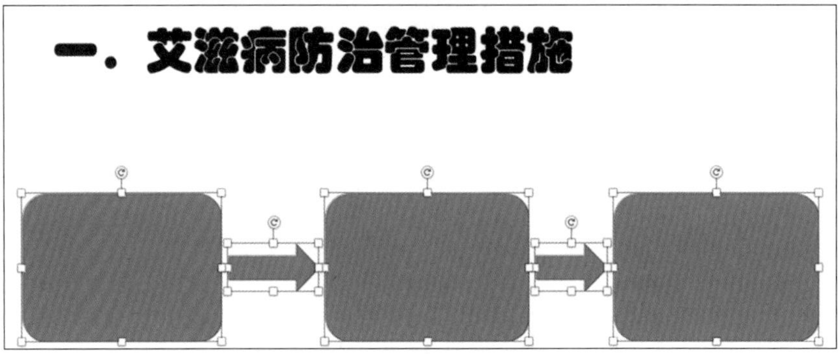

图 268　选中需要组合的所有形状

2）松开 Ctrl 键，点击鼠标右键，可见下拉框中出现如图 269 所示的操作项目，包括剪切、复制、粘贴、组合、置于顶层等。

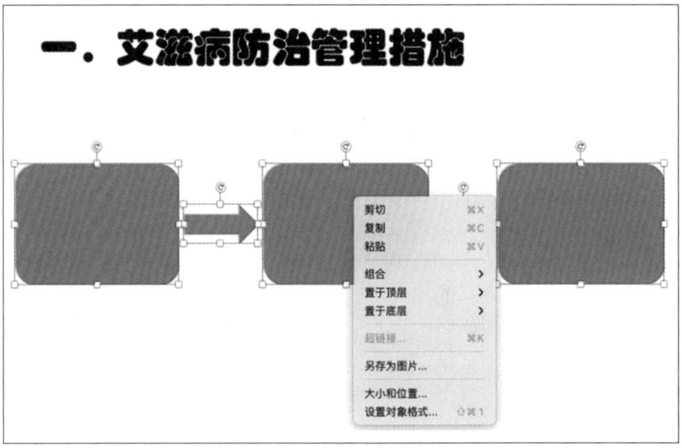

图 269　点击鼠标右键，显示的操作项目

3）选择“组合”，可见在单个形状周围的空心小正方形标识消失，而出现在整个组合后的形状周围，如图 270 所示。

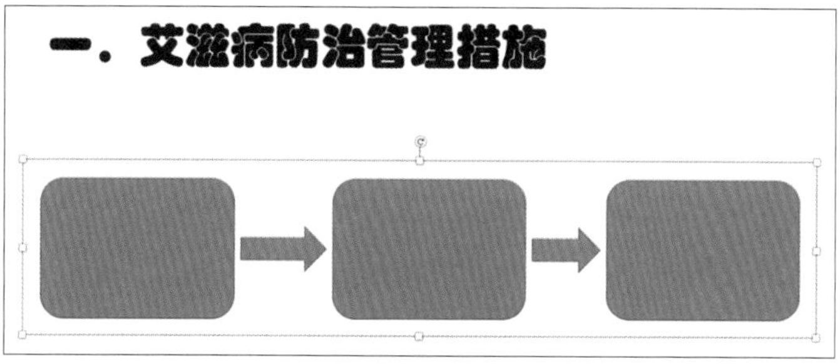

图 270　形状经组合后的效果

经组合后的形状便可作为一个整体移动了，具体操作为：点击组合后的形状，持续按住鼠标左键拖动，如图 271 所示。

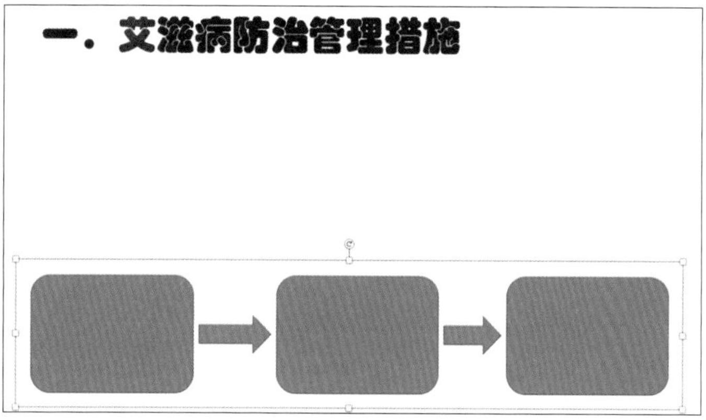

图 271　一键拖动组合后的形状

若在组合后需要调整其中某一个形状的大小或位置，可通过以下 2 种方式实现。

第 1 种，直接在组合后的形状中点击需要调整的其中一个形状，持续按住鼠标左键拖动以调整其位置，如图 272 所示。用这种方法调整后，不影响整体组合形状的移动。调整形状的大小与调整图片的大小操作相同，请参照前文“调整图片大小”内容。

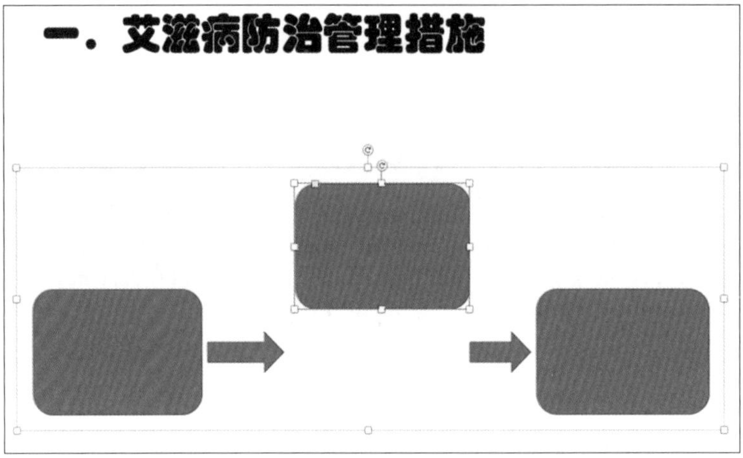

图 272 在组合后的形状中调整某一形状的位置

第 2 种，也可先将组合后的形状解除组合，然后调整其中的某一形状，待调整完成后再重新组合。这种方式相对复杂，具体操作如下。

1）单击整个组合形状，点击鼠标右键，可出现如图 273 所示的操作项目，包括剪切、复制、粘贴、组合、置于顶层等功能。

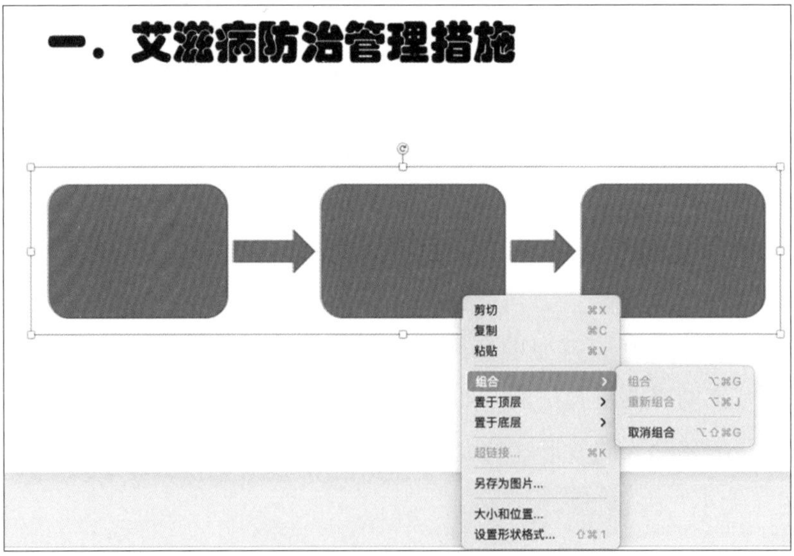

图 273 取消组合操作界面

2）点击“组合”，此时在其下拉框中仅见黑色字体的“取消组合”，另外 2 个功能“组合、重新组合”变成了灰色字体，表示不可用。

3）选择“取消组合”，整个组合的形状便解散，变成单个形状，如图 274 所示。

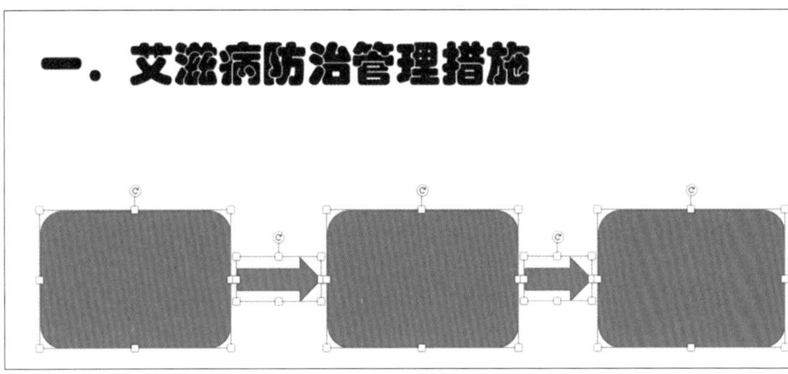

图 274　选择“取消组合”后变成单个形状

4）此时每一个形状四周都有空心小正方形的标识，如果我们仅调整其中一个形状，还需要重新选中它，待被选中的形状四周出现空心小正方形的标识时，才能用鼠标左键按住拖动以移动其位置，否则移动的仍然是多个形状，如图 275、图 276 所示。

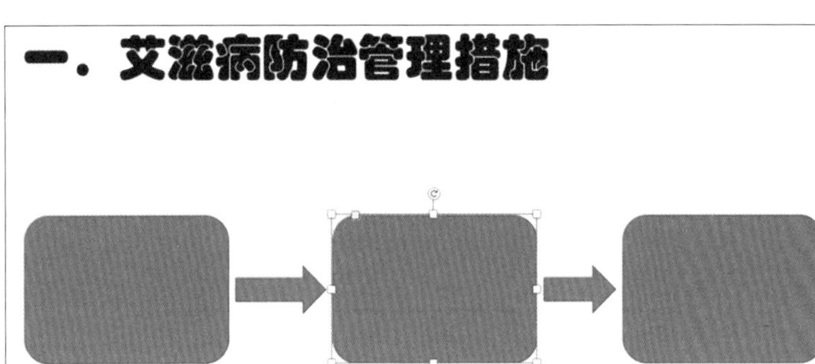

图 275　选中需要移动的形状

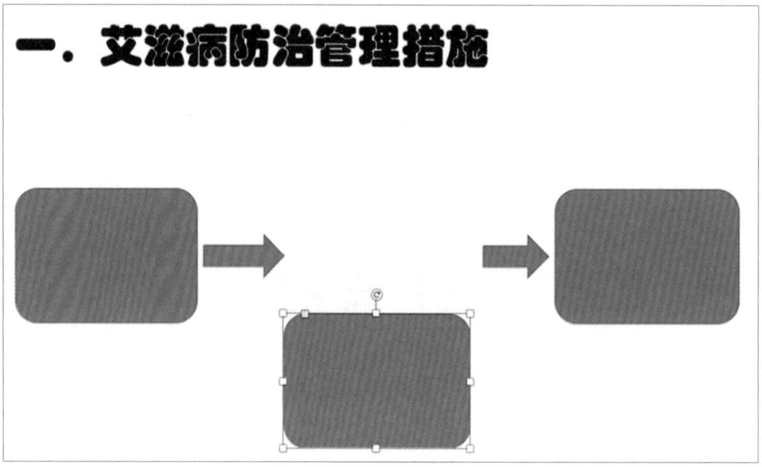

图 276 移动位置后的形状

5）将某一形状移到相应的位置后，便可将原有组合中的多个形状再次组合起来，操作步骤与前述的形状组合相同，这里不再赘述。

（3）PowerPoint 形状内插入文字

幻灯片中的形状并不是孤立存在的，常常需要与文字组合，才能达到清晰表达的目的。文字与形状的创意结合，可使幻灯片视觉效果更佳。如何在形状中插入文字呢？我们依旧举例说明。首先，鼠标选中需要插入文字的形状，然后点击鼠标右键，就可见到一列操作项目，包括剪切、复制、粘贴、编辑文字、组合等。这些功能中黑色字体是可选择的操作，灰色字体表示不能用于此形状的操作，如图 277 所示。

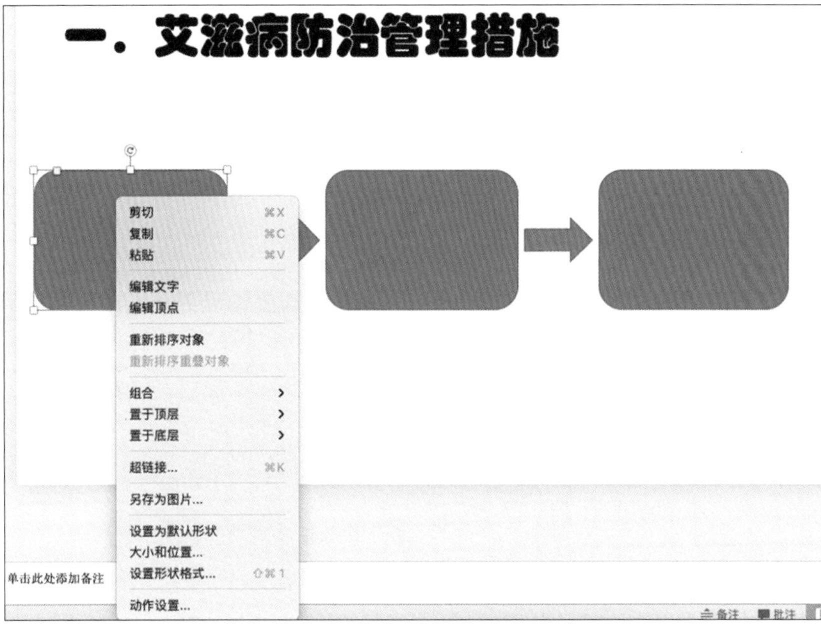

图 277　选中形状，点击鼠标右键后出现的界面

选择其中的“编辑文字”，可见形状中会出现光标闪烁，表示可以进行文字编辑了，编辑的内容如图 278 所示。

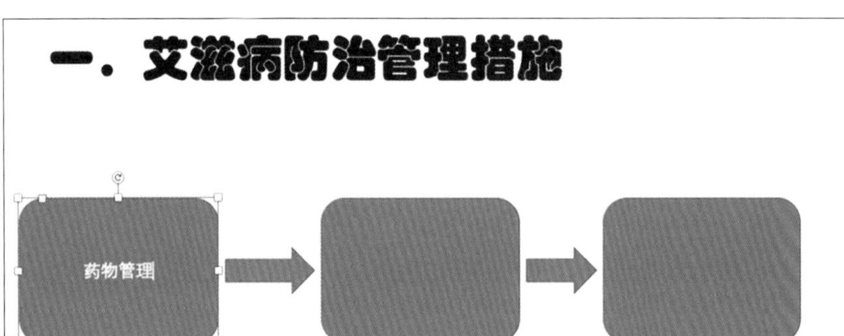

图 278　在形状中编辑文字后的效果

7.2.5 PowerPoint SmartArt 插入及编辑

上述用不同的形状来绘制流程图或体现 PPT 内容层次结构及层次关系图的方式，尽管可以让制作的幻灯片更具个体化，但操作步骤相对繁杂。PowerPoint 还可以直接通过插入 SmartArt 的方式一键制作流程图或示意图。

（1）PowerPoint SmartArt 插入

在 PowerPoint 选项卡中点击“插入”，即可在命令栏中看到“SmartArt”命令，点击“SmartArt”，在弹出的新对话框中左侧可见所有的SmartArt类型目录，包括列表图、流程图、循环图、层次结构图、关系图、矩阵图、棱锥图等多种图形结构，如图 279 所示。

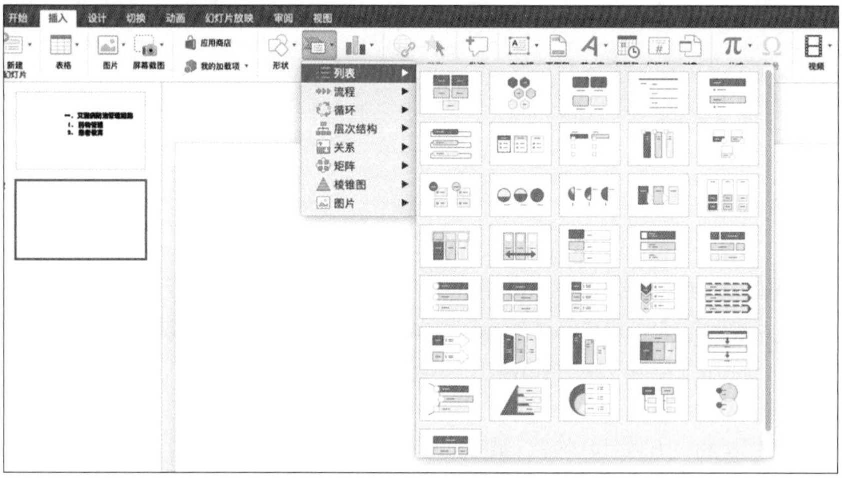

图 279　SmartArt 分类目录及示意

我们以水平层次结构为例，水平层次结构主要用于水平显示层次关系递进的内容。具体操作如下。

第一步，点击对话框左侧目录中“层次结构”，可在右侧显示示意图，包括组织结构图、层次结构图、标记的层次结构图、表层次结构图、水平层次结构图、层次结构列表等选项，如图 280 所示。

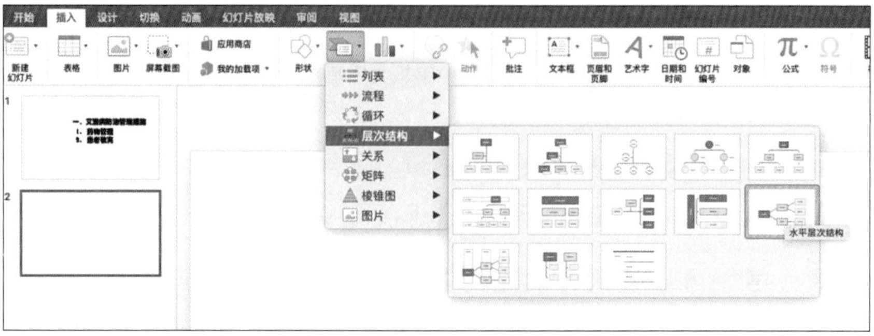

图 280　SmartArt 中的水平层次结构

第二步，选择水平层次结构，点击右下角的“确定”选项，或直接双击“水平层次结构”，即可在幻灯片中出现所选的图形。

（2）PowerPoint SmartArt 内插入文字

此时幻灯片中显示的图形左侧为编辑框，其顶部提示“SmartArt 文本”，可在下面的文本框中输入文字内容，输入后的文字会同步显示在右侧流程图框中，如图 281 所示。同样在右侧流程图框中也可直接输入文字，其内容仍会同步显示在左侧编辑框。

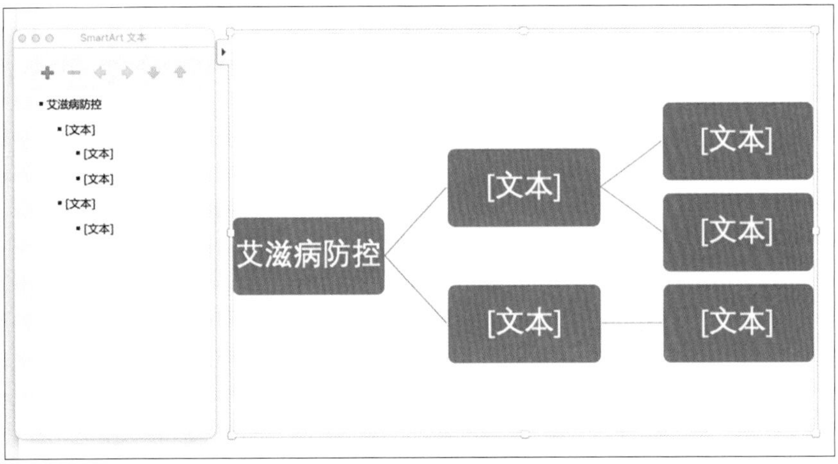

图 281　在 SmartArt 文本框中输入文字

当然，还可以关闭左侧的编辑框，直接在右侧流程图框内输入文字内容，如图 282 所示。

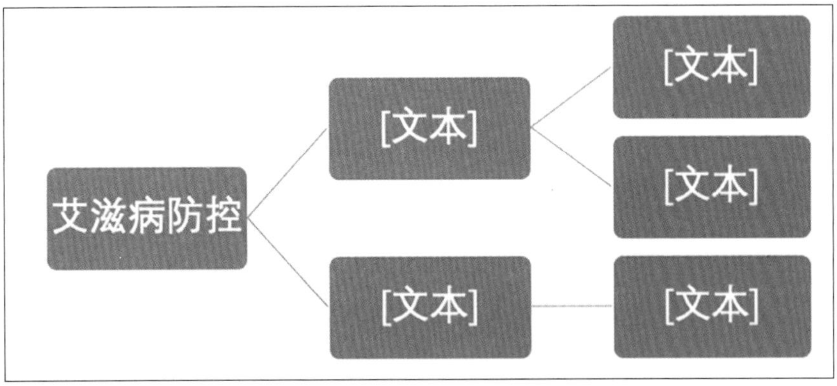

图 282　关闭 SmartArt 文本框，在流程图框内输入文字

SmartArt 流程图是一个整体，当我们需要移动它的位置时，只需选中流程图，便可在图形周围出现一个边框，将鼠标放置在其中一侧的边框上，待光标变为十字交叉的双箭头后，持续按住鼠标左键即可移动位置。若要改变流程图的大小，同样先选中流程图，待图形周围出现边框后，将鼠标放置在边框四个角落之一，待光标变为一个斜形箭头后，持续按住鼠标左键向框内或框外拖动，即可缩小或放大整个流程图的尺寸。

此外，在 SmartArt 流程图的左侧边框线上角，我们可以看到如图 283 所示的“边框耳”，边框耳上设置了一个三角形箭头标识，点击标识，便可弹出之前被关闭的 SmartArt 文本框。

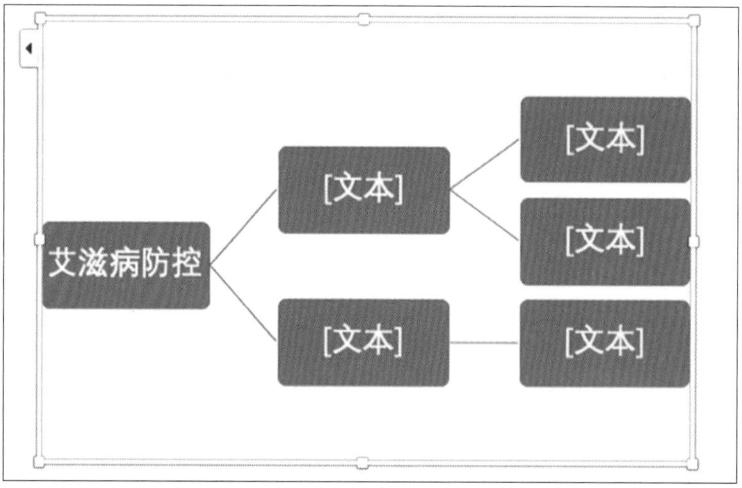

图 283 边框左上角的“边框耳”

7.2.6 PowerPoint 图表插入及编辑

在 PowerPoint 中插入图表是艾防人员较为常用的办公技能之一，台账制作后的总结汇报可用 PPT 直观地展示出来。

（1）PowerPoint 图表插入

在 PowerPoint 选项卡中点击“插入”，即可在命令栏中看到“图表”命令。点击“图表”，在弹出的选项框中可以看到多种模板图表，左侧为模板图表的目录，包括柱形图、折线图、饼图、条形图、面积图、气泡图、雷达图等，右侧为图表形状，如图 284 所示。

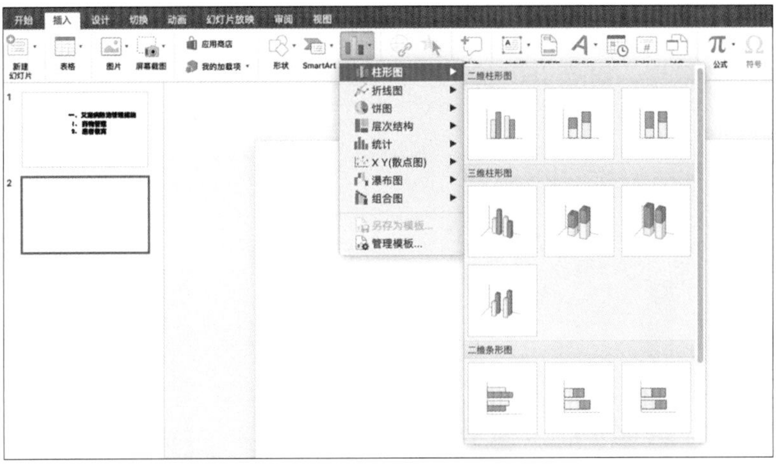

图 284　插入图表界面

（2）PowerPoint 图表编辑

每一种模板图又有不同的形状样式，我们以柱形图为例。

第一步，点击弹出框左侧目录中的柱形图，右侧图表形状可见罗列出的所有柱形图，我们可以根据需要选择相应的柱形图，点击右下角的确定或直接双击选中的柱形图，就可在幻灯片中显示了。随柱形图一并显示的还有一个 Excel 表格，此表格用于填写柱形图中的数据，表格中的“类别”对应柱形图中的横坐标名称，表格中的“系列”对应柱形图中每一个“柱”的名称，如图 285 所示。表格及柱形图中的内容初始均为模板自带的内容，可根据自身需要替换上述名称及数据。

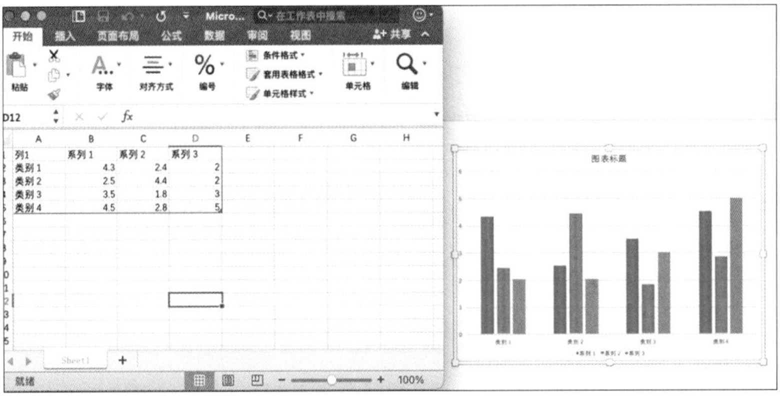

图 285　柱形图及其 Excel 编辑表格

第二步，我们在Excel表格中分别将“类别”“系列”替换为所需的名称，并替换相应的数据，如图286所示，即可在幻灯片页面中显示制作的图表。

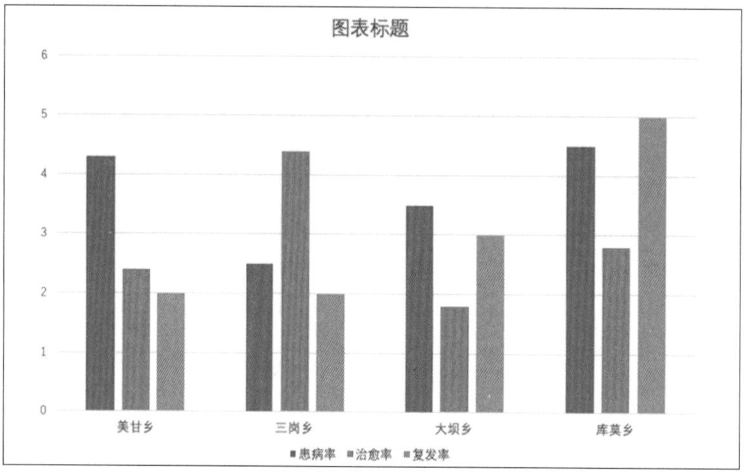

图286　替换模版中的“类别”“系列”内容后

在柱形图的模板中，常设置3个“系列”及4个“类别”。当柱形图中“系列”或“类别”的数量不满足所需显示的图表数据时，可自行增加种类。这一功能直接在与柱形图同步出现的Excel表格中实现，Excel表格的最后一行备注着“若要调整图表数据区域的大小，请拖拽区域的右下角”的文字。仔细观察，我们便会发现在“类别4”这一行的下方和“系列3”这一列的右方分别有一条蓝色的指示线，代表目前幻灯片中显示的柱形图区域，如图287所示。拖动这个区域，幻灯片中柱形图的区域就会发生变化。

A	B	C	D	E	F	G
列1	系列1	系列2	系列3			
类别1	4.3	2.4	2			
类别2	2.5	4.4	2			
类别3	3.5	1.8	3			
类别4	4.5	2.8	5			
		若要调整图表数据区域的大小，请拖拽区域的右下角				

图287　与柱形图同步出现的Excel表格中蓝色的指示线

如需要增加柱形图的“类别”，则具体操作方法为：首先，将鼠标点击在

Excel 表格区域，并将其放置在蓝色标示线交叉的位置，即区域的右下角，此时光标会变成斜形双箭头；然后，持续按住鼠标左键向下方拖动两行，便可看到蓝色标识线下移两行，此时将两行新增 Excel 空白单元格中的内容填写完成，即可同时在幻灯片中显示新增的两组柱形图，如图 288 所示。此时，“类别”由之前模板中的 4 个变为了 6 个，幻灯片中的柱形图也相应地变成了 6 个类别，即横坐标上新增了 2 个柱形组图。

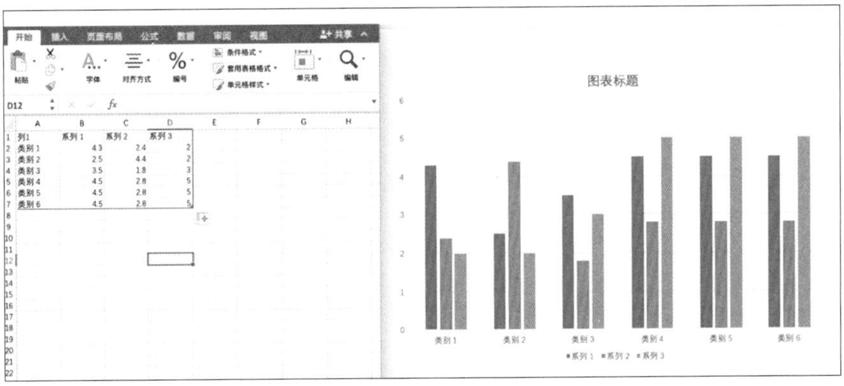

图 288 增加柱形图的“类别”

同理，若需要新增“系列”，操作步骤同新增“类别”，二者的区别如下。当拖拽区域的光标变成斜形双箭头后，持续按住鼠标左键向右侧拖动两列，便可看到蓝色标识线右移两列，同时在幻灯片中显示新增的“系列”名称，如图 289 所示。

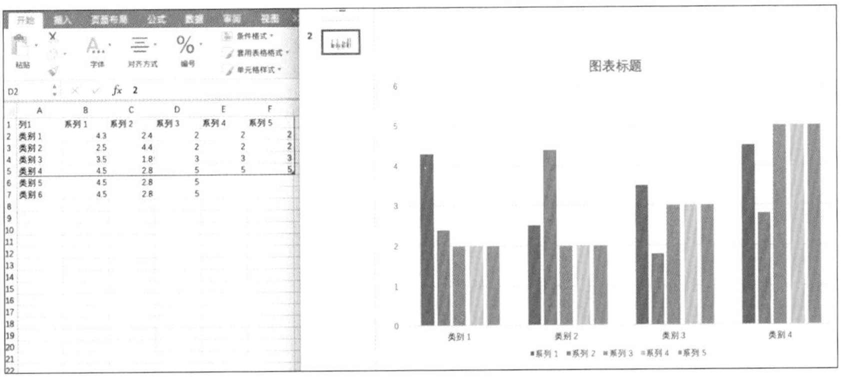

图 289 增加柱形图的“系列”

当然，也可一键操作同时新增“类别”“系列”，即当拖拽区域的光标变成斜形双箭头后，持续按住鼠标左键向右下方拖动，便可看到蓝色标识线向右下方移动，同时在幻灯片中显示新增的“系列”名称和新增的柱形图。

除新增柱形图组成部分外，也可根据实际情况对柱形图做出删减。删减柱形图的操作方式与新增类似，都是在随柱形图一并出现的 Excel 表格中操作。具体操作方法为。

首先，鼠标点击 Excel 表格区域，并将其放置在蓝色标示线交叉的位置，即区域的右下角，此时光标会变成斜形双箭头；然后，持续按住鼠标左键向上方拖动两行，便可看到蓝色标识线上移两行，这两行 Excel 单元格中的内容不会消失，但在幻灯片中与之对应的两组柱形图会消失，如图 290 所示。此时，“类别”由之前模板中的 4 个变为了 2 个，幻灯片中的柱形图也相应地变成了 2 个类别，即横坐标上新增 2 个柱状组图。

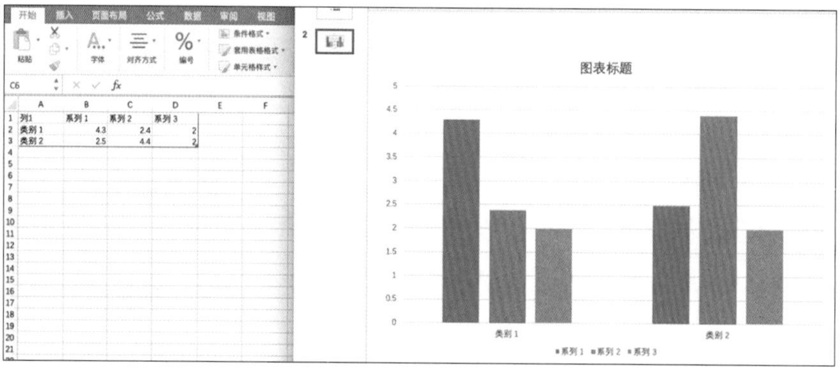

图 290　删减柱形图的“类别”

同理，若需要删减“系列”，操作步骤同删减“类别”，当拖拽区域的光标变成斜形双箭头后，持续按住鼠标左键向左侧拖动两列，便可看到蓝色标识线左移两列，同时在幻灯片中删减的“系列”名称消失，如图 291 所示。也可一键操作同时删减“类别”“系列”，即当拖拽区域的光标变成斜形双箭头后，持续按住鼠标左键向左上方拖动，便可看到蓝色标识线向左上方移动，同时在幻灯片中“系列”名称和柱形图也会随之消失。

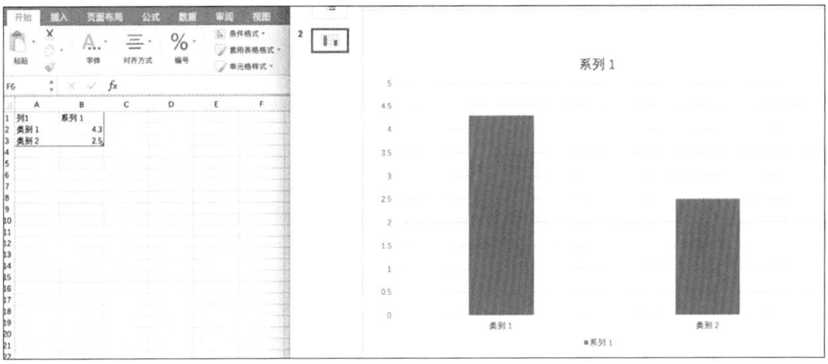

图 291　删减柱形图的“系列”

7.2.7 PowerPoint 表格插入及编辑

在幻灯片中插入表格是日常办公中常用的技能之一，当某些内容较为复杂且不能精简，用纯文本形式表现不够直接时，便可尝试用插入表格、提供数据的方式进行演示。

（1）PowerPoint 表格插入

1）点击 PowerPoint 选项卡中的“插入”，在命令栏中点击“表格”，可见插入表格的行、列选项（小正方形），如图 292 所示。

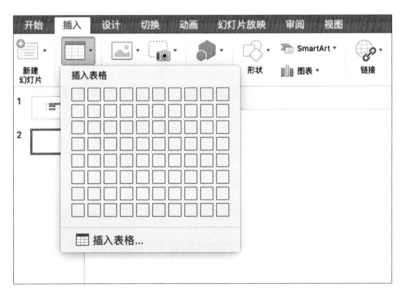

图 292　在幻灯片中插入表格

2）这些小正方形方便定位用户所需表格的行、列数量，例如，我们需要一个三行四列的表格，便可通过点击第 3 行第 4 列的小正方形实现，此时在界面顶端会出现“4 × 3 表格”字样，如图 293 所示。

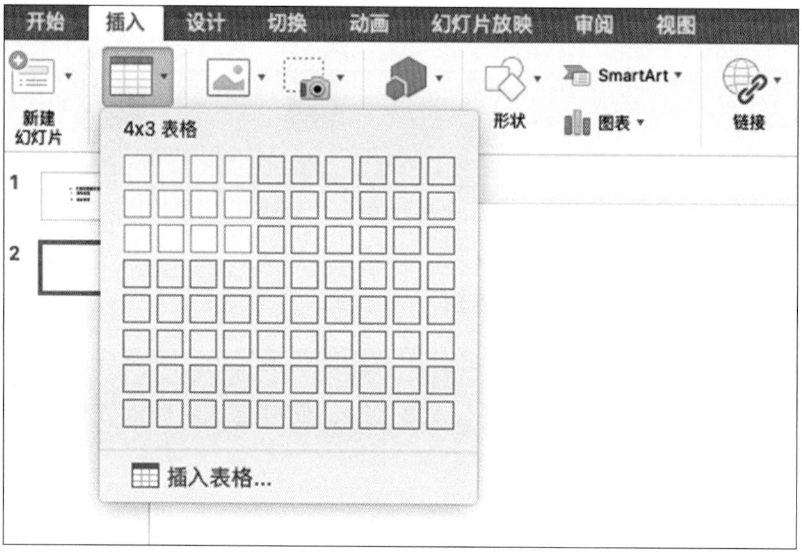

图 293　插入“4×3 表格”示例

（2）PowerPoint 表格编辑

点击选择的表格，即可在幻灯片页面中显示，此时光标会自动出现在第 1 行第 1 列的单元格中，可直接输入内容，如图 294 所示。

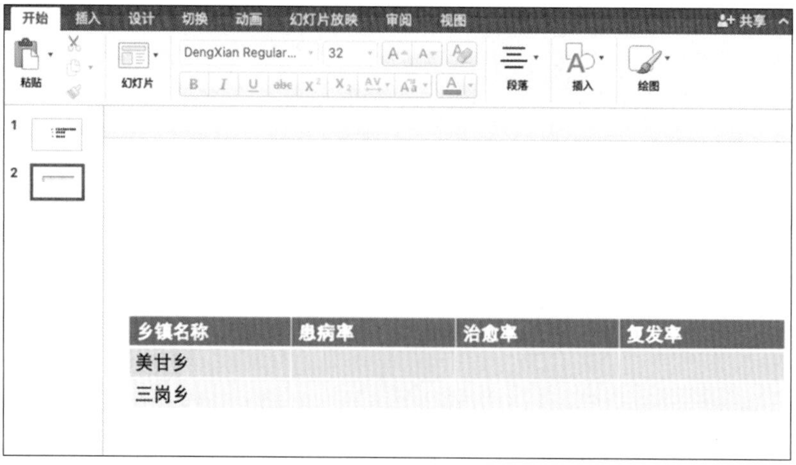

图 294　在插入的表格中输入内容

若需要在已经建立的表格中新增行，可以用以下 2 种方式。第 1 种，鼠标点击表格右下角最后一个单元格，待光标在该单元格闪烁后，按下键盘上的 Tab 键，便可新增一整行表格。第 2 种，鼠标左键选中表格的最后一行（注：是选中整行所有的单元格），点击鼠标右键，可见如图 295 所示的界面，点击其中的“插入”，在新的下拉框中可见选项“在左 / 右侧插入列”“在上 / 下方插入行”，操作者根据自己的需要选择插入相应的行或列。

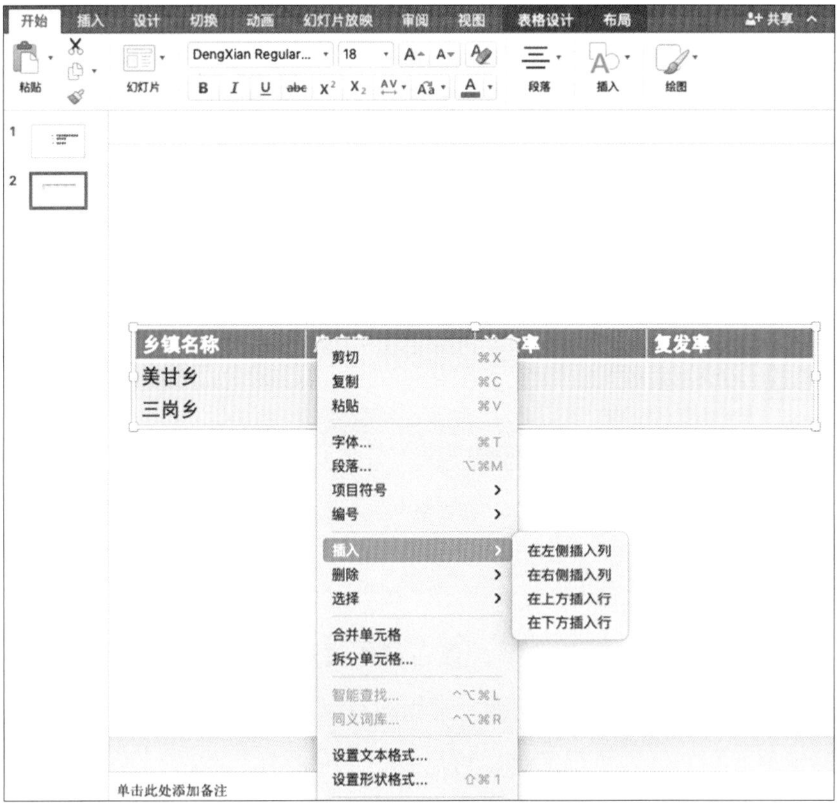

图 295　选中表格最后一整行，点击鼠标右键插入行 / 列

若需在表格中删除某一行或列，操作方法类似于新增行或列。选中需要删除的行 / 列，点击鼠标右键，在如图 296 所示的界面中选择“删除”，可见“删除列”“删除行”“删除表格”3 个选项，操作者根据自身需要选择相应的选项即可。

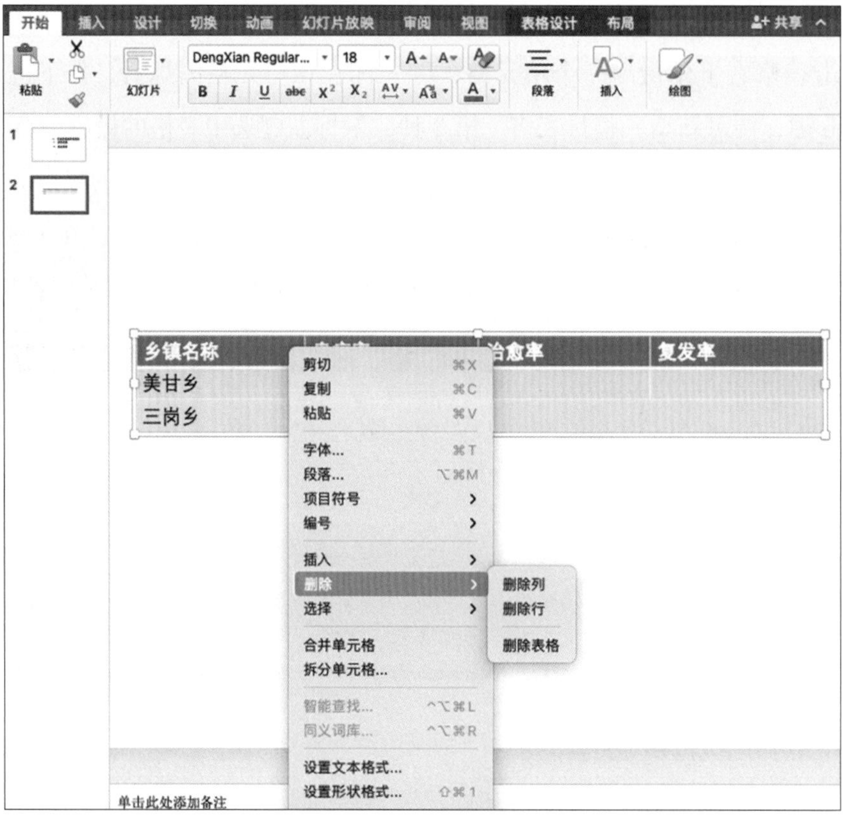

图 296　在表格中删除行 / 列

7.2.8 幻灯片放映

当我们完成幻灯片的制作后，或在制作过程中需要预览幻灯片放映效果时，便会用到幻灯片放映这一功能，常用的有以下 2 种方式。

第 1 种，在幻灯片页面底部，可见到一个“酒杯”状的标识，鼠标放置在该标识上，即可出现“幻灯片放映”字样提示，如图 297 所示，点击这个标识，就进入幻灯片放映界面。

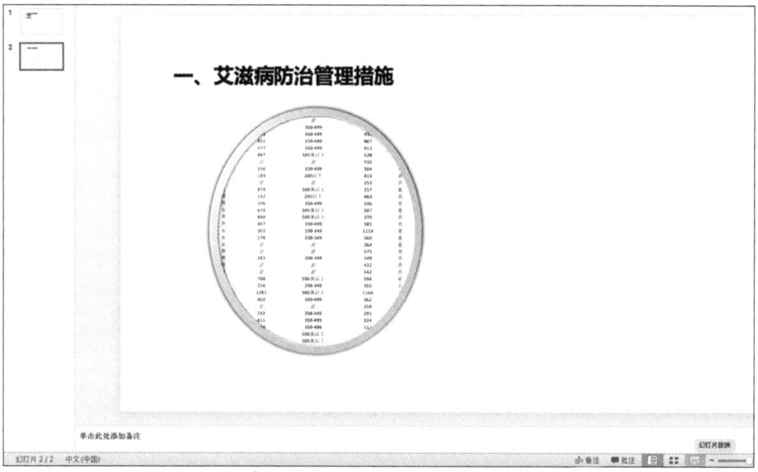

图 297　幻灯片页面底部“酒杯”状“幻灯片放映”标识

第 2 种，在 PowerPoint 的选项卡中可见“幻灯片放映”选项，点击后可见如图 298 所示的命令栏，命令栏中包括从头播放、从当前幻灯片播放等选项，点击“从头播放”，幻灯片便从第一页开始播放。

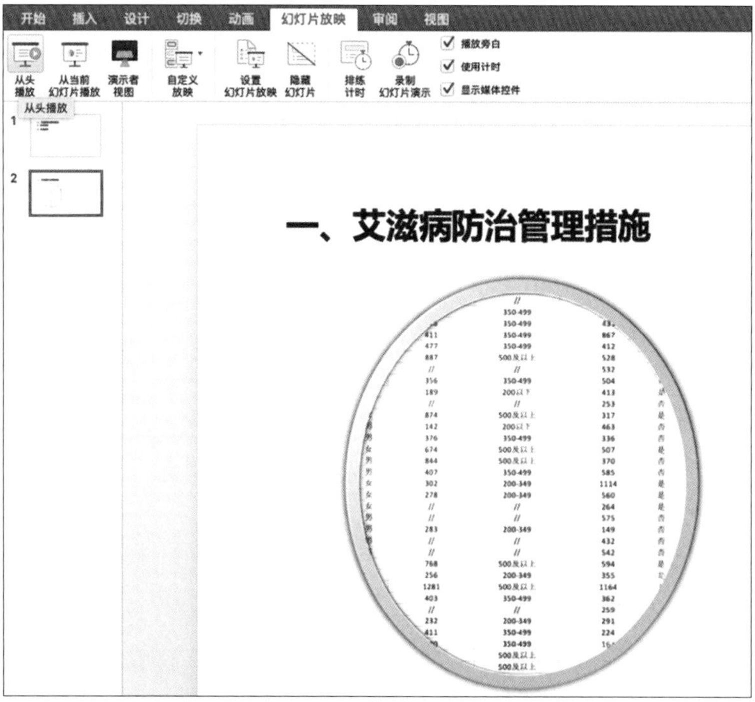

图 298　“幻灯片放映”选项卡下的命令栏

在幻灯片播放时，整张幻灯片会占据电脑屏幕。如果演示者想要将幻灯片切换至下一页，可通过多种快捷方式实现。

第 1 种，在幻灯片播放页面左下角会显示代表前进、后退的灰色箭头，如图 299 所示。点击向右的箭头，表示幻灯片播放进入下一页，反之，点击向左的箭头，表示幻灯片播放回到上一页。

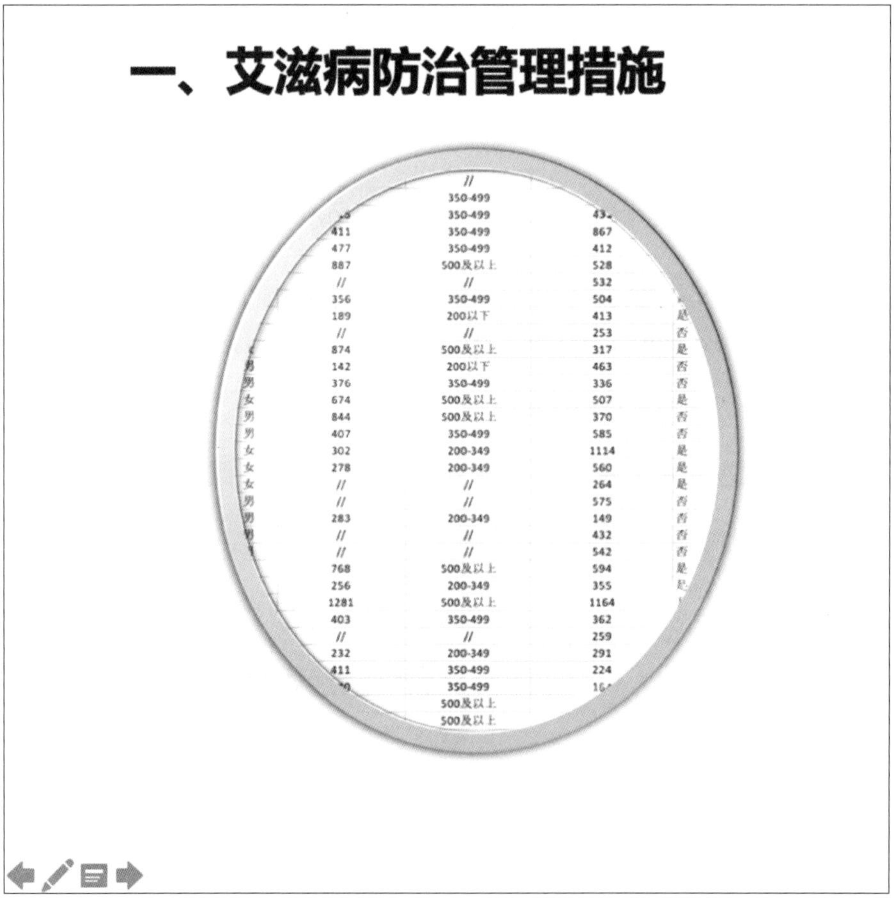

图 299　幻灯片播放时左下角会出现箭头提示

第 2 种，也可以通过电脑键盘上的向上翻页、向下翻页键实现幻灯片的切换。

如前所述，在幻灯片播放时，整张幻灯片会占据电脑屏幕。演示者如果需要退出幻灯片播放，可直接通过按下电脑键盘上的“ESC”退出键来实现。

8 问卷星应用基础

8.1 问卷星简介

问卷星是一个专业的在线平台，集问卷调查、考试、测评、投票等强大的功能于一体。主要提供采集数据、自定义报表、调查结果分析等服务。在凉山州艾滋病防治工作中，在定期对州、县疾控、定点医院、妇计中心等工作人员进行关于综合干预、抗病毒治疗、母婴阻断等内容传达与培训的基础上，还会涉及各种数据的搜集。而发起数据搜集最为便捷、可操作性强的方式便是问卷星，用户通过一张二维码图片就可以填写或者勾选内容。

此外，新型冠状病毒疫情防控工作开展以来，常需要对各级工作人员的健康状况进行搜集，这些调查都需要用到问卷星，因此掌握问卷星的常用操作方法对艾防人员也至关重要。如前所述，问卷星是一个在线平台，因此它不像前面提到的各种办公软件一样可以离线操作。问卷星的使用需要先联网，所有操作界面均在计算机网络连接的基础上进行。问卷星的官方网址：https://www.wjx.cn/。

8.2 问卷星的主要功能

打开问卷星的官方网站，显示如图 300 所示的首页界面，页面菜单栏依次显示应用展示、服务版本、第三方平台、问卷调查模板等应用介绍。初学者可以通过点击这些应用板块，简单了解其功能。

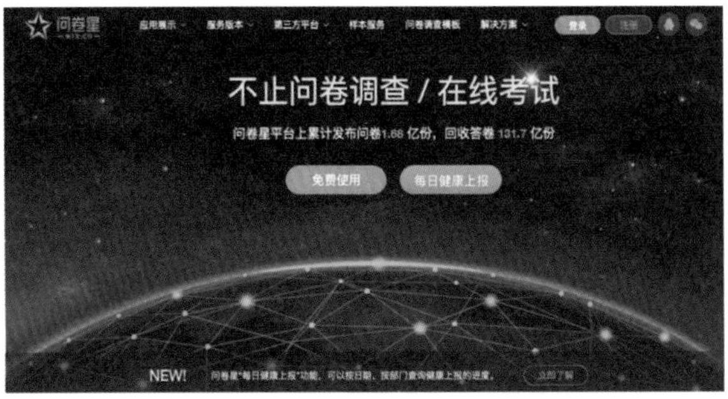

图 300　问卷星首页界面

例如，我们点击“应用展示”，可见如图 301 所示的问卷调查、在线考试、在线测评、在线投票等模块，点击“问卷调查”，在新出现的页面中便会有关于问卷调查的简单功能介绍，如图 302 所示。

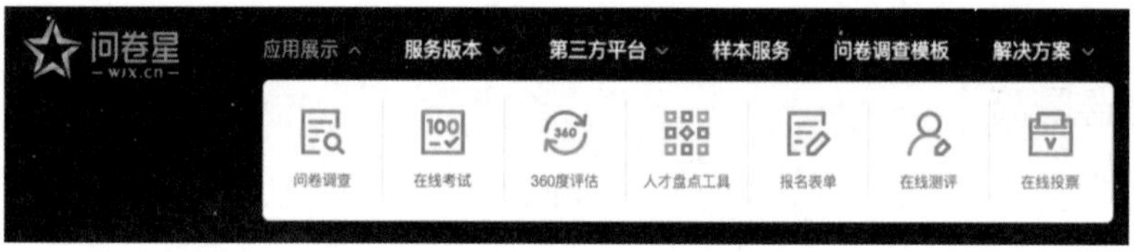

图 301　问卷星首页应用展示下拉模块

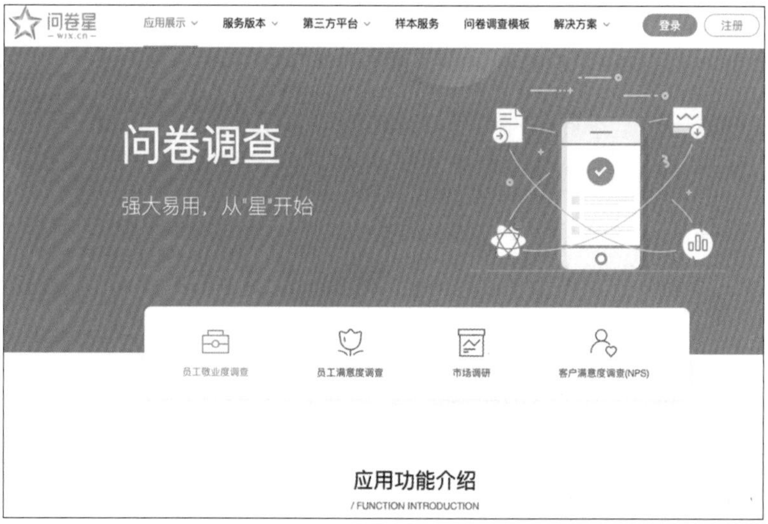

图 302　“问卷调查”功能介绍页面

用户第一次使用时可以简单浏览这类页面下的功能介绍，以帮助自己对问卷星的了解更深入，本章着重介绍操作步骤及方法。

8.2.1 问卷星的注册与登录

在图 300 显示的问卷星首页中，右上角可见“登录”及“注册”标识，其右侧还有微信和 QQ 的标识。首次使用的用户需要注册，问卷星的注册是免费的。点击“注册”即可进入如图 303 所示的界面。注册时需要用户的手机号码进行验证并设置密码，点击“创建用户”，根据页面提示操作进行注册。注册后建议牢记登录账号和密码。

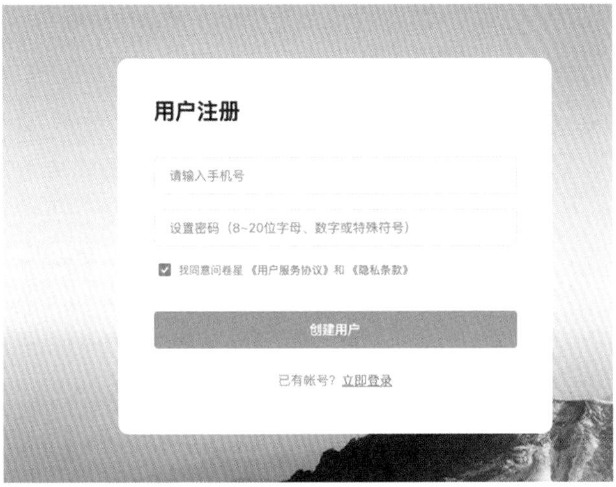

图 303　问卷星注册页面

注册成功后点击“登录”即可进入登录界面，如图 304 所示。登录可以有多种方式：第 1 种是使用账号密码登录，包括 E-mail 登录、手机号码登录及用户名登录，根据注册时的方式选择相应的登录账号及密码即可成功登录；第 2 种是验证码登录，鼠标点击“验证码登录”，进入登录界面，如图 305 所示，输入手机号码，根据页面提示进行登录。

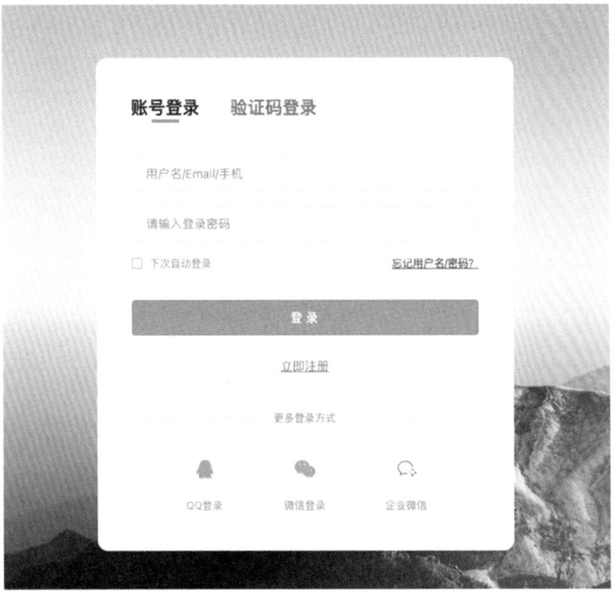

图 304　问卷星的登录页面

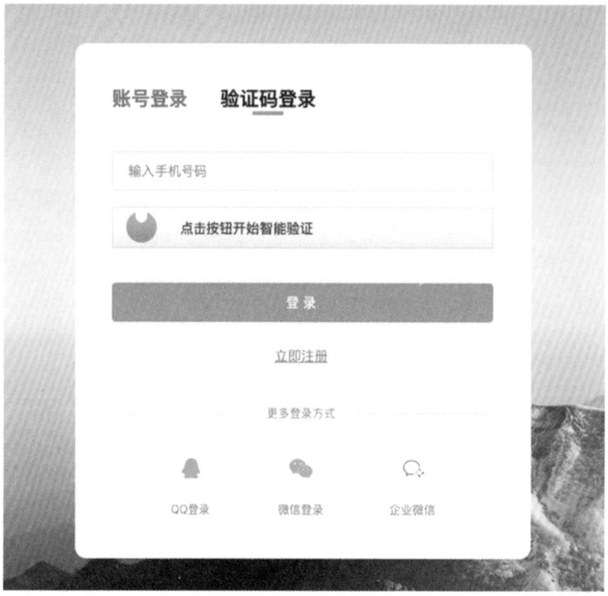

图 305　验证码登录界面

也可在页面下方通过微信或 QQ 账号登录，如点击“微信登录”，出现如图 306 所示的登录界面，打开微信扫一扫界面中的二维码，即可一键登录。

图 306　微信二维码登录界面示范

成功登录后，便可进入问卷星编辑主页面，如图 307 所示。主界面左侧的菜单栏包括创建问卷、全部问卷、星标问卷、文件夹等命令，系统默认进入主界面后显示“全部问卷”在左侧。一般来讲，右侧显示的是所有问卷列表，根据问卷创建的时间由近及远依次排列（即时间倒序）。

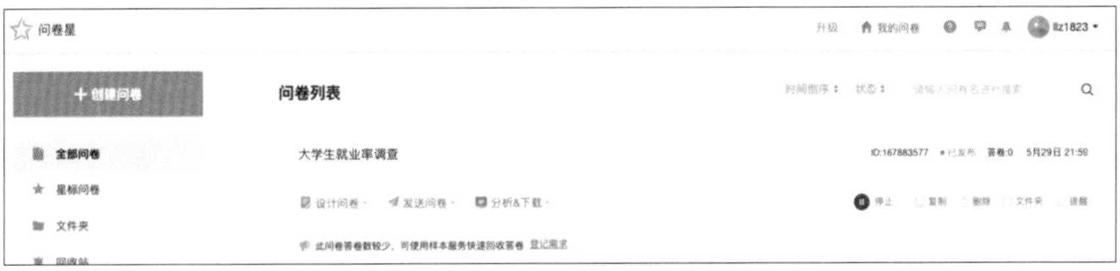

图 307　问卷星编辑主页面

用户也可根据需要来设置问卷列表的顺序，如图 308 所示，在右侧顶部点击“时间倒序”灰色按钮，下拉框中会出现问卷排列的多种方式，包括时间倒序、时间正序、答卷倒序、答卷正序，可选择任意一种方式排列。

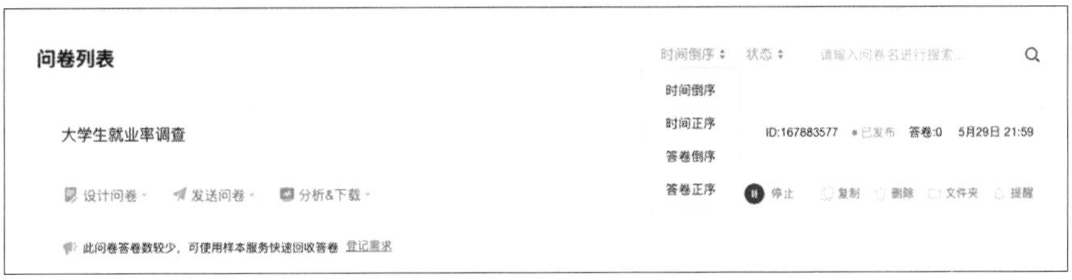

图 308　设置问卷列表方式

当问卷太多时，我们常常需要通过查找问卷的方式快速定位到某一问卷。此时也可以通过调整上述问卷排列方式来实现初筛，还可通过右侧的搜索框来检索问卷。如图 309 所示，在搜索框中输入“大学生”，点击代表检索意义的“放大镜”，即可将所有含“大学生”字样的问卷全部显示。

图 309　检索含“大学生”字样的问卷

在该问卷的右上角，我们可以看到问卷的 ID 号码、问卷发布状态、答卷数量及问卷创建具体时间，如图 309 所示。此外，还有一些快捷按钮在其下方，如停止该问卷，复制、删除问卷等。

8.2.2 问卷星创建问卷

创建问卷的方式简单、易操作，常用以下 2 种方式。

第 1 种，如果新建的问卷与既往已经存在的问卷格式类似，可以在原有问卷中复制一份新的问卷，如图 310 所示。具体操作如下：① 在原有问卷的右侧点击“复制”。② 弹出的新对话框中，选择“复制到自己的账户”，在问卷标题栏输入新的问卷标题，点击右下角的“确定”。

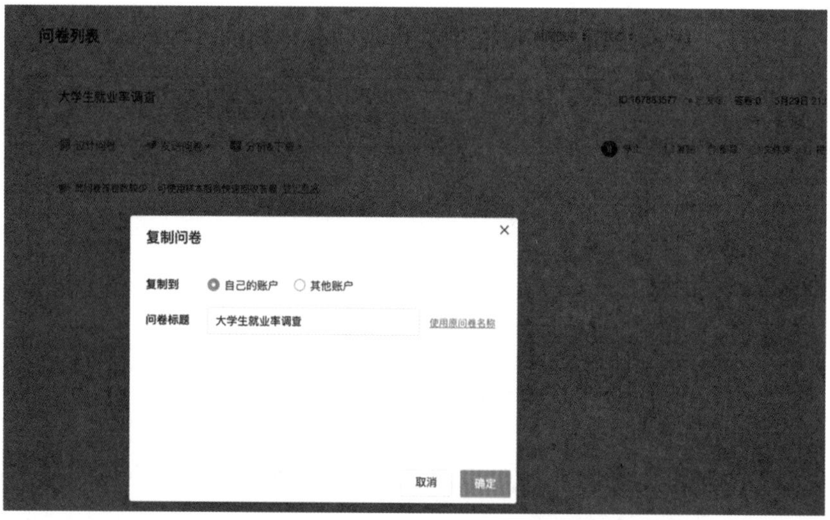

图 310 在原有问卷基础上通过复制创建新的问卷

此时在问卷列表中即可看到复制的新问卷，如图 311 所示。

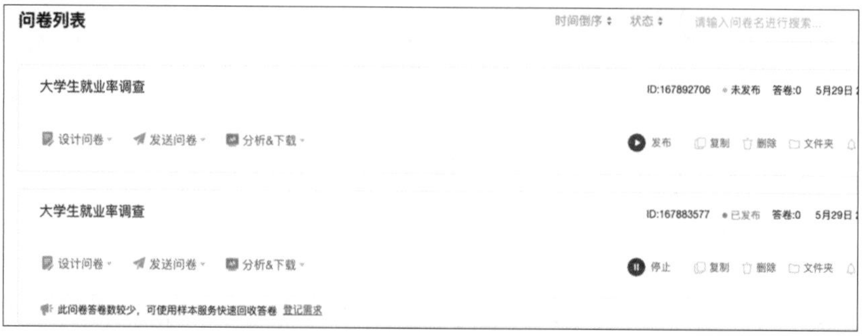

图 311 复制的新问卷

第 2 种，直接在问卷星编辑主页面上点击左侧的“创建问卷”（图 307），便会弹出如图 312 所示的界面，包括各种拟创建的新问卷类型，如调查、考试、投票、接龙等，我们以最常用的调查为例介绍。

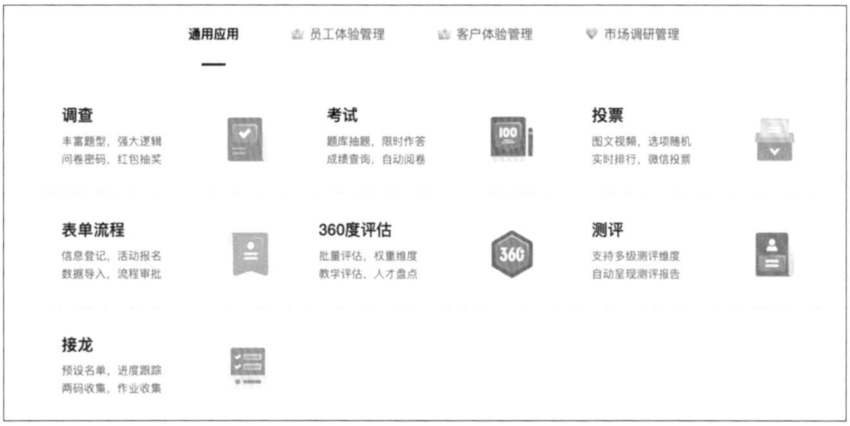

图 312 “创建问卷”类型

具体操作如下：① 点击“调查”，进入创建调查问卷页面，如图 313 所示。② 在空白处填写拟创建的调查问卷名称，点击“立即创建”即可进入问卷编辑页面，如图 314 所示。

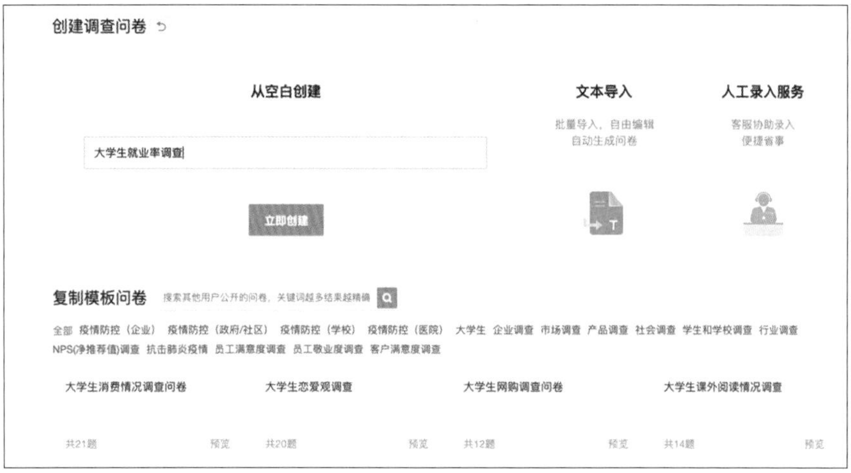

图 313 创建调查问卷

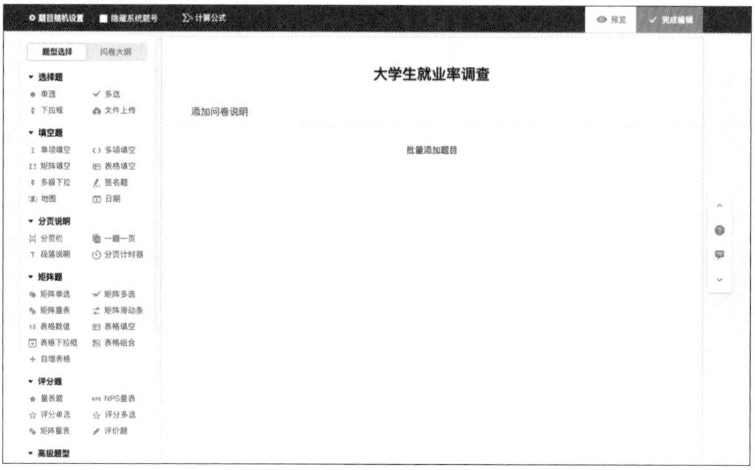

图 314　创建问卷后的编辑页面

8.2.3 问卷星编辑问卷

进入问卷编辑页面后，即可对问卷进行内容的编辑，我们从图 314 中可以看到，页面左侧显示的是各种题型，包括选择题、填空题、矩阵题、评分题等。页面右侧便是内容编辑及显示框。在问卷题目的下方，点击“添加问卷说明”即可编辑本问卷需要呈现给问卷填写者的信息，主要是填写本问卷的目的、简要的填写说明等内容，如图 315 所示。

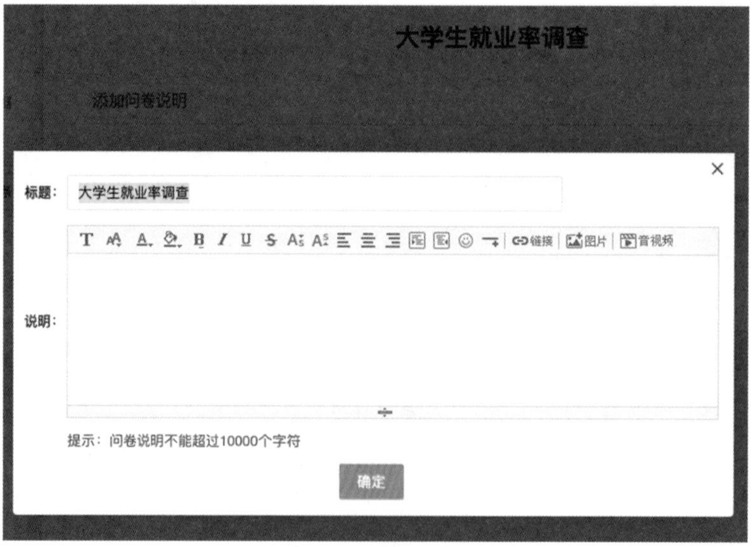

图 315　问卷填写说明

填写后点击“确定”，可在问卷编辑页面预览效果，如图 316 所示。

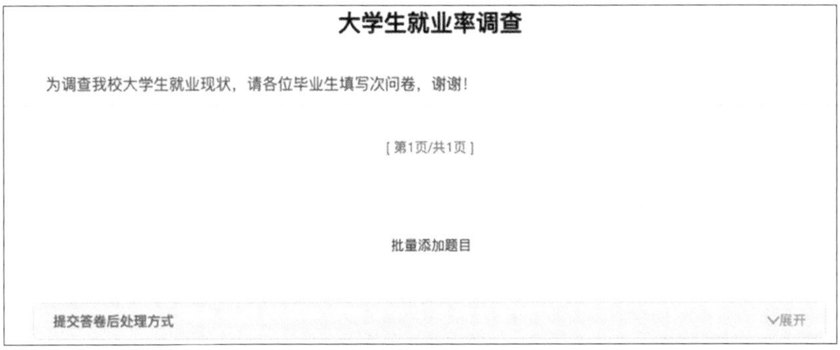

图 316　填写问卷说明后的效果

接下来，我们就可以开始设置问卷题目和答案了，常用以下 2 种方式。

第 1 种，如图 316 所示，点击页面下方的“批量添加题目”按钮，在新的对话框中便出现题目格式，如图 317 所示。这里共 3 种题型，即单选题、多选题、填空题，点击下方“确定导入”，上述题型便进入如图 318 所示的编辑页面。

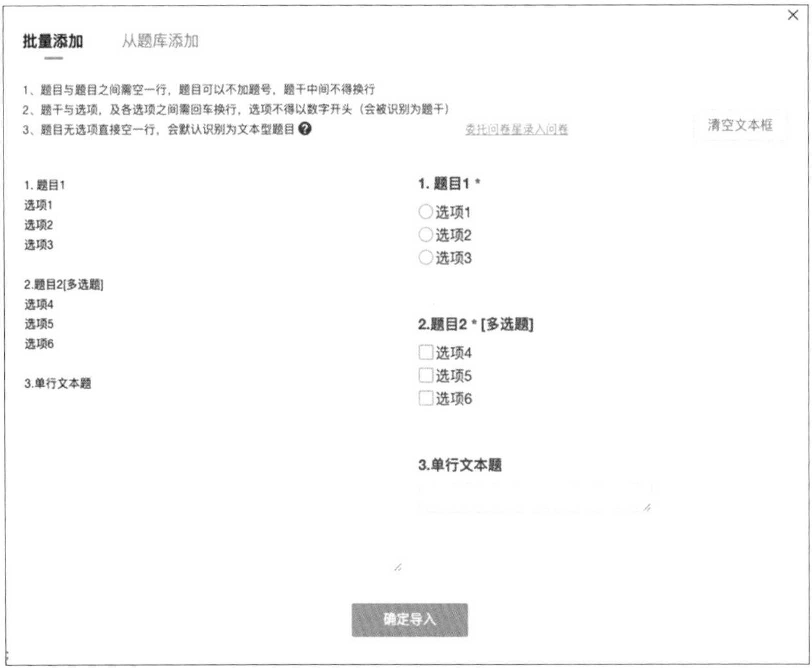

图 317　批量添加题目

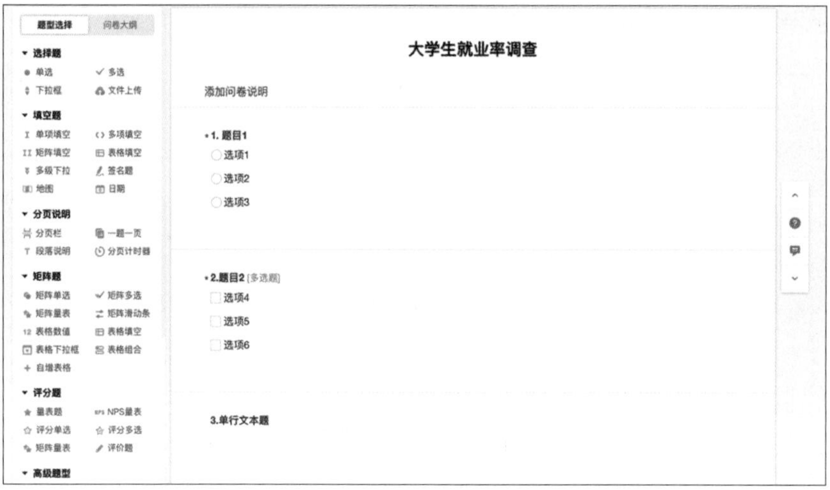

图 318　问卷题目编辑页面

第 2 种，直接在左侧题型列表中点击所需要的题目类型，如我们点击第一类选择题下方的“单选”，也可在右侧出现编辑框，如图 319 所示。上述 2 种方式可任选其一。

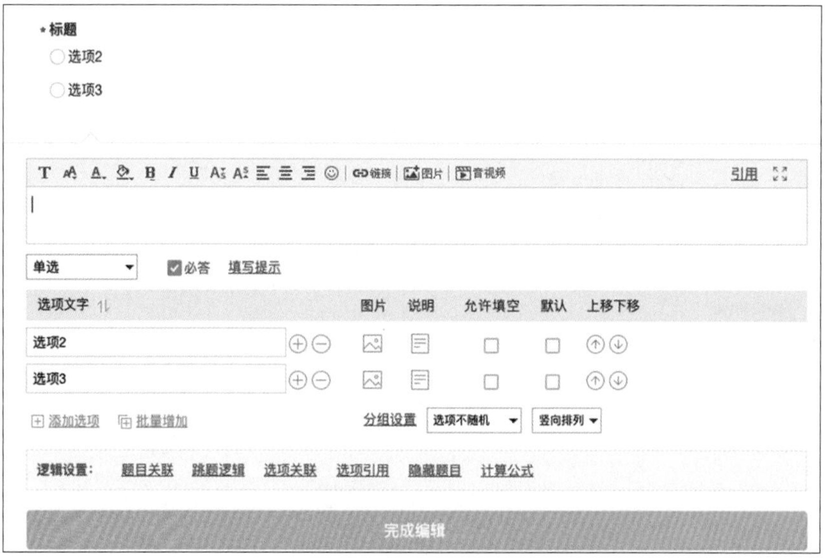

图 319　在左侧题型列表中选择“单选”

然后，我们点击其中一个题目，就可以进行编辑题目、选项内容等操作，以题目 1 为例，具体操作方法如下。

第一步，点击“题目 1”，随后在其下方出现新的编辑界面，如图 320 所示。

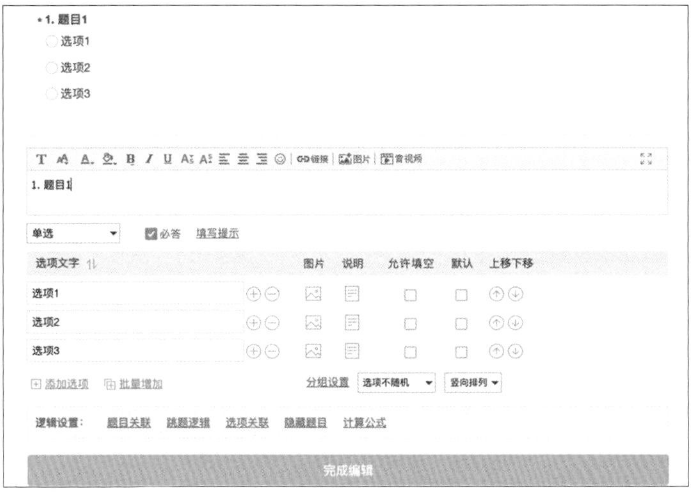

图 320　题目内容编辑界面

该编辑页面的背景色为灰色，其顶部有一个小箭头指示该编辑框隶属于上面的题目，如图 320 所示。而上面的题目背景色为白色，则代表该题目的预览视图。当我们在编辑框内输入文字后，上面的预览视图即可同步显示输入的内容。

第二步，此时光标指示在题目 1 的编辑文本框内，我们输入相应的内容后，可见预览视图中的内容相应改变，如图 321 所示。

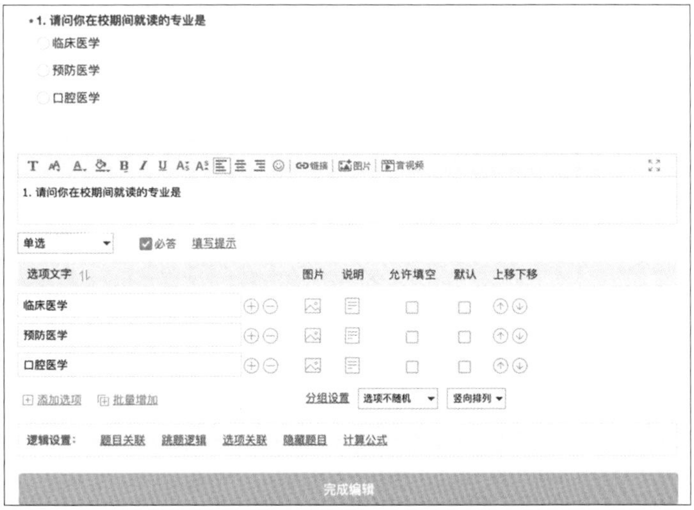

图 321　编辑题目及选项内容后的效果

第三步，点击“完成编辑”即可完成题目 1 的编辑，如图 322。

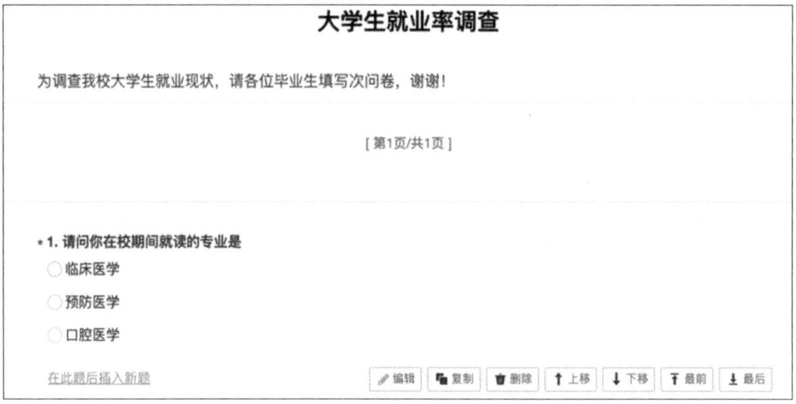

图 322 完成编辑题目 1 后的效果

事实上，在图 320 的编辑界面中，我们还可以看到很多编辑功能。在编辑框内题目上方可见一行功能区，功能区内不同的标识代表可以对题目进行字体、字号、字形等调整，如我们点击功能区中的“T”，在弹出的下拉框中可看到不同的字体，如图 323 所示。这里的字体与我们在 Word 章节中提到的类似，与 Word 不同的是它只列出了最常用的几种字体。

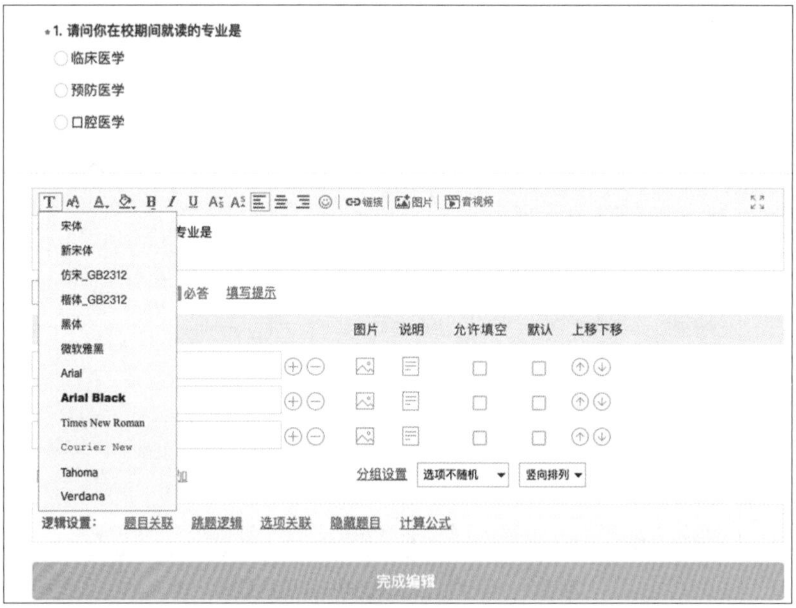

图 323 编辑区内题目的功能设置

在字体功能后面，依次排列字号、文字颜色、背景填充颜色、加粗字体、对文字加下划线等内容。图 324 显示的是字体颜色的选择下拉框。若我们需要对题目文字进行调整，操作步骤如下：第一步，选中需要调整的题目文字；第二步，点击文字颜色标识，选中红色，并点击“下划线”功能按钮，此时题目文字变为红色字体加下划线，如图 325 所示。

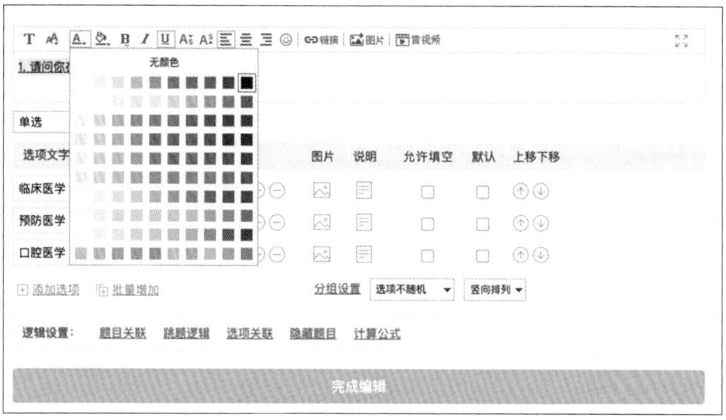

图 324　编辑区内题目文字颜色的设置

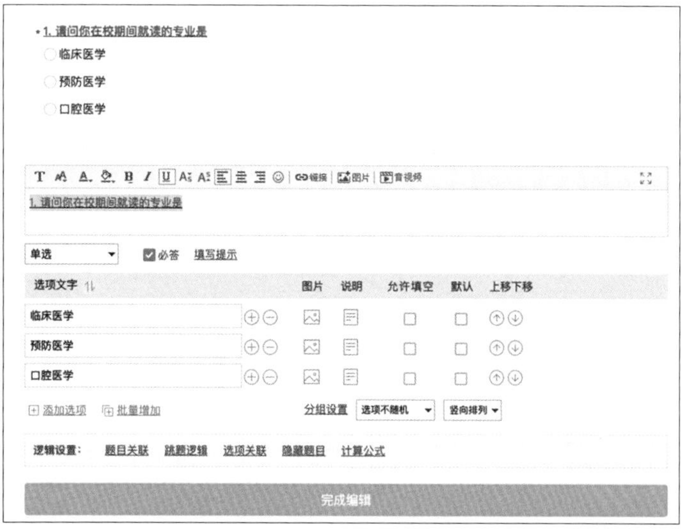

图 325　调整题目颜色及下划线后的效果

此外，我们在编辑框内题目下方，可看到提示“单选”选项，表示目前该题的题型为单选题。点击下拉框，便可以根据选项更改本题的题型，可供选择的题型包括多选、量表题、评价题、填空等，这些题型也显示在页面左侧，如图 326 所示。

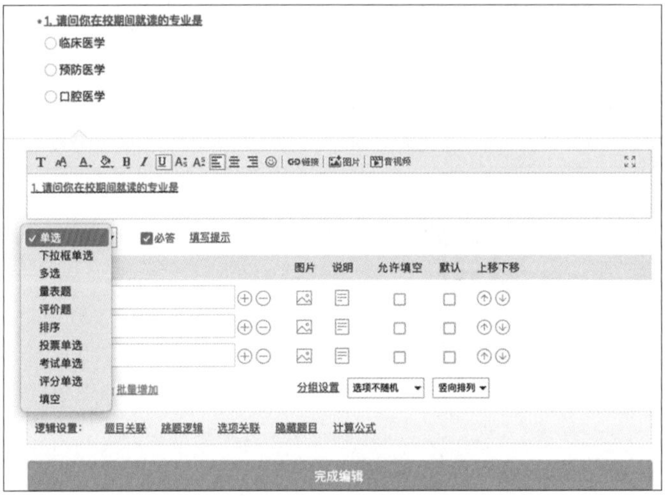

图 326　更改题目的题型

如我们选择“填空”，意味着原本的单选题会变成填空题，点击后新的对话框会提示“转换成填空题将丢失所有选项信息，是否继续？”点击右下角的“确定”，原有题型的选项会消失转而变成新的填空题题型，但原有题目内容会继续保留，如图 327、图 328 所示。

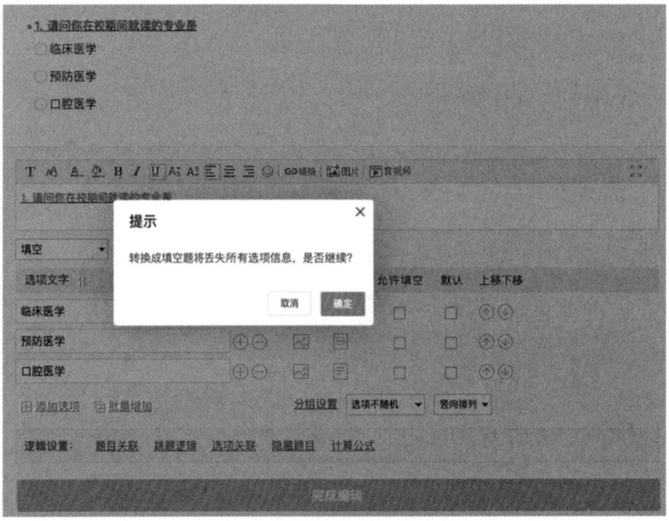

图 327　更改原有题型的提示

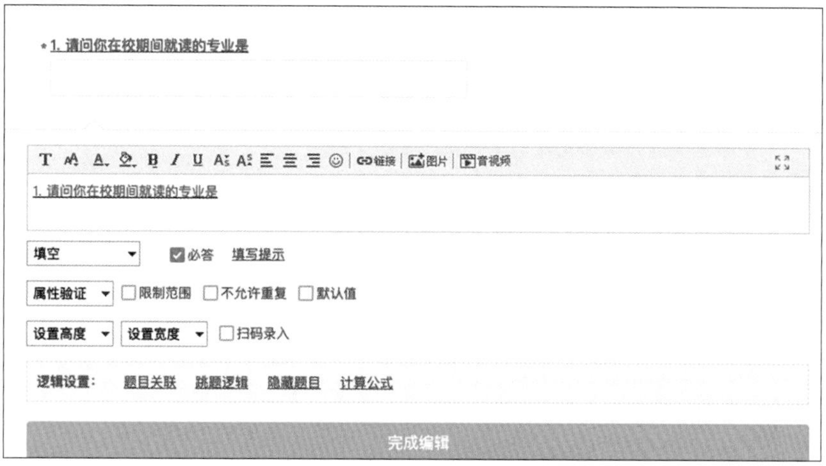

图 328　更改后的题型展示

在编辑区内题型更改的右侧可见“必答”选项，系统默认其前面的选项框为选中的状态，如图 326 所示。当勾选“必答”选项时意味着该题是填写该问卷的对象必须回答的题目，如果没有回答该题，此问卷便不能成功提交。反之，如果不勾选“必答”选项则表示即使不回答该题问卷也能成功提交。

我们接着单选题的编辑框往下看，可见系统默认该单选题有 3 个选项，在每一个选项后面都有“⊕”标识，如图 320 所示。代表在该选项后可新增一个选项，将鼠标放置在该标识上便会出现文字提示“在此选项下面插入一个新的选项”，如图 329 所示。

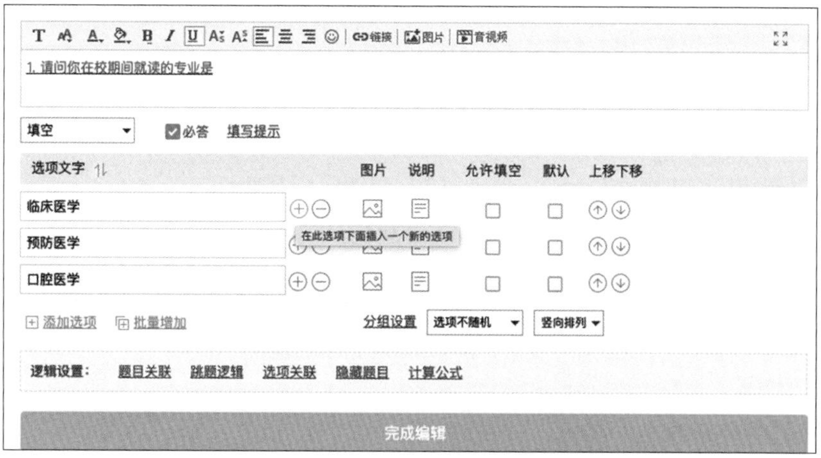

图 329　在原有选项后面点击新增选项的标识

点击该标识即可在原有选项“预防医学”后面新增一个空白选项，如图330所示。

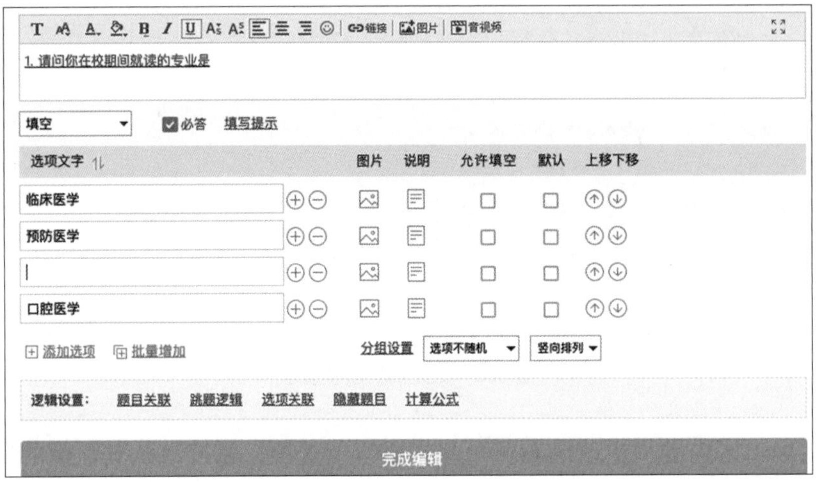

图330　在原有选项后新增的空白选项

同理，在每一个选项“⊕”标识的后面都有“⊖”标识，如图320所示。代表可删除该选项，将鼠标放置在该标识上便会出现文字提示“删除当前选项（最少保留2个选项）”，如图331所示。

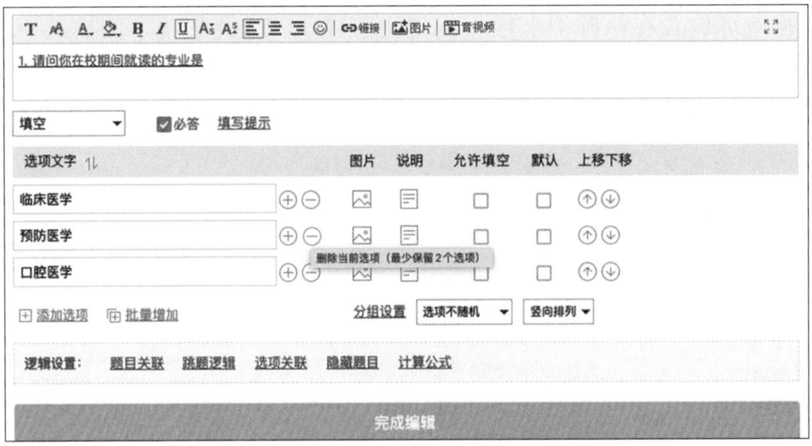

图331　在原有选项后面点击删除选项的标识

点击该标识便可以删除“预防医学”选项，剩下“临床医学、口腔医学”2个选项，如图332所示。

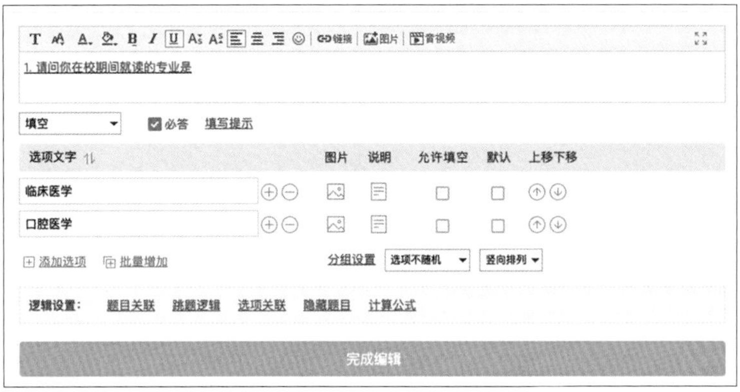

图 332 删除其中一个选项后的效果

在每一个选项的最右侧，我们还可以看到上下箭头的标识，该标识的顶端文字提示“上移下移”，表示选项可以通过上下移动来改变位置，点击“口腔医学”后面的上移箭头，便可看到该选项排在了第 1 个，即在“临床医学”选项之前，如图 333 所示。

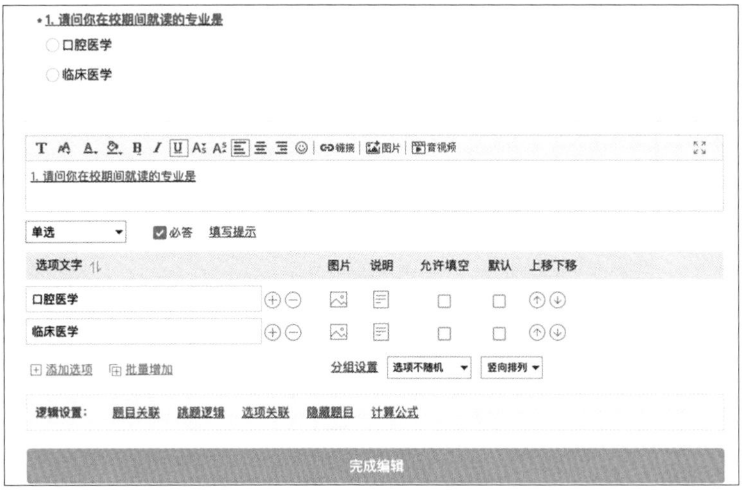

图 333 移动选项

事实上，绝大部分的问卷在编辑实质内容之前，都需要设置个人基本信息的填写。可以通过上述我们介绍题目编辑的方式设置个人基本信息内容。但个人信息常常既包含填空题又包括选择题，除了填写文本还需填写数字如电话号码等，题型相对复杂。那么有没有一种简便的题型设置方式呢？当然有，具体操作如下。

在问卷星页面编辑的列表栏左下侧，我们可以看到如图 334 所示的“个人信息”栏，根据需要的内容分别点击相应的信息，即可完成个人信息题型的设置。如图 335 所示，我们分别点击个人信息中的姓名、性别、手机号码后即可显示相应内容。

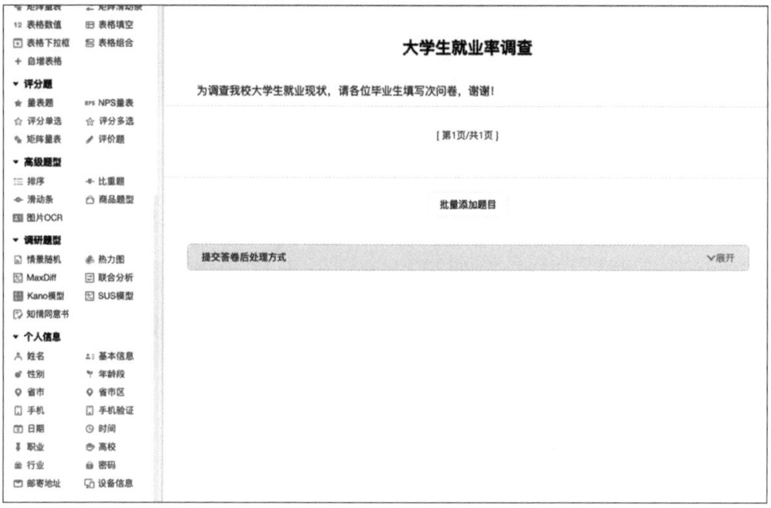

图 334　页面左下角的“个人信息”栏

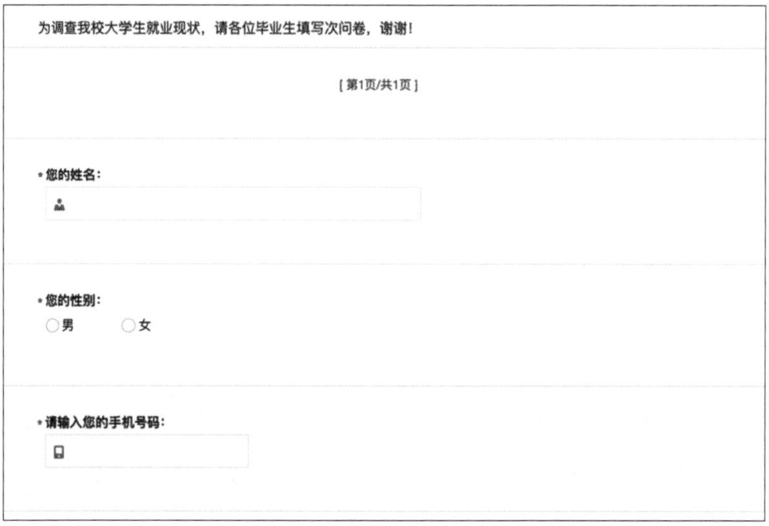

图 335　分别点击个人信息中的姓名、性别、手机号码后显示的内容

当问卷包括多个题目且在编辑过程中需要调整题目的顺序时，我们也可通过快捷方式实现，如图 336 所示。

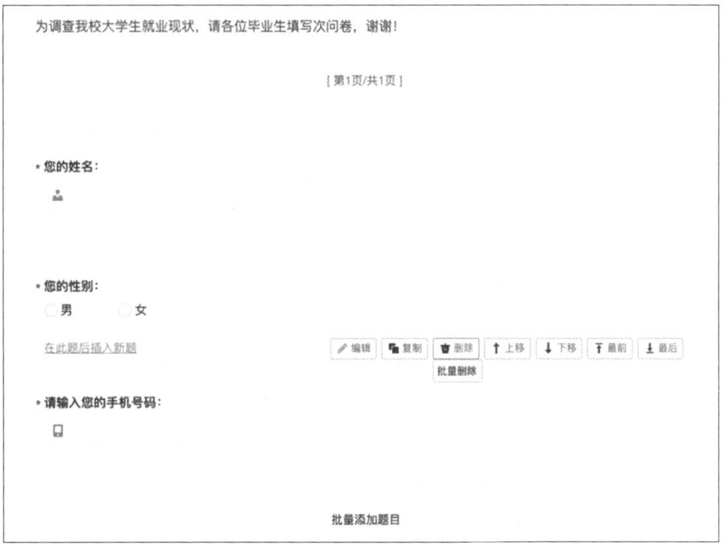

图 336　对题目的操作项目

点击需要更改顺序的题目后会自动出现对该题目的操作项目，包括编辑、复制、删除、上移、下移等选项，若我们需要将该题向前移动一位，直接点击“上移”即可实现，如图 337 所示。

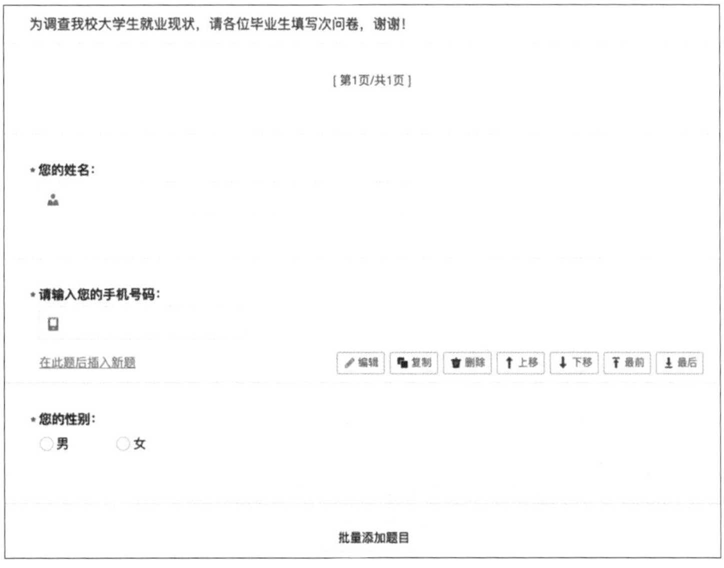

图 337　将“请输入您的手机号码”这一题上移

同理，我们也可以下移、删除其中的题目，操作方式同上述，这里不再赘述。

除此之外，我们还常会用到“矩阵量表”这一类的题型。这类题型主要用于对某项目进行主观评分，可以同时对该项目进行类似重要性、可行性等评价。具体操作是在左侧列表栏中选择“矩阵量表”，如图 338 所示。

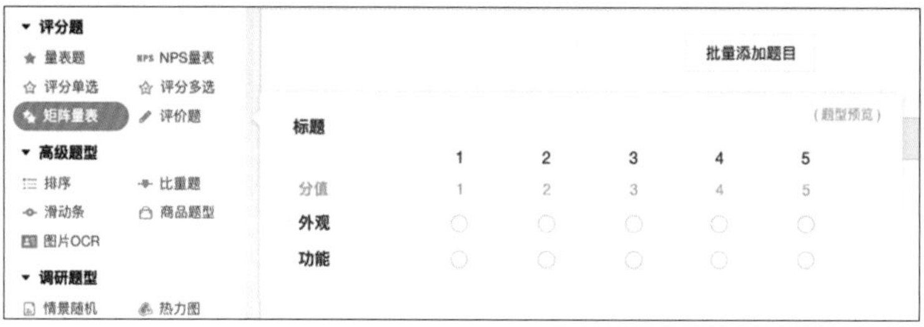

图 338 “矩阵量表”界面

可以看到，除了标题外，“矩阵量表”常包括 3 个评价项目，每个项目的分值共 5 分，用户可以根据具体内容修改“外观、功能”所代表的内容。如图 339 所示，我们需要对教学查房中“准备教案”这一项目进行重要性、可行性及熟悉程度的评价，便将内容更改为如图 339 所示的效果。

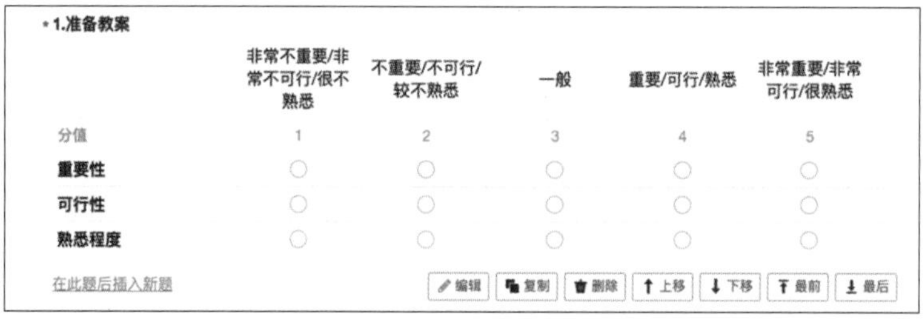

图 339 矩阵量表题举例

8.2.4 问卷星预览及发布问卷

当我们完成所有问卷内容的编辑后，可点击编辑页面右上角的“完成编辑”或“预览”，如图 340 所示。点击“预览”可检查问卷内容的准确性、逻辑性，此时看到的页面是从问卷填写者的视角显示的，如图 341 所示。

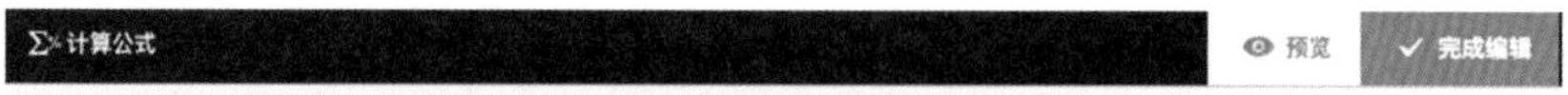

图 340 编辑页面右上角的“预览”“完成编辑”按钮

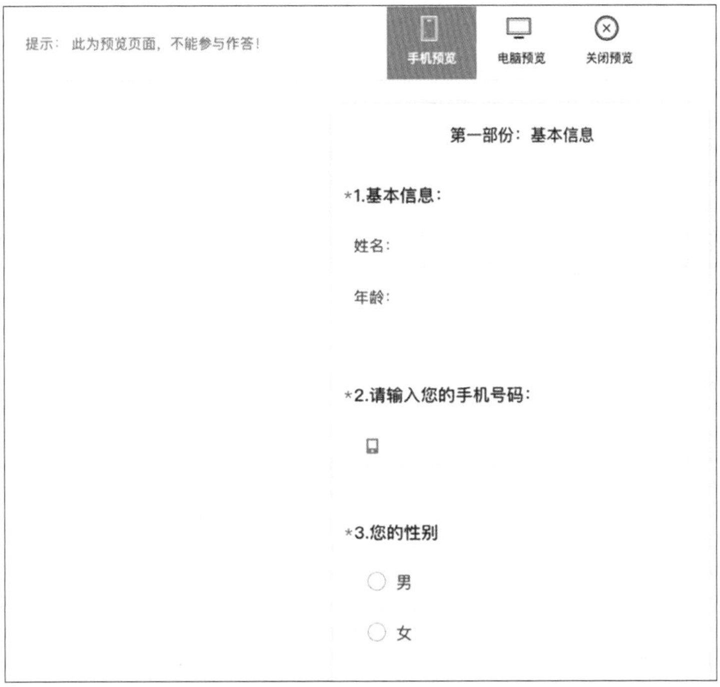
提示：此为预览页面，不能参与作答！
手机预览
电脑预览
关闭预览
第一部份：基本信息
*1.基本信息：
姓名：
年龄：
*2.请输入您的手机号码：
*3.您的性别
男
女

图 341　预览所编辑的问卷

预览并检查完成所编辑的问卷后即可点击“完成编辑”，出现如图 342 所示的画面，此时问卷处于草稿状态，如果您的问卷准备就绪，便可点击橙色的“发布此问卷”提示。

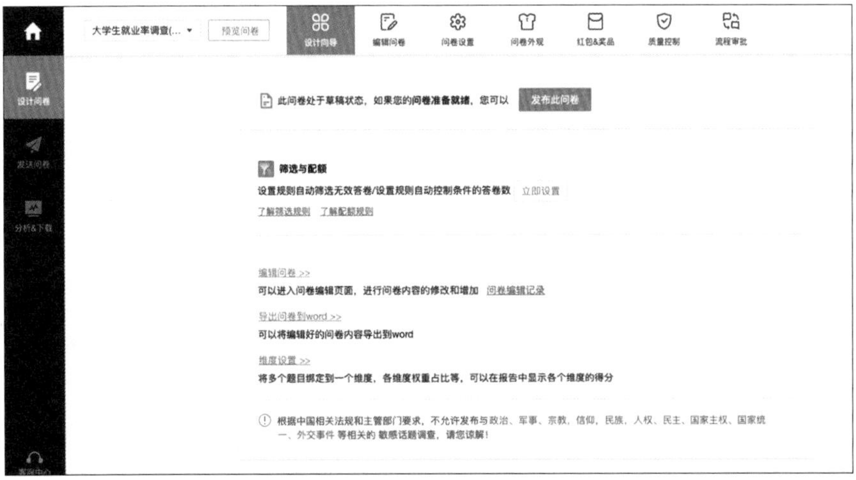
大学生就业率调查(...
预览问卷
设计向导
编辑问卷
问卷设置
问卷外观
红包&奖品
质量控制
流程审批
设计问卷
发送问卷
分析&下载
此问卷处于草稿状态，如果您的问卷准备就绪，您可以
发布此问卷
筛选与配额
设置规则自动筛选无效答卷/设置规则自动控制条件的答卷数
立即设置
了解筛选规则
了解配额规则
编辑问卷 >>
可以进入问卷编辑页面，进行问卷内容的修改和增加
问卷编辑记录
导出问卷到word >>
可以将编辑好的问卷内容导出到word
维度设置 >>
将多个题目绑定到一个维度，各维度权重占比等，可以在报告中显示各个维度的得分

图 342　完成编辑后的问卷

点击“发布此问卷”后，问卷便可以在问卷填写者界面进行填写了，在此之前还需要将问卷的链接发送至需要填写问卷者，如图 343 所示。

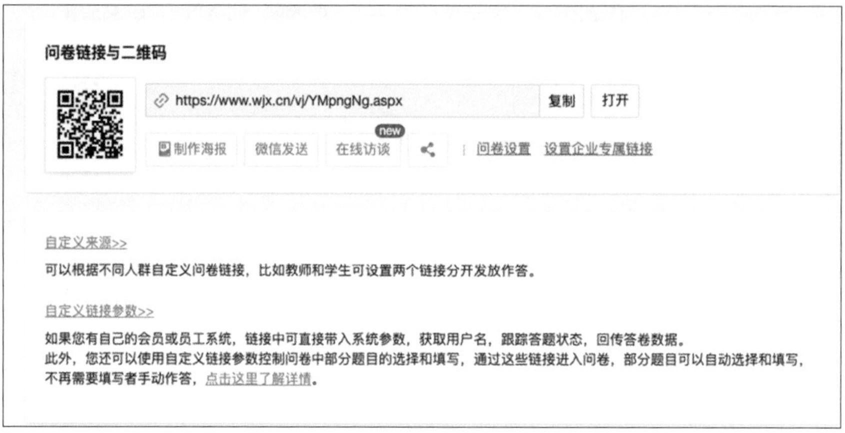
问卷链接与二维码
https://www.wjx.cn/vj/YMpngNg.aspx
复制
打开
制作海报
微信发送
new
在线访谈
问卷设置
设置企业专属链接
自定义来源>>
可以根据不同人群自定义问卷链接，比如教师和学生可设置两个链接分开发放作答。
自定义链接参数>>
如果您有自己的会员或员工系统，链接中可直接带入系统参数，获取用户名，跟踪答题状态，回传答卷数据。
此外，您还可以使用自定义链接参数控制问卷中部分题目的选择和填写，通过这些链接进入问卷，部分题目可以自动选择和填写，
不再需要填写者手动作答，点击这里了解详情。

图 343　发布的问卷制作链接及二维码

8.2.5 问卷结果分析与下载

发布的问卷经问卷填写者全部完成并提交后，我们就可以对问卷内容进行分析和下载了。在问卷列表页面，每一个问卷下方都包含设计问卷、发送问卷、分析 & 下载 3 个快捷功能键。点击“分析 & 下载”，在下拉框中便会出现 3 个选项，包括统计 & 分析、查看下载答卷、来源分析，如图 344 所示。

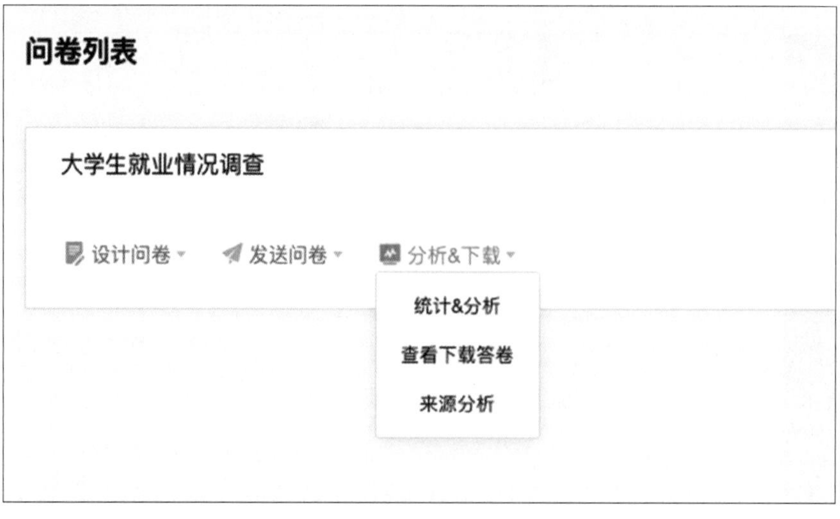
问卷列表
大学生就业情况调查
设计问卷
发送问卷
分析&下载
统计&分析
查看下载答卷
来源分析

图 344　查看问卷结果及分析界面

点击“统计 & 分析”按钮，在弹出的新页面中会显示问卷内每一题的结果，如图 345 所示。其中基本信息的内容不会直观地罗列出来，点击蓝色字体“详情”可查看基本信息详情。

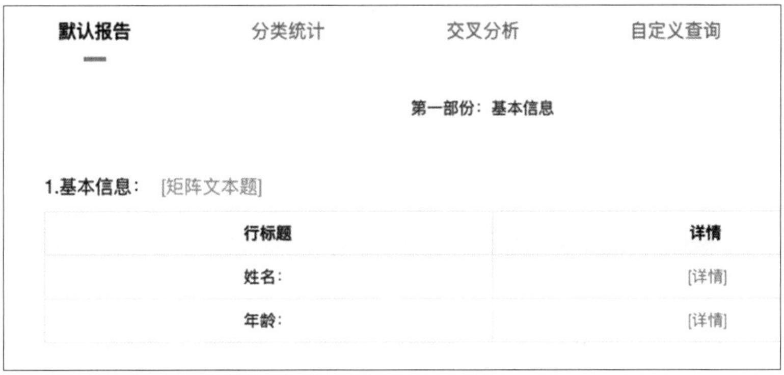
默认报告
分类统计
交叉分析
自定义查询
第一部份：基本信息
1.基本信息： [矩阵文本题]
行标题
详情
姓名：
[详情]
年龄：
[详情]

图 345　问卷“统计 & 分析”界面

对于可能涉及数据统计结果的量表题或矩阵量表题，问卷星会对这部分答卷中每一个选项的数量及所占比例进行统计并显示出来，也会根据矩阵选项的赋分来计算题目的平均分数，便于用户直观地观察结果，如图 346 所示。

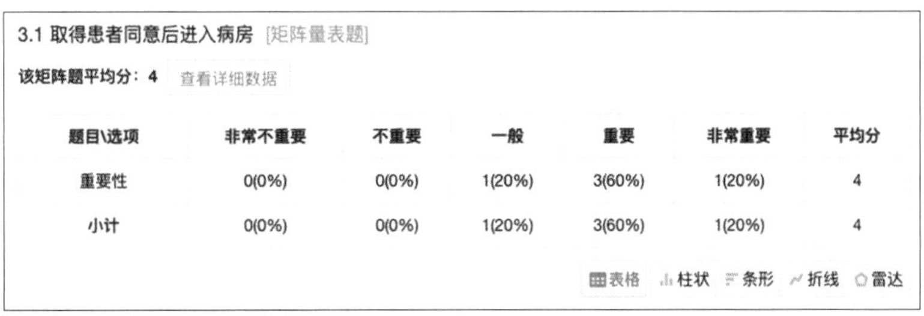

图 346　数据统计结果表格内容

在题目下方，我们可以看到该矩阵题的平均分为 4 分。点击分数右侧的蓝色字体“查看详细数据”即可显示本题每一个选项及其对应的得分、比例，这部分数据以表格的形式显示，既直观又简洁。同时，点击“查看详细数据”后，这里的内容自动变成“查看总体数据”。也就是说，用户在看完详细数据后如果要回到之前的界面，只需点击“查看总体数据”，如图 347 所示。

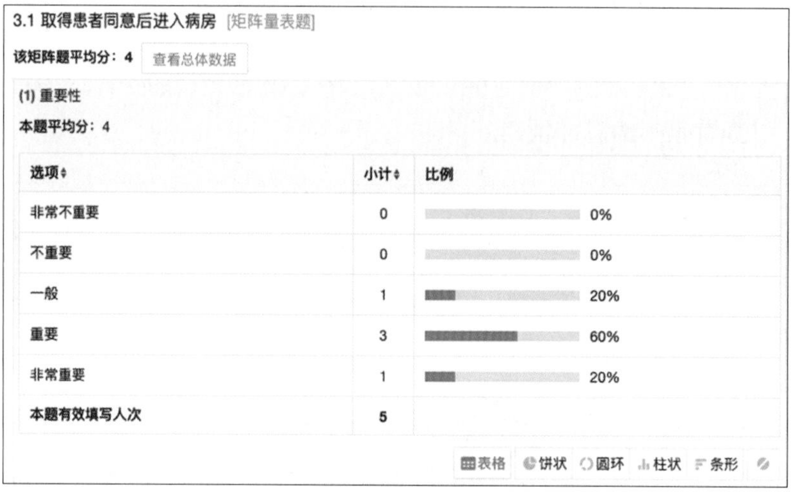

图 347　点击“查看详细数据”后的界面

我们回到“查看详细数据”界面，表格第 1 列的“选项”代表本题的选项，这个不难理解；第 2 列“小计”中的每一个数据代表填写问卷的对象中选择该选项的数量，可以简单地理解为选择该选项的人数；而第 3 列中的“比例”则代表选择该选项的对象占所有填写问卷者的比例。如图 347 所示，在对题目重要性评分的选项结果中，选择“一般”选项的数量为 1，比例为 20%，是指在填写问卷的 5 个人中，有 1 个人选择了“一般”这个选项，因此这个“一般”选项在所有选项中的比例为 20%（1/5 × 100%）。

那么怎样知道填写问卷的总人数呢？有以下 2 种方式。第 1 种，在刚刚展示的“查看详细数据”界面（图 347）中，数据表格最后一行的左下角有黑色加粗字体“本题有效填写人次”，其后面就是具体填写人数“5”，即本题有效填写人次为 5 人。第 2 种，在问卷列表页面，每一份问卷的右上角有“答卷”按钮，其后的蓝色数字即为本问卷的填写人数，如图 348 所示。

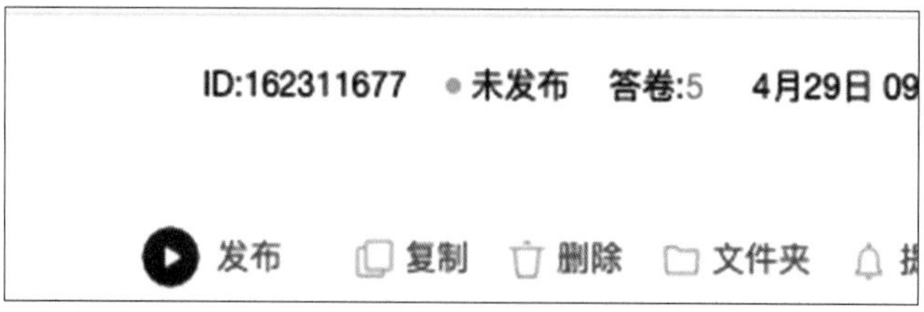

图 348　该问卷右上角“答卷”数量显示

此外，在每一题的“查看详细数据”界面最下方，我们还可以看到各种图形的标识，如图 349 所示，包括饼状、圆环、柱状、条形等。点击这些选项中的一种，即可显示题目中每一个选项被选择的比例。我们以饼状图为例，点击“饼状”，其下方就会实时绘制一个饼状图，如图 349 所示。

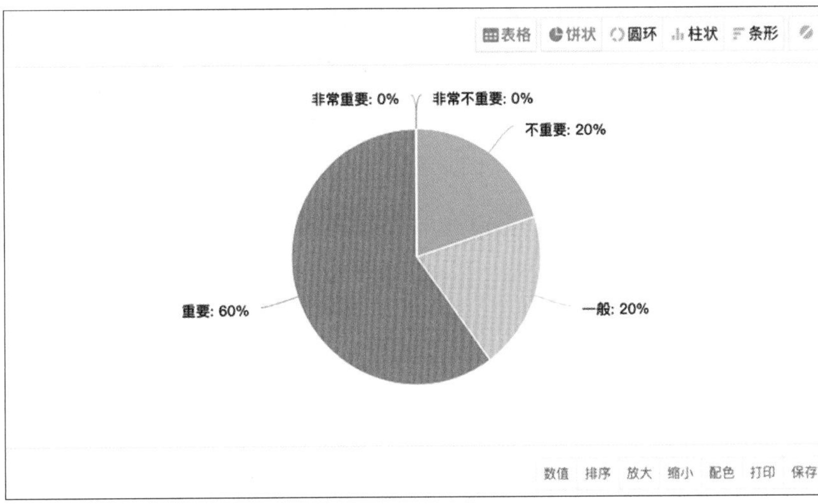

图 349　饼状图示例

图中用不同的颜色显示不同的选项，橙色代表题目中“重要”这一选项，并可见标注的本选项所占比例，为 60%。在饼状图中，点击橙色部分，这一模块便会从整个饼状图中分离开来，如图 350 所示。在选项过多时，这一功能可便于用户更为清晰地看出所选模块占据的比例。

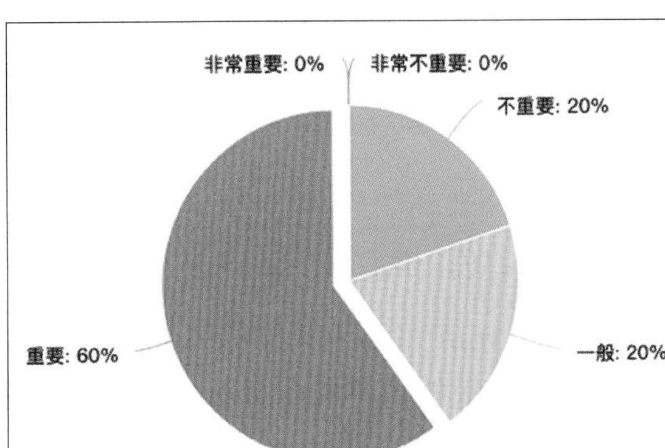

图 350　饼状图模块分离示例

除饼状图外，我们还可根据自身需要和喜好选择其余的图形呈现方式，如圆环图、柱状图等，这些图形可以复制、截图或保存下来，在 PowerPoint 中进行展示，“保存”按钮在右下角，如图 349 所示。

值得一提的是，如果某一选项没有被选，即该选项的数据为 0 时，饼状图中便不会有模块呈现，如图 350 所示。尽管我们可以在图中看到“非常不重要”这一选项名称及比例，但并没有相应的饼图模块存在；同理，圆环图中也一样。也就是说，饼状图和圆环图中仅显示被问卷填写者选择过的选项。而柱状图和条形图则不一样，如图 351 所示，尽管“非常不重要”“非常重要”这 2 个选项及比例为 0，我们依然可以在图中看到它们的柱状或条状标识。

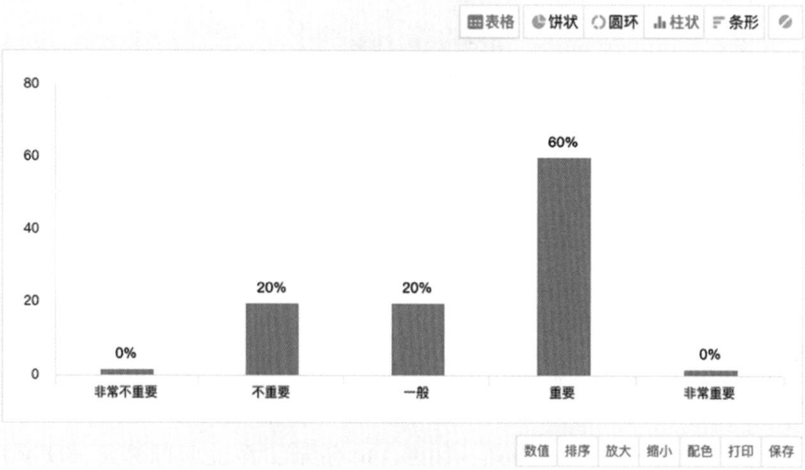

图 351　柱状图中各选项柱

当然，如果某一选项没有被选，而我们仅需要了解被选选项的比例时，也可对显示的图形进行筛选。如图 352 所示，在“条形”的按钮后面，可见一个被均分的圆形图标识，鼠标放在此标识的位置，会显示“隐藏零数据”。点击这个标识后，该标识会变成蓝色，此时便只在图中显示被选择的题目选项，没有被选择的选项则不会显示。这一点无论是在饼状图、圆环图，还是在柱状图、条形图中都一样。用户可根据需要选择图形中显示的选项内容，该标识也可快捷切换，当需要在图中显示全部选项时，我们再次点击标识，其颜色会变回灰色。

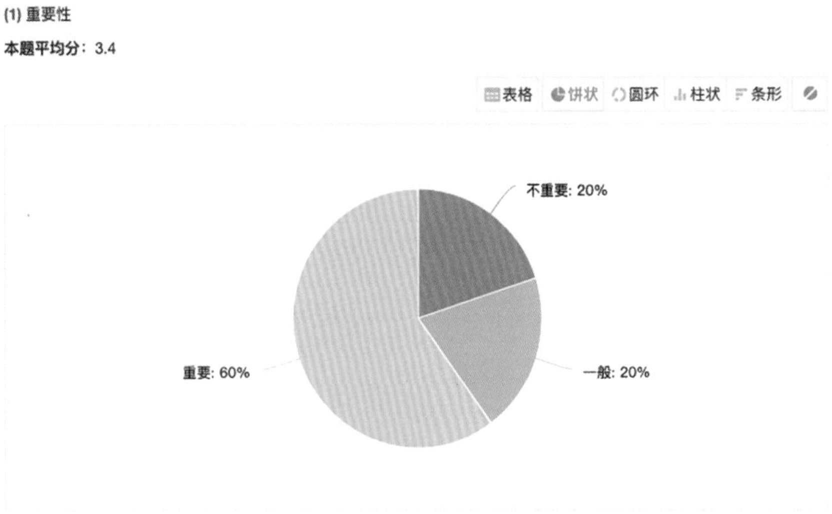

图 352　隐藏零数据后的饼状图

在“查看总体数据”界面，汇总表格下方也有各种图形选项，包括柱状图、条形图等。与“查看详细数据”不同的是，这里的图形选项没有圆环图和饼状图，取而代之的是折线图和雷达图，如图 346 所示。用户可根据自己的需求选择相应的图形，操作方法类似于“查看详细数据”界面，这里不再赘述。

在“统计 & 分析”界面，除了展示上述统计结果外，还会显示“查看下载答卷”。如图 353 所示，“查看下载答卷”按钮位于“统计 & 分析”后面并与之相邻，点击后跳转的界面可见所有问卷填写者的数据列表，其中包含填写序号、提交答卷时间等，其默认按照问卷提交时间顺序排列，如图 354 所示。

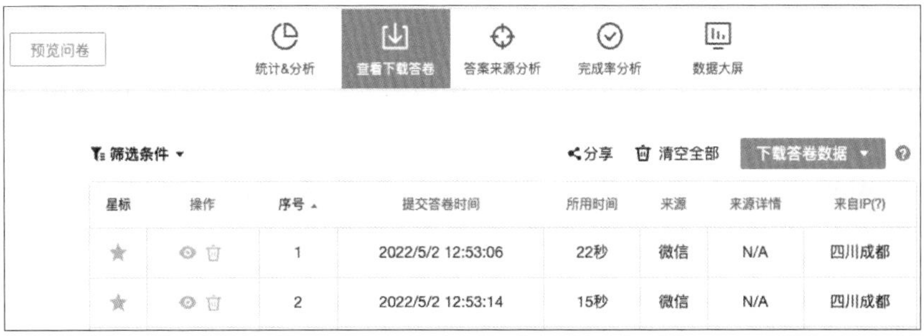

图 353　查看下载答卷

分享　清空全部　下载答卷

序号	提交答卷时间	所用时间	来源	来源详情
1	2022/4/29 10:33:34	117秒	微信	N/A
2	2022/4/29 10:37:34	186秒	微信	N/A
3	2022/4/29 22:42:33	313秒	微信	N/A
4	2022/5/6 9:26:21	181秒	微信	N/A
5	2022/5/6 9:53:16	134秒	微信	N/A

图 354　答卷详细数据

点击列表中任意一项数据，便会显示该问卷填写者的详细信息，如图 355 所示，除填写序号、提交答卷时间外，问卷所用时间、问卷 IP 地址、填写者姓名等均会在这个界面中详细显示。

序号	提交答卷时间	所用时间	来源	来源详情	来自IP(?)	1、您的姓名:	2、您[redacted]
1	2022/5/2 12:53:06	22秒	微信	N/A	四川成都	[redacted]	是
2	2022/5/2 12:53:14	15秒	微信	N/A	四川成都	[redacted]	是
3	2022/5/2 13:08:55	42秒	微信	N/A	四川成都		是
4	2022/5/2 13:23:46	38秒	微信	N/A	四川成都	[redacted]	是
5	2022/5/2 13:26:33	25秒	微信	N/A	四川绵阳	[redacted]	是

图 355　答卷详细数据

此外，还可以通过下载答卷将搜集的所有数据存储下来，如图 356 所示，点击蓝色背景的“下载答卷数据”，下拉框中包括“按选项序号下载、按选项文本下载、按选项分数下载”等选项，用户可根据自己的需要选择下载方式。

筛选条件　分享　清空全部　下载答卷数据

星标	操作	序号	提交答卷时间	所用时间	来源
★		1	2022/4/29 10:33:34	117秒	微信
★		2	2022/4/29 10:37:34	186秒	微信

可以导
- 按选项序号下载
- 按选项文本下载
- 按选项分数下载
- 下载到SPSS(.sav)

图 356　下载答卷数据